创伤与依恋

在依恋创伤治疗中发展心智化

Mentalizing in the Development and Treatment of Attachment Trauma

[美] 乔恩 · G.艾伦（Jon G. Allen）著
欧阳艾莅 何满西 陈勇 等译

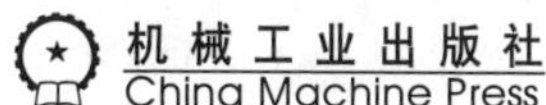

机械工业出版社
China Machine Press

图书在版编目（CIP）数据

创伤与依恋：在依恋创伤治疗中发展心智化 /（美）乔恩·G. 艾伦（Jon G. Allen）著；欧阳艾莅等译．-- 北京：机械工业出版社，2022.1（2024.4 重印）

书名原文：Mentalizing in the Development and Treatment of Attachment Trauma

ISBN 978-7-111-69825-8

I. ①创… II. ①乔… ②欧… III. ①精神疗法 IV. ① R749.055

中国版本图书馆 CIP 数据核字（2021）第 267306 号

北京市版权局著作权合同登记 图字：01-2021-2737 号。

Jon G. Allen. Mentalizing in the Development and Treatment of Attachment Trauma.

ISBN 978-1-78049-091-5

创伤与依恋：在依恋创伤治疗中发展心智化

出版发行：机械工业出版社（北京市西城区百万庄大街 22 号 邮政编码：100037）

责任编辑：胡晓阳 向睿洋 责任校对：马荣敏

印 刷：三河市宏达印刷有限公司 版 次：2024 年 4 月第 1 版第 4 次印刷

开 本：170mm×230mm 1/16 印 张：19.75

书 号：ISBN 978-7-111-69825-8 定 价：89.00 元

客服电话：（010）88361066 68326294

Mentalizing in the Development and Treatment of Attachment Trauma

推荐序：精神分析的发展

精神分析在创立一百年之后，已经发展为一种严肃且独立的知识体系，极大地保留了挑战我们文化中大部分领域的“真理”的能力。最重要的是，精神分析的思想孕育了一种治疗精神障碍和性格问题的方法，即心理动力学疗法。在大多数国家，至少在西方国家，这种方法蓬勃发展。随着基于随机对照试验和脑功能研究的证据不断积累，心理动力学疗法可以向科学界寻求依据，但仍保留了对人主体性的独特视角，不断证明自己在人文科学和各个文化领域的系统研究中的地位。

精神分析号召当今的生物精神病学家承担和弗洛伊德时代（在 19 世纪和 20 世纪之交，维也纳）的神经疾病专家一样的任务。如今，无论是赞成还是反对精神分析思想的评论者，都无法回避无意识动机、防御、幼儿期经历的形成性影响，以及精神分析学家带入 20 世纪文化的众多发现。这些发现已经深入 21 世纪的思想之中。那些试图破坏甚至拆除精神分析体系的批评者们，通常自己就站在以精神分析为基础的壁垒之上。一个很好的例子就是最近一些认知行为治疗师对心理动力学方法的攻击，尽管这些攻击是激烈的，但他们不得不承认精神分析对认知治疗理论和技术的贡献。攻击者指出了他们在古典思想的基础上所取得的进步，但很少承认心理动力学方法也取得了进步。此类辩论有一个令人遗憾的特征，即攻击常常针对的是 50 年前甚至 75 年前的精神分析。

精神分析的认识论以及概念和临床主张都经常引起激烈的争论。我们认为这可能是精神分析独有的挑战和激发能力的标志。为什么会这样呢？精神分析在探寻人类动机的深度上是无与伦比的，无论其答案是对还是错，精神分析的认识论使它能够面对人类体验中最棘手的问题。还有什么时候，性虐待的受害者和作案者的动机可以被同时考虑？还有哪些学科会将新生儿（甚至胎儿）的主体性作为研究的重要课题？这个学科已经探寻到了梦的意义，并继续寻求对最伟大的人性和最不人道行为的理解。它继续致力于尝试理解两个主体间相互作用的最微妙的方面：一个人努力克服他人在自己进步道路上铺设的障碍。我们对自身存在的物质基础（我们的基因、神经系统和内分泌功能）的新认识并未最终取代精神分析，反而迫切需要像精神分析这样的学科与之互补，该学科要考虑记忆、欲望和意义，这些因素甚至在生物学层面也开始被认为会影响人类的适应性。除了通过对主观经验进行研究，我们如何能理解个人的生物禀赋在社会环境中的表达呢？

因此，精神分析继续吸引着我们文化中最活跃的知识分子。这些知识分子绝不仅是精神分析临床医生和心理治疗师，而且是一系列广泛学科中的杰出学者。这些学科既包括精神病理学（精神障碍及其生物学决定因素），又包括文学、艺术、哲学和历史学科等。这些学科都需要阐明经验的意义，致力于理解主观性的精神分析在实现这一知识目标方面始终处于领先地位。许多国家的大学对精神分析研究的兴趣激增，对此我们并不感到惊讶，这常常是现代科学（包括现代社会科学）理解的局限性所致。精神分析学家勇敢的正面陈述满足了一项基本的人类需求——发现行为背后的含义。尽管有些人认为精神分析的解释是推测性的，但我们不能忘记，在咨询室对行为、感受和认知进行的探索和描述已被证明是深刻且可推广的。现在没有人怀疑儿童期的“性”的真实性，没有人相信有意识的思维能代表主体性的界限。无意识的冲突、防御、将早期关系的质量编码到以后人际功能的心理结构，以及依恋和照顾的动机，这些早期精神分析的代表性发现，已经成为21世纪文化不可分割的一部分。本书及其所在的系列图书[㊀]旨在满足读者对这些知识的好奇。

这一系列图书的主题是精神分析的进展，因此我们将这一系列图书的推荐序标题定为“精神分析的发展”。在我们看来，精神分析不仅有光荣而丰富的历史，还有激动人心的未来。随着我们对心智的理解得到科学、哲学和文学的启发，精神分析也将发生巨大的转变。我们组织本系列图书的目标不针对特定的方向，不针对特定的专业群体，而是以一种学术的方式系统地探索意义和解释问题。尽管如此，如果这个系列能够对心理治疗界有所帮助，助力心理咨询师利用自己的思想和人道帮助处于困境中的人，我们会很高兴。

这本书能进入这一成功的系列让我们万分高兴，因为它几乎为整个系列定下了模板。乔恩·艾伦（Jon Allen）是一位出色的、富有创造力的思想整合者，多年来，他为心理动力学思想家提供了极其有力的依恋理论、临床、实证和神经科学观察的整合。他写的关于创伤的书改变了许多心理治疗工作者（与有着严重逆境史的个体进行工作）的想法。他发现了结合技术和理论思想的方式，有力地证明了对学术的忠诚、深思熟虑的阅读和清晰的沟通的价值。艾伦让每一位临床医生都能接触到神经科学对依恋关系研究的显著进展，以及如何将这些进展转化为最有利于患者的治疗技术。他成功地提炼出过去数十年间，创伤患者得到的各种成功治疗的共同元素。只要你仔细阅读其中的内容，就像乔恩·艾伦在阅读过去一整个世纪间有关该主题的著作时所做的那样，当你读到最后一页时，你就一定会成为一名更好的临床工作者。

㊀ 本书英文原书为“精神分析的发展”系列书中的一本，该系列中的其他书尚未引进出版。

这个系列旨在传达我们在传授和实践精神动力学思想时感受到的兴奋。这本书达成了这一目标，而且远不止如此，该书将实现我们对于这个系列抱有的雄心壮志——让更多的学生、学者和全世界的从业者走近精神分析的思想。

彼得·福纳吉（Peter Fonagy）
玛丽·塔吉特（Mary Target）
利兹·艾利森（Liz Allison）
英国伦敦大学学院

译者序

2020 庚子鼠年，突如其来的新冠肺炎疫情席卷了祖国大地。灾难是否会带来创伤？新的创伤又是否会触发原始的创伤？临床人员面临着需要处理多重复杂性创伤的困境，疫情也是每一个国人无法避开的话题，当我们正沉思于此又束手无策之际，《创伤与依恋：在依恋创伤治疗中发展心智化》一书恰在此时引进翻译，不失为一种巧合。“早期依恋关系的失败会带来创伤”这一说法对大众来说可能已不再陌生，准确说来，我们对明显的童年期虐待（如辱骂和忽视）会造成依恋创伤这样的观点已了然于心，而对于早期依恋关系中更多、更微妙的情绪调谐上的失败也可能对成长带来不利影响这一观点可能还不甚明了，本书敏锐地捕捉到了这个重要性长期以来被严重忽视的领域。随着阅读的深入，我们会逐渐产生这样的印象：创伤带来的不利影响明显表现为让人缺乏与痛苦经历的心理联结；在一段信任的关系中重建一种心理和情感联结的感觉，并逐渐将其沉淀为一种安全感，正是我们治疗的方向！

作者循着创伤的时间脉络，在书的开篇便分别介绍了童年期依恋（第 1 章）和成年期依恋（第 2 章），在这两个章节里，他带领我们重温大咖们的生命故事——约翰·鲍尔比、玛丽·安斯沃思、彼得·福纳吉……这些心理学史上声名大噪的大家无一不是依恋理论及研究的践行者，他们的理论为创伤心理治疗提供了最坚实的基础，正应了那句“原生家庭对人的影响伴随着一生；幸运的人一生都被童年治愈，而不幸的人一生都在治愈童年”。被治愈着的人们总是能够在抱持性的关系中得到重要他人的敏感回应，这种回应有赖于正念和心智化，因此作者在第 3 章引入了正念的概念，接着又介绍了比正念更加高阶的心智化。当我们掌握了这些基础概念之后，他才将早已打包完好的依恋创伤拆封呈现在我们的面前（第 4 章），说明发生在依恋关系中的深度的不信任将对发展和维持安全依恋关系的能力产生长期的不利影响。当我们识别出其中错综复杂的关系之后，也会得出这样的结论并看到一丝希望：原来心智化是化解依恋创伤的一剂良药啊！在当下这样一个“眼见为实”的时代，将依恋创伤和治疗的神经生物学机理作为独立的一章（第 5 章）满足了我们对理论假设的现实可靠性和严肃性的需求。不得不说，这一章让在医院系统设置下工作的我眼前一亮，带给了我很多启发，让我欣喜不已。对于临床人员来说，任何问题和障碍的焦点最终都会回归到治疗（第 6 章）。我们可能会问，是否存在一种专门的、特定的或是具有循证依据的方式（一套好比砍瓜切菜般简单又直接的操作），可以用来解决患者所呈现出的一系列紊乱和问题？然而，穷其思虑，我们终会明白，拥有好的治疗关系早已是无招胜有招。本书的内容和特点已经在前言中都有说明，在此我不再赘言。作者的整个讲述过程形成了一个闭环，为系统地了解和学习依恋与创伤以及心智化提供了一个很好的蓝本。总之，读者可能会感到越往后读，越有滋味，我在翻译过程中确有这样的体验。

日常工作烦琐，翻译工程浩大，本书的顺利出版远非个人所能达成，在这个过程中，我有很多想要感谢的人。首先感谢张皓先生对我的全然信任，我与他熟识多年，也常戏称他是我的“娘家人”，正是他的强力推荐让我和本书结下缘分。感谢机械工业出版社各位编辑对本书的精心整编，是他们严谨的工作态度让本书得以更好地呈现在大众的视野中。感谢本书的作者艾伦教授极其全面、科学的讲述，尽管我与他素未谋面，翻译的过程却似乎是我与他展开的一场心智化对话。在本书中，他为一直饱受争议和诟病的“谈话治疗”寻找到了一个科学的立足点，同时为成年期和未成年期的创伤干预指明了一条道路，他的工作让我很是尊敬。正如艾伦教授所说，这本书不仅适合普通读者阅读，更适合从事临床工作的治疗师学习，借由本书的指引，治疗师的工作将能最大限度地构建在科学的框架之下，而科学是让人崇敬的。本书译稿得以完稿除了要感谢何满西、陈勇两位先生自始至终的倾力指导和精心审校，还要感谢其他几位译者的贡献，他们分别是岳玉川女士、王洪明先生、田明先生、何宗岭先生、潘柯良先生，鉴于版面要求，他们无法出现在封面上，但是他们的专业知识和日夜苦耕对本书翻译工作的顺利完成起到了至关重要的作用，还有其他的参与者，在此也一并谢过。最后，我想要特别感谢我的前任上级——徐蓉女士，她在我全神贯注地翻译时以及工作中给了我极大的信任和支持，我常常想，所有这些又何尝不是一种安全的依恋呢……

虽力求兼具“信、达、雅”，亦经过多次审校，然囿于译者学识和水平，译稿难免有粗糙之处，尚望有识者不吝赐教。

欧阳艾莅

2020年8月于成都市第四人民医院

Mentalizing in the Development and Treatment of
Attachment Trauma

前言

在 20 世纪 80 年代后期和 90 年代初期，我有幸与门宁格诊所的一群同事共同开发针对创伤的住院治疗方案，我们称之为创伤康复项目。这个项目的研究对象都有着复杂的慢性精神疾病，他们的疾病在很大程度上是早期的依恋关系创伤造成的。我组建了一个心理教育团体，它是这个项目的核心组成部分，后来也有一些工作人员和实习生加入进来。我们以一种类似研讨会的形式和患者每周见两次面。我在教授患者的同时，也和他们一起讨论，集思广益。我意外地发现对患者进行心理教育是最好的治疗途径。在很多同事的热情带动下，这个创伤康复项目在整个医院传播开来，不仅被用于所有成年人住院治疗项目，也被用于青少年治疗项目以及部分住院（partial hospital）和门诊项目，这令我感到十分欣慰。我们都在一起学习，我也在学习怎么样更好地教授。

我在着手准备这个项目的时候，意外地发现了依恋理论。在此前的教育和培训中，我没有接触过鲍尔比的任何著作，直到有一天偶然翻到一本言简意赅的小书《安全基地》（*A Secure Base*）。那时，我正和一位有严重解离性障碍的患者一起工作，感到非常棘手，因为我所学的任何理论都无法精准地描述她的问题，而依恋理论却能帮助我理解，我一下就被这个理论吸引住了。因此，我将依恋理论作为我撰写的第一本书《应对创伤》(*Coping with Trauma*) 的理论基础。

随着我对创伤的研究逐步深入，幸运之神再次眷顾我。在我的第一本书出版的时候，彼得·福纳吉(Peter Fonagy)受邀加盟门宁格诊所，以发展精神病理学为中心重构我们的研究项目。多年间，在和彼得及其同事合作的过程中，我掌握了更多关于依恋理论的知识。在此过程中，我被彼得的主要研究领域——心智化（指人理解和解读行为与心理状态的关联的能力）所吸引。心智化是如何在依恋关系中形成的？这一形成过程是如何在依恋关系里走向异常的？还有什么比彻底搞清楚这两个问题更有趣、对临床工作者更重要呢？随着对这一理论的领会逐渐深入，我发现心智化的异常发展是依恋创伤的症结所在。

在此前的几本书里，我一直引用依恋理论和心智化理论，以此作为理解创伤和相关障碍的基础。在彼得的鼓励下，我写了整本关于这一基础的书，并加入了一章关于临床治疗的内容。我有一种强烈的渴望（也许是自我中心意识）：我渴望解释清楚我认为每个人都应该了解的关于依恋的知识，其中包括对心智化的全面理解。这本书的目标读者不局限于专业人士，我发现患者也很热衷于学习有关依恋的理论和研究，他们可以很快领会这些知识与他们自己问题的关联，正如我一开始阅读鲍尔比的著作时那样。相应地，为了使好奇的非专业读者也能理解本书的内容，我用聊天的口吻来撰写这本书，这也符合我的临床教育背景。

如果没有门宁格诊所提供的帮助，我就无法完成本书。门宁格诊所为我提供了一个很好的平台，让我可以将临床工作和学术活动有效结合起来。在诊所进行的治疗都是长程的住院和门诊治疗，长程治疗的设置对于实施这项雄心勃勃的全面教育项目来说，意义重大。这一教育项目让我得以发展出一套所有人都能理解的话语体系，现在“心智化”也被纳入其中。

在过去的几年里，随着临床实践模式的改变，我的工作开始聚焦于历时几周的集中性住院治疗——时长长于美国医院惯常采用的几天住院时间。我们也不再开设细分的治疗项目，整个诊所都致力于治疗创伤。本书引用了一些过去十年间临床实践模式改变后的临床案例，为了保护患者的隐私，我隐去了关键信息，将不同患者的临床表现融合在一起。

非常感谢我们的前办公室主任——迪克·慕尼克（Dick Munich）。在诊所从美国堪萨斯州托皮卡迁移到得克萨斯州休斯敦以与贝勒医学院建立合作关系之际，是他鼓励我一起到休斯敦工作。他为我提供了一个职位，使我得以继续致力于写作。我也非常感谢现任办公室主任约翰·奥尔德姆（John Oldham），还有伊恩·艾特肯（Ian Aitken）、休·哈德斯蒂（Sue Hardesty）、汤姆·埃利斯（Tom Ellis），他们在行政方面的支持给了我继续写作的空间，这些支持至关重要。我还要感谢一些读了这本书并给出修改意见的同事：克里斯·福勒（Chris Fowler）、汤姆·埃利斯、约翰·哈特（John Hart）、利兹·纽林（Liz Newlin）、拉米罗·萨拉斯（Ramiro Salas）、莱恩·斯特拉森（Lane Strathearn）、罗杰·弗登（Roger Verdon）。感谢史蒂夫·赫雷拉（Steve Herrera）在文献方面给我提供的帮助。最后，我要感谢我的妻子苏珊（Susan），是她在我全神贯注地写作时给了我极大的包容和支持。她也阅读了整本书的手稿，使得这本书更加通俗易懂。

Mentalizing in the Development and Treatment of
Attachment Trauma

目录

Mentalizing in the Development and Treatment of
Attachment Trauma

引　言

我相信理解是创伤治疗的核心。治疗师必须理解患者的经历，患者必须要感受到被理解，而且这种理解的体验必须发生在情绪层面。我写这本书是为了丰富治疗师和患者对依恋关系中的创伤的理解。典型的依恋创伤包括童年虐待（辱骂和忽视）。不过，早期依恋关系中更微小、普遍的情绪调谐上的失败，也可能对成长带来长期的不利影响，全方位了解这些创伤经历对我们来说至关重要。

依恋理论和研究已经在大量关于儿童虐待的文献中占据了重要地位，这背后有充分的理由。如果问题出在依恋关系上，那么依恋理论直指问题的核心。在发现了虐待、极度不安全的婴儿依恋与随后的发展性心理问题之间的密切关系之后，依恋研究人员在过去 20 年间一直将创伤作为关注的中心问题。治疗师和患者需要从这些研究中学习很多东西，因为它直接指向了治愈的方法——在一段信任关系中重建一种心理和情感联结的感受，这种信任关系能在痛苦的情感体验中提供安全感。我将会详细阐释，缺乏与痛苦经历的心理联结是依恋创伤产生的根源。

我希望这本书能被广泛运用于心理治疗领域，因为我的治疗方法不仅适用于治疗多种精神障碍，也适用于持不同的理论观点开展工作的治疗师。

此外，尽管我的研究主题是依恋创伤，但依恋理论和研究与各种心理压力都有关，因为安全的依恋关系为我们提供了减轻各种情绪痛苦的最佳途径——如约翰·鲍尔比所说，“从摇篮到坟墓”。我还希望这本书能证明我的大胆主张是正确的：依恋理论和研究为我们理解治疗性关系提供了最佳途径，因为依恋理论扎根于理解治疗性关系的前身——亲子关系。

对于那些对依恋理论知之甚少的读者来说，这本书将为他们打开一扇理解它的窗户。对于那些已经有一些知识储备的读者来说，这本书将会聚焦于创伤，提供一个更新的视角。即使对专家来说，跟上依恋理论和研究的最新发展也是一项艰巨的任务。例如，祖德·卡西迪（Jude Cassidy）和菲尔·谢弗（Phil Shaver）在2008年出版的《依恋手册》（*Handbook of Attachment*）第2版共包含40个章节、1000页的双栏文字。这些章节仅仅是对大量文献的总结，文献仍在蓬勃发展。我希望为临床工作者和患者提供一本关于创伤治疗的实用、易读的读物。这本书虽然篇幅不短，但只是依恋理论和研究的“快照”，旨在吸引读者跟上这个快速发展的领域。

概述

第1章关注童年依恋，从依恋理论的起源、基本语言和概念入手，作为深入介绍依恋理论的坚实基础。与本书的中心主题一致，我将不断强调依恋关系在调节情绪痛苦中的作用。我描述了安全依恋和不安全依恋的基本模式，它们在婴儿12个月大时就很明显了。我还考虑了许多影响这些模式的因素——除了照顾，还有孩子的气质和更广泛的环境背景。在发展的过程中，这些因素有助于维持依恋模式的稳定性和变化性之间的平衡。安全依恋的发展优势从童年起就得到了很好的证明，这些优势使我们有理由相信在人的一生中，在心理治疗和其他依恋关系中培养安全的依恋至关重要。

第2章关注成人依恋，首先将依恋与恋爱关系联系起来，恋爱关系是与童年依恋最为接近的关系。值得注意的是，尽管有无数种变型，1岁时基本的安全与不安全依恋模式与成人依恋关系中的安全与不安全模式有着惊人的相似之处。出于类似的原因，这些成人依恋模式也显示出稳定性和变化性之间的平衡。童年和成人依恋研究的结合产生了一个非常重要的发现：安全依恋和不安全依恋的代际传递。理解代际过程为干预指明了方向。中断代际传递的可能性是依恋研究中最令人振奋的故事之一。

第3章介绍了我心目中理解依恋关系的发展，以及我们的治疗性努力如何帮助患者提升依恋安全性和情绪调节能力的支点：心智化，即与自我和他人的心理状态调谐。简单地说，人际关系中的心智化涉及思想的碰撞——更诗意地说，需要心灵的碰撞。心智化是我们建立依恋关系的方式，将人类与动物亲属的依恋关系区分开来。在第3章中，我也花了很多篇幅来解释正念和心智化之间的复杂关系，部分原因是正念更为人们所熟知，也容易与心智化混淆。结合这两方面的研究和临床实践，我认为对心理状态的正念关注是心智化的必要基础。

前三章提供了必要的背景知识之后，第4章讨论了创伤性依恋关系。依恋创伤在依恋研究中发现得有些晚，它在后来被归类为紊乱型（disorganized）依恋的婴儿异常依恋行为中表现得很明显。这一发现催生了对创伤的代际传递的研究，这些研究将父母童年依恋创伤史与其婴儿的紊乱型依恋联系起来。结合紊乱型依恋，我们现在开始认识到心智化障碍在依恋创伤的代际传递中的重要作用。因此，本章包含了对心智化障碍与不同形式的童年虐待之间关系的思考，并指出了童年和成人依恋创伤形式的相似之处。

我在书中加入了介绍神经生物学视角的第5章，仅仅是为了解释当前神经科学的发展趋势和这本书的中心关注点（依恋、正念、心智化）之间的一些联系。我并不热衷于这样的观点——我们必须在脑影像上看到一种心理现象，才能将其视为“真实的”。如前几章所述，依恋障碍确实存在，这对患者和治疗师来说都显而易见。但了解依恋创伤的生理基础有助于我们更认真地对待发展性研究。然而，这么做给我们带来了一把双刃剑：越来越多的证据表明，依恋创伤所致的情绪调节方面的长期问题，其根源在于生理上的改变，这不仅凸显了这些问题的现实性，也凸显了克服这些问题的困难。总而言之，我发现面对现实是最好的选择：患者可以在克服创伤的过程中遇到困难时，对自己更有同情心；治疗师也可以在治疗过程中遇到困难时，对自己更有同情心。最重要的是，我们必须保持希望，希望不能建立在一厢情愿的想法之上，而必须建立在切合实际的期望之上。读者们应该预先知道，第 5 章是本书规则的一个例外：我写这本书旨在让更广泛的读者能够阅读，但这一章在一定程度上缩小了受众范围；具备一些非常基础的大脑解剖学知识会让你理解起来更容易。无论如何，了解你的大脑可以帮助你更多地了解自己的思想，这也是我写这一章的目的。

你可能在这本书中感受到一种不平衡，有几章旨在帮助读者理解问题，却只有一章是关于治疗的。正如我在引言开头所说的，理解即是治疗。我在前几章中相关的地方简要介绍了对治疗的启示，旨在帮助读者始终将治疗放在心中。在最后一章中，我对治疗进行了更加全面的阐释。我总结了创伤治疗一定会涉及的一系列精神障碍，并简要回顾了一些现有的治疗方法。这部分关于精神病理学和治疗的讨论为我的观点——心智化方法是一种独特、有效的治疗方式——奠定了基础，并说明了应如何应用这种治疗方式以治疗依恋创伤。我只使用一种治疗技术：谈话。我每时每刻都只有一个主要的愿望：心智化，同时让患者也这样做。我的目标是要达成一个主要的治疗结果：增强患者建立和维持越来越安全的依恋关系的能力。我并不是说我脑子里只有这些想法，绝非如此。但是，以我的理解，这些总体目标构成了治疗过程的核心。我在依恋研究中找到了支持我的治疗焦点的广泛证据。创伤治疗不可避免地是一个极具情绪挑战的过程，治疗师太容易在其中迷失方向，所以我需要一个坚实的基础来让自己保持前进的方向和现实的态度。

Mentalizing in the Development and Treatment of Attachment Trauma

第 1 章

早期依恋

在给成人患者普及有关精神疾病的知识时，我会用压力堆积模型来宣传一种发展的眼光，毕竟冰冻三尺非一日之寒。尽管我承认遗传和气质的作用，但我采取的模型认为：如果一个成年人在成长早期遭遇不幸，那么他在面对压力时，会有更高的罹患精神疾病的风险。不过，在开始我的论述之前，我通常会先扮演一个唱反调的人的角色，向患者抛出两个问题：你们为什么非要关注问题的来源？为什么不集中精力去解决问题呢？患者会毫不犹豫地回答：知道问题的来源才可以帮助我们摆脱困境、远离困境。他们这样的说法确实在发展心理学、依恋关系以及心智化的研究中有据可循。我补充道，这种发展性的视角有助于更富有同情心地理解他们的问题，对于那些不愿意承认自己的不幸以及不幸给自己带来的影响的患者而言尤其如此。这些患者会陷入深深的自责（他们的家人也可能这样指责他们）："我有太多的事情要做，我怎么能这么焦虑和沮丧！"他们会低估自己的疾病的严重性和早期经历的重要性。

我之所以在本书开篇就讨论早期依恋，是因为我心存的"偏见"：依恋理论和研究为创伤心理治疗提供了最坚实的基础。个体的发展和心理治疗之间的直接关系无须赘述，我会在书中穿插进行一些解释。

我将依恋理论置于人格发展这一更为广阔的背景下，以西德尼·布拉特（Sidney Blatt，2008）深具影响力的人格结构理论为基础，围绕着两条基本的发展主线——关联感（relatedness）和自我界定（self-definition）来展开论述。布拉特对人格发展的研究所使用的方法与依恋理论完美契合，这个包罗万象的理论框架既通俗易懂又简洁明了，也得到了实证研究的完美支持。在这本书中，我会穿插着从关联感和自我界定两个视角展开叙述。

针对依恋关系的理论和研究发展已久。深入了解这段发展历史让我们能够对依恋的基本概念进行一个总结，同时也可以概览依恋关系在整个童年中的演变过程。这些基础工作也可以帮助我们更好地理解典型的安全依恋和不安全依恋是如何影响心理治疗的。在正式进入依恋创伤的主题之前，了解安全依恋模式和不安全依恋模式至关重要，因为依恋创伤总是和这两者有千丝万缕的联系。此外，对安全依恋模式的深入理解可有效指导创伤治疗，因为在创伤治疗中，获得更强烈的安全感是至关重要的。

依恋理论和它的前身精神分析一样存在着一个风险，那就是有可能会使患者把心理问题和精神障碍归咎于母亲（以及父亲和其他照顾者）。毫无疑问，一些恶劣的育儿方式是应该受到谴责的，对创伤的关注让这些问题更为突出。尽管如此，我要重申一下从发展的角度来看，我的目的是同情理解，这包括同情理解父母在他们的发展历史和成年生活环境中所面临的挑战。对父母一味责备是一种特别简单化的方式，往往不能解决问题，反而会加剧问题（Sroufe，Egeland，Carlson，& Collins，2005）。依恋在关系中得以发展，我在对安全和不安全模式进行回顾之后，会探讨孩子的气质对依恋关系的贡献，尽管有研究表明孩子的气质特征在这方面起到的影响作用非常有限。相比之下，家庭和社会背景更可能会影响依恋关系，这种影响力体现在发展过程中依恋模式的稳定性和变化性上。本章最后总结了安全和不安全依恋对早期适应的影响。

人格发展的两条主线

早期依恋关系之所以如此重要，是因为它内含于我们对心理成熟的毕生追求之中。基于数十年的临床经验和学术研究，布拉特（2008）在他的著作《经验的两极》(*Polarities of Experience*）中指出，我们每个人穷其一生都需要发展和整合两条主线，即关联感和自我界定。自我界定和自主性（autonomy）相关，所以后文会交替使用这两个术语。布拉特总结道：

> 每个人在一生中都面临着两个基本发展方面的挑战：(a）建立和维持互惠的、有意义的和个人满意的人际关系，以及（b）建立和保持一种连贯的、现实的、分化的、整合的、本质上积极的自我感知。这两个最基本的发展方向——关联感和自我界定的结合，为将人格发展、人格结构、精神病理学和治疗机制等概念整合成一个统一的模型提供了全面的理论基础。(p.3）

在依恋理论的基础上，这本书将借助布拉特的理论框架来帮助我们更好地理解整个模型。虽然我们都知道必须平衡和整合关联感和自我界定这两者，但每个人都受气质和生活经验影响而倾向于向这两者中的一方发展。正如布拉特所解释的，不同的文化也以不同的方式影响着人们的发展方向，性别差异也会产生影响。西方工业化社会更强调自我界定，一种带有偏见的观点认为这更多是偏男性的需求。强调自我界定包括强调独立性、自主性、自立性、竞争感、成就感、支配感、权力感、独处。当对自我界定的强调被防御性地夸大，以至于关联感被排除时，适应不良的症状（包括嫉妒、追求权力、自恋、自我批判的完美主义、攻击性、孤立和疏离）将变得很明显，这种不平衡会导致个体冷漠、霸道、挑剔、批判、充满敌意，最终破坏他们和其他人的关系。

相比之下，东方集体主义社会更强调关联感，一种带有偏见的观点认为这是偏女性化的需求。强调关联感即强调依赖、合作、协作、共享、互利、互惠、利他、共情、情感性和亲密这些特质。当对关联感过分强调而完全防御性地排除了自我界定时，不适应的特征就会变得明显，包括过度依赖、需求过多、顺从、被动、自我牺牲以及对忽视或抛弃极度敏感。

在发展的过程中，一个人既需要分别培养关联和自我界定的能力，也需要协调和整合它们——如布拉特所说："正常的人格发展包括人际关系和自我界定这两个主要的发展维度之间相互促进的辩证互动。"（p.104）这两方面是协同的：当它们处于合理的平衡状态时，其中一方的发展有利于另一方的发展。我们开始认识自己，并根据他人眼中的我们来定义自己；认同感和自我价值感使我们与他人建立亲密关系，同时又保持个人的边界和自主性。这种整合通常在青春期得以巩固：

> 这两个发展维度尽管在整个生命周期中相互影响，但在青春期之前又是相对独立发展的。青春期的发展任务就是将这两方面整合到被埃里克森称为"自我同一性"的复合模式中直至成熟。（p.104）

后文中我们将讨论，安全依恋正是在关联和自我界定二者之间实现平衡的例证，这种平衡直接地体现在个体将依恋作为安全港和安全基地，以及在自我内部发展出一种安全感。在不安全依恋的两种主要模式中，对其中一个发展极的过度依赖是显而易见的。在回避型依恋模式中，个体更看重自我界定和自主性，而排斥关联。而在矛盾型依恋模式中，个体则非常努力地保持关联以至于阻碍了自我同一性的发展。这一理论框架在理解发展和治疗的难点方面已经相当成熟，以至于该理论所基于的临床观察和研究在此不必赘述。在后面的历史回顾中我将大量引用前辈们的依恋理论，这足以见得，他们这些早期见解在当代仍然很重要。

依恋理论和研究的早期发展

为了给读者提供一个大概的方向，我们可以把以下四个结论作为依恋理论的基础（van Ijzendoorn & Sagi-Schwartz，2008）。1）无论在何种情况下，除了受到极端的神经生物学损伤的情况，所有婴儿都会与一个或多个照顾者（包括虐待和忽视的照顾者）形成依恋。2）大部分婴儿可以产生安全依恋。3）婴儿更容易同对自己需求敏感、反应及时的照顾者产生依恋关系。4）安全的依恋对儿童的情绪、人际关系和认知能力有积极的影响。这些发现外加一个决定性的原理，证明了我们对依恋关系的关注在方向上是正确的，这个原理是：

> 依恋行为……是人性的特征，贯穿一个人的一生——从摇篮到坟墓。不可否认，相比于早期阶段，青春期和成年期对依恋的需求会减少。但是当一个人感到焦虑和痛苦时，对爱和关怀的迫切需求完全是天生的。（Bowlby，1988，p.104）

在谈到依恋理论和研究时，就不得不提到依恋理论之父约翰·鲍尔比（John Bowlby）和相对应的依恋理论之母玛丽·安斯沃思（Mary Ainsworth）。罗伯特·卡伦（Robert Karen）在其著作《依恋的形成》（*Becoming Attached*）中，总结了两位大师对依恋理论的开创性工作、其引发的专业和社会争议，以及其对后续的理论演变产生的深远影响。我将对这些内容进行简要介绍。

约翰·鲍尔比

过去一个半世纪以来，早期生命创伤领域一直充满争议（Dorahy，van der Hart，& Middleton，2010）。鲍尔比是伦敦的一位精神病学家和精神分析学家，他在这场争论中发挥了作用，做出了重要贡献。彼得·福纳吉（Peter Fonagy）也是一位精神分析学家和依恋理论学家，他曾对精神分析和依恋理论这两个领域做了如下声明："它们水火不容。"（Fonagy，2001，p.1）在该言论发表后的几年里，随着福纳吉和其他人的关系逐渐缓和（Fonagy，Gergely，& Wolitzky，2008），两种理论的支持者之间的不和也渐渐消失了（Eagle & Wolitzky，2009）。一开始到底发生了什么呢？这个问题说来话长。简单来说就是弗洛伊德自己对于创伤的看法并不统一，而鲍尔比又和弗洛伊德对创伤持有不同的看法。我想这个故事的梗概已众所周知，但我还是想再讲一遍，以凸显鲍尔比的激进主义。

弗洛伊德在治疗生涯早期，就渴望了解成年患者各种症状的童年起源，这些症状包括焦虑、抑郁、自杀企图、躯体疼痛感，以及伴随生动幻觉形象的情绪爆发——我们至今仍在面对这些和创伤性童年关系相关的杂乱症状。在与 18 位患者工作后，弗洛伊德在 1896 年总结道："通过追根溯源……我们发现多个案主的早期经历中都有不成熟的性经历，尽管几十年过去了，但这些经历仍然可以在分析工作中重现。"（Freud，1896/1962，p.203）到 1897 年，他改变了主意，在给同事威廉·弗莱斯（William Fleiss）的信中写道："在任何一个个案中都有令人吃惊的事情……问题在于父亲的某些不正当行为。" 但后来他又得出结论说："'几乎每个孩子都经历过不正当性行为' 这一说法并不可靠。"（Freud，1954，pp.215-216）1933 年，他在书中再次提到了这一点："我的几乎所有女性病人都告诉我，她们被父亲引诱了。最后我才幡然醒悟，她们在工作室报告的事情并不是真实发生的，症状并非由真实发生的事件引发的，而是由幻想引发的。"（Freud,1964,p.120）弗洛伊德从不怀疑早年创伤，特别是性虐待给患者带来的潜在破坏性影响，但他开始怀疑这类事件是否普遍存在。于是他解释道：患者的症状源于被禁止的早期性欲望以及与此相关的冲突，而并非真实发生的创伤经历。因此，在不否认现实创伤造成的影响的情况下，他将重点从外部现实世界转移到内部无意识的冲突，这些冲突源于那些强大的、被禁止的性冲动和攻击冲动。

在 20 世纪 30 年代初，处于职业生涯初期的鲍尔比开始接受精神分析训练，他开始对母爱剥夺和心理障碍之间的关系感兴趣，他主要关注孩子与母亲分离的经历，同时也关注母亲的情感态度对孩子产生的影响。侧重于关注孩子外部世界的鲍尔比，与那些侧重于关注内部世界的精神分析同事格格不入。这在他与自己的精神分析师乔安·里维埃（Joan Riviere）的反差中可见一斑，后者曾写道：

> 精神分析是……无关乎外部现实世界的，也不关心儿童或成人对现实世界的适应，更不关心疾病或健康，美德或恶习。它仅仅关

心充满稚气的头脑里想象的画面、虚幻的快乐和可怕的惩罚。（引自 Fonagy，2001，p.90）

福纳吉提到的这种“水火不容”也源于精神分析学家对鲍尔比的工作的过分简化，以及鲍尔比对精神分析学家的工作的过分简化（Fonagy，2001）。在整合精神分析和依恋理论方面，我们还有很长的路要走（Fonagy，Gergely，& Target，2008），但原则上二者并没有矛盾：创伤事件基于个体的主观体验发挥其影响，在理解创伤时，我们必须始终同时考虑外部和内部现实。此外，尽管创伤领域争议始终不断（van der Kolk，2007），但现在已有大量研究能够证实儿童期各种形式的创伤事件发生的频率（Koenen et al.，2008），以及它们所产生的长期影响（Felitti & Anda，2010）。

在这本书中，从对发展的回顾到对心理治疗的讨论，我始终坚持认同鲍尔比对分离的关注。值得注意的是，在分离的问题上鲍尔比追随了弗洛伊德（1936）的脚步。在《焦虑问题》（*The Problem of Anxiety*）一书中，弗洛伊德断言，婴儿期的基本危险，例如被孤独或黑暗所包围，或者和陌生人在一起，“都可以被还原为他们在那个时刻感到自己失去了所爱（所渴望）的人”（p.75）。弗洛伊德强调了婴儿在面对未满足的需求时的那种无助的情况：“婴儿会将这种情况判定为一种危险的情况——**一种因需求未被满足而紧张加剧的情况**，一种他对其无能为力的情况”（p.76）。与弗洛伊德相反而与鲍尔比相似，我将强调**心理联结**是基本的需求：从技术上来说，安全感的获取以及其他需求的满足都来源于心理联结——心智化。也正因此，我认同鲍尔比最初对于分离的关注，在此基础上，我还将压缩时间框架，从关注持续很久的分离、永久的分离转向反复的、短暂的分离，这些分离使孩子不得不在心理上独自承受极度的痛苦。这些痛苦构成了创伤的本质，弗洛伊德、鲍尔比和福纳吉在过去几十年里越来越清晰地解释了这一点。

20 世纪 40 年代，鲍尔比（1944）发表了他的第一项研究成果。这是一项针对青少年犯罪行为（尤其是盗窃行为）早期起源的深入研究。令鲍尔比特别震惊的是，他观察到了在 12 个月大之后和母亲长期的分离对其中被标记为

“无情感者”的犯罪儿童这一亚群体所造成的影响。用他的话说，这些孩子无情、冷漠、无法形成有爱的关系。鲍尔比把他们对待人际关系的态度看作一种自我保护的策略：“他们非常渴望某个人却不让他人靠近，原因是他们不想冒失望和愤怒的风险。如果对他人展现出冷漠或不喜欢，就不会赋予他人任何伤害自己的力量。”（p.20）尽管鲍尔比强调这些儿童在成长经历中和母亲有过长期分离，但不可忽视的是他们也受到了各种形式的虐待，这在他呈现的材料中是显而易见的（Follan & Minnis，2010）。鲍尔比渐渐成为专家，世界卫生组织（WHO）聘请他就流离失所对儿童所造成的影响进行一次全球性的专业知识总结。基于这项调查，鲍尔比（1951）写了一篇关于孕产妇保健和心理健康的专题论文，而后声名大噪，一跃成为该领域世界公认的专家。

儿童和母亲分离的原因有很多，包括母亲长期入狱、长期住院，以及儿童在不同寄养家庭之间流转。所有这些分离都有可能损害儿童的心理健康。20 世纪 50 年代，鲍尔比和社会工作者詹姆斯·罗伯逊（James Robertson）合作，罗伯逊仔细观察了母亲长期住院所致的分离对年幼儿童的情绪影响，发现了一个典型的反应序列：从最初的**抗议**（例如哭泣和紧贴），到**绝望**（例如无精打采，对父母的回归失去希望），最终通向**漠然**（例如对重逢的父母明显漠不关心）。专业人士通常会尽量减少这种分离带来的情绪影响，因此鲍尔比和罗伯逊当初的工作遇到了很大的阻力。在鲍尔比的协作下，罗伯逊拍摄了一部辛酸的影片来记录孩子和抚养者分离后的反应，但鲍尔比和罗伯逊始终与儿科医生、护士和医院管理人员进行着艰苦的斗争，这些工作人员往往忽视他们的观察的重要性。最终，两位心理学家的发现促成了医院向家长开放探视，尽管现在我们认为这是理所应当的，但在当时却是不被允许的。

在职业生涯初期，鲍尔比就跳脱出精神分析，将外部世界作为主要考量对象。此后不久，他再次跳脱出精神分析，将依恋与动物行为科学研究结合起来。例如，正如我们许多人所观察到的，小鸭子会跟随它们出生后看到的第一个移动的物体，通常是它们的母亲。鲍尔比（1958）提出，在许多物种中，母婴联结的过程是为了在进化过程中确保婴儿与母亲之间的亲密关系，以保证安全，尤其是免受捕食者的侵害。因此，母亲自然而然会与婴儿保持亲密关系，正如婴儿也会自然而然与母亲保持亲密关系一样。例如，分离会导致许多物种的幼崽发出痛苦的哭喊，这是一个信号，让母亲与幼崽重新建立联系。鲍尔比对动物行为学的兴趣，加上他对精神分析学将食物（和口欲期）视作母婴关系的基础的反对，使他在精神分析同行里备受排挤，其中一位同行调侃道："婴儿无法跟随他的母亲，他又不是鸭子。""对一只鹅进行精神分析有什么用？"（Karen，1998，p.107）

随着鲍尔比对进化功能和动物行为学观察的深入了解，他认为依恋最重要的功能就是通过肢体接触来获得保护。

> 我的观点是，同其他物种的幼崽一样，人类婴儿在生命的最初几个月里，形成了一套复杂而平衡的本能反应装置，其功能是确保他获得足够的父母照顾以维持生存。为此，这套反应装置包括促进他与父母亲近的反应和唤起父母活动的反应。（Bowlby, 1958, p.364）

但鲍尔比（1958）也认识到人类依恋的情感功能：当受到惊吓时，婴儿与照顾者亲近以寻求"安全港"（p.370）。我们应该牢记这一基本原则：当受到威胁、遇到危险、痛苦或生病时，孩子倾向于与母亲接触，以恢复安全感、安定感和幸福感。母性以这样一种方式被激发以保护婴儿免受伤害，减轻婴儿的痛苦。鲍尔比也提出，我们对依恋安全的需求不仅存在于婴儿和儿童时期：因为个体始终需要保持安全感，并在面对危险和困境时找到安慰，所以这种需求贯穿着人的一生。

玛丽·安斯沃思

鲍尔比开始对母爱剥夺产生兴趣时，玛丽·安斯沃思正在多伦多大学撰写她的心理学博士论文《安全理论》。十年后，安斯沃思确立了自己在心理诊断和心理研究领域的专家地位，她和丈夫搬到了伦敦，很巧地找到了一份协助鲍尔比进行依恋关系研究的工作。在与鲍尔比共同工作了几年后，她和丈夫一起搬到了乌干达，在那里谋取到一个教学职位。她开始在家庭环境中研究母婴依恋关系（Ainsworth，1963），这些研究后来成为依恋研究的基础。为此，她在研究的时间框架上做了巨大的转变：开始研究日常生活中平常的短暂分离和重聚的影响，而鲍尔比一直在研究重大（如长期）分离的影响。关键的是，她还检测了依恋行为与母婴关系的情感质量之间的关系。因此，她为研究依恋互动中的心理疏离（这也是我所关注的）开辟了新天地。

在乌干达，安斯沃思（1963）和她的助手在9个月的时间里为28个婴儿做了很多个小时的家庭观察。通过最初的研究，她能够区分出安全和不安全依恋两种不同的模式。回忆起她早先在多伦多大学安全理论方面的工作，安斯沃思观察到了依恋的另一个基础（加上鲍尔比的安全港的概念）：依恋为探索提供了一个**安全基地**。例如，她注意到这些婴儿会离开母亲进行短暂的探索性“旅行”，同时定期检查母亲的踪迹并进行短暂的接触，以确保母亲不会消失。

1956年，安斯沃思回到美国，加入了约翰斯·霍普金斯大学的研究生院，并于20世纪60年代恢复与鲍尔比的合作，在巴尔的摩进行了一系列母婴互动的家庭观察。在那里，她发现了和在乌干达观察到的基本相同的安全和不安全依恋模式。安斯沃思用她在自然情境下的家庭观察为依恋研究建立了基础，她设计了一个简易的实验室程序（被她称为“**陌生情境**”）来评估依恋安全性，这是非常重要的一步，犹如神来之笔。本章稍后将结合婴儿期安全和不安全依恋模式讨论这一程序，它解决了鲍尔比最初关心的问题：与母亲分离所带来的影响以及与母亲重新建立联系以恢复安全感的重要性（Ainsworth，Blehar，Waters，& Wall，1978）。不过，安斯沃思在时间框架上进行了转变：将注意力从非同寻常的分离（长时间的分离和丧失）转移到普遍存在的分离（短暂的分离和丧失），近期越来越多的依恋研究证实了普遍存在的短暂分离也可能具有创伤性。

安斯沃思的才华还会在后面的章节不断得到体现，当然远不限于本书，她的研究才能不仅对依恋理论，而且为我们更充分地理解儿童发展做出了不可估量的贡献。在鲍尔比的带领下，她对精神分析理论进行了系统的检验。

精神分析理论最初是以成人对童年依恋关系的记忆为基础的，成人对童年的记忆在依恋研究中仍然占有重要地位，但直接观察是无可替代的。毫无疑问，许多儿童精神分析学家，尤其是西格蒙德·弗洛伊德的女儿安娜·弗洛伊德，做了很多非常重要的观察，其许多观点与鲍尔比一致（Fonagy，2001）。同时期的丹尼尔·斯特恩（Daniel Stern）也为精神分析的发展性思考奠定了实证基础，他所做出的具有里程碑意义的贡献必须得到承认。（犹记得几十年前，我的同事马蒂·莱赫特曼（Marty Leichtman）闯进教室，向我们强烈推荐他读过的最重要的书之一——《婴儿的人际世界》（*The Interpersonal World of the Infant*），我随即读了斯特恩的书，从此走入了鲍尔比的世界。）不过，安斯沃思系统的家庭和实验室观察给了依恋理论一个更坚实的发展研究基础，这使得接下来几十年的研究就像在这个地基上盖了一座大厦（Cassidy & Saver，2008）。

基本概念

生活中远不只有依恋，虽然本书可能无法传达出这一点。依恋理论将依恋解释为几个“行为系统”中的一个，其他几个系统分别是恐惧、照顾、探索和社交。在这一节中，我将介绍这些系统是如何交织在一起的，并讨论另外两个核心概念——情感纽带和内在工作模式。这部分将阐述为何依恋在创伤中扮演着重要角色，即依恋关系在情绪调节中的作用。本节以饱受创伤的患者的一个愿景作结：重塑心理层面的安全感。

依恋 – 照顾关系

我们说一个个体安全或不安全地依恋另一个个体，就像婴儿依恋母亲。依恋是在关系的熔炉中形成和发展的，在关系发展的过程中随着一次次相互作用和相互影响而发展。每一段依恋都有一段历史。

婴儿倾向于表现出依恋行为，母亲则倾向于发展出相应的照顾行为。这种关系最终演变成鲍尔比（1982）所说的**目标－修正伙伴**关系，在这种关系中，每个人都对对方的目标有一种感受，两个人根据情况相互适应彼此——实际上，通过协商满足双方的共同需求。理想情况下，这些需求会聚成一点："人们认为心理健康的本质是，婴幼儿应该体验到温暖、亲密和持续的母婴关系，双方都能在其中感到满足和享受"（Bowlby，1982，pp.XI-XII）。从生理学的角度来看，这种令人满意的合作关系有助于双方的内环境稳定（Churchland，2011）。当然，婴儿和母亲的需求总是时不时（甚至可能常常）会发生冲突。在极端情况下，这种冲突就是创伤的根源。

与其他动物相比，我们人类需要超长时间的父母照顾。因此，婴儿高度依赖父母，但他们不是被动的，相反，他们主动满足自己的需求。根据在乌干达的家庭观察，安斯沃思（1963）评论说：

> 依恋行为的一个特点让我印象深刻，那就是婴儿会主动寻求互动。至少从2个月大开始，直到1岁，与其说婴儿是在被动地接受，不如说是在主动寻求互动。（p.101）

正如鲍尔比（1958）所说，人类的婴儿配备了"复杂而平衡的本能反应装置，其功能是确保他获得足够的父母照顾以维持生存。"（p.364）更具体地说，鲍尔比确定了五种促进亲近并引起父母的照顾行为的本能依恋行为：吮吸、微笑、哭泣、紧拥和跟随。鲍尔比明确表示，我们不应将吮吸仅仅视为婴儿获取营养的途径，理想情况下，哺育婴儿的过程具有社会属性，是一种相互抚慰、愉悦的接触和互动。微笑——一种典型的社会行为，也能巩固依恋。正如鲍尔比提出的："一个婴儿笑得越多、越好，他就越能受到爱和照顾，对此我们难道还会表示怀疑吗？为了生存下来，婴儿天生就会去取悦和征服母亲。"（pp.367-368）。最近，萨拉·赫尔迪（Sarah Hrdy，2009）指出，随着社会照顾方式的演化，在公共看护的过程中，婴儿的取悦能力十分重要。正如鲍尔比所观察到的，在悲痛的时刻，哭泣会吸引照顾者亲近，而紧拥则是为了保持亲近。当婴儿可以移动时，他们可以通过跟随来阻止分离并保持亲近，即爬行和蹒跚行走。鲍尔比承认这五种依恋行为在婴儿期达到顶峰，然后下降。但这五种行为都不会消失，“而且，在危险、疾病和丧失能力的情况下，其中一些行为（如哭泣和拥抱）会恢复到早期的那种状态。在这些情况下，它们依然发挥着自然和健康的功能”（p.371）。

依恋是几种行为系统之一，照顾是一种与之互补的行为系统（George & Solomon，2008）。成为一个照顾者需要经历一个重大的发展转变，即“从寻求保护和照顾的角色向为孩子提供保护、安慰和照顾的角色转变”（George & Solomon，2008，p.384）。祖德·卡西迪（Jude Cassidy）将照顾系统定义为：

> 亲职行为的子集——只有当父母觉察到孩子处于一种真实的或者潜在的危险情境中时，这些行为才具有促进亲近和安慰的意义。这个系统里的主要行为是帮助孩子恢复原来的状态……其他行为还包括呼喊、伸手、紧抓、限制、跟随、安抚和摇动。（Cassidy，2008，p.10）

依恋和照顾行为系统是相互的，当照顾行为被激活时，依恋行为可以被解除，反之亦然：当母亲努力保持亲密时，婴儿便不需要这样做；当母亲的照顾系统处于不活跃状态而婴儿又处于痛苦中时，婴儿将激活依恋行为以重新获得照顾。因此，正如鲍尔比（1973）所说，分离是痛苦情绪和依恋行为的原动力。此外，正如孩子的恐惧会激活依恋，母亲的恐惧（例如，如果孩子有生命危险）会激活照顾行为（Cassidy，2008）。安斯沃思简要总结了激活婴儿依恋系统的条件。

> 在各种环境条件中，如果一个年幼的孩子已经成功地依恋某个特定的对象，那么下面这些外部条件可能会激活依恋行为：依恋对象的消失、远离、消失后再回归、拒绝、缺少回应，以及各种各样令人惊恐的事件，包括身处不熟悉的环境和遇到陌生人。还有包括疾病、饥饿、疼痛、寒冷等在内的各种各样的内部条件。此外，在以后的几年里，依恋行为似乎很容易被其他不太强烈的条件激活、维持或强化。（Ainsworth，Blehar，Waters，& Wall，1978，p.7）

显然，我们不能把依恋和照顾分开来考虑。就像依恋“从摇篮到坟墓”都很重要一样，照顾不仅在养育子女方面，而且在为成年人提供情绪安慰和安全感方面也很重要，例如，在恋爱关系、亲密友谊和治疗关系中。因此，就像关注依恋一样，我们在整本书中也关注照顾。

情感纽带

考虑到鲍尔比对亲近感的关注，他在讲依恋的时候提到纽带这一概念也就不足为怪了。纽带的含义非常广泛，可以代表黏合、绑在一起，也可以象征像奴役一样被铁链束缚。不幸的是，后一种感受也适用于依恋关系，例如创伤性纽带关系。

在依恋理论的语境中，“纽带”（bond）常被隐喻性地用来指一种情绪上的纽带——一种“心理上的束缚”（Sroufe & Water，1977，p.3）。而安斯沃思（1989，p.711）将情感纽带定义为“相对持久的关系，在这种关系中，对方作为一个独特的个体而存在，并且具有不可替代性”。此外，情感纽带的特征是“有保持亲近的需求，对没有解释的分离感到痛苦，对重逢感到欢乐和喜悦，对丧失感到悲伤”。情感纽带并非依恋关系所独有，依恋的标准是“从与对方的关系中获得**安全感和舒适感**”。安斯沃思注意到并非所有的依恋都是安全的，因而补充说，依恋意味着“寻求亲密关系，如果找到这种关系，就能感到安全和舒适”。她还说，父母与子女之间建立了纽带，但这不是一种依恋，因为父母通常不会为了自身安全去和孩子建立这样一种关系。简言之，孩子依恋父母，而父母则与孩子建立纽带。在这一理论框架下，鲍尔比（1982）观察到，“儿童作为父母的依恋对象”这样一种角色逆转“几乎总是父母病态的一个标志，也是孩子出现病态的一个原因”（p.377）。当然，这一角色逆转在年老的父母与子女的关系中自然而恰当地发挥了作用（Magai，2008）。

内在工作模式

正如鲍尔比对动物行为学的研究所证明的那样，依恋行为和互惠的照顾行为明显存在于许多物种中。不过，人类的依恋极大地转向了心理层面，这也是本书的关注点。虽然鲍尔比在某种程度上与他的精神分析同事们产生了分歧，更加重视孩子的外部世界，但他在一定程度上仍然忠于精神分析，对孩子的内部世界给予了应有的重视。孩子们根据他们在世界上的经验，发展出了依恋关系的**内在工作模式**以及其他经验的模式。以下是鲍尔比（1982）对工作模式的描述：

> 我们可以假设，在孩子生命的第一年快结束的时候，尤其是在他第二年和第三年获得强大而非凡的语言能力的时候，他正忙着构建一个内在工作模式，来描述物理世界和他自己的行为方式，他的母亲以及其他重要他人的行为方式，以及每个人与其他人互动的方式。在这些工作模式的框架内，他评估自己的处境并制定计划。在他母亲和他自己的工作模式的框架内，他评估了自己处境的特殊方面，并制定了依恋计划。（p.354）

鲍尔比提出，内在工作模式是对现实的**心理表征**，就像地图是真实地形的表征。与地图一样，心理表征多少有可能精确有效，也多少有可能扭曲变形。也许用现代绘画来打比方会更好。画家们的绘画作品和他们绘画的主题之间的对应程度各不相同。爱德华·霍珀（Edward Hopper）的画作是直接具象的，但也有古怪的扭曲，以能唤起情绪而闻名；文森特·梵高（Vincent Van Gogh）旋涡般的色彩给风景注入了情感；萨尔瓦多·达利（Salvador Dali）的超现实主义扭曲了普通物体的形状。就像画家和我们成年人一样，孩子们积极地诠释他们的体验，并在他们的头脑、语言、绘画和游戏中或准确或不准确地表达出来。外部世界与内部世界、主观世界与客观世界相互交融。早期的精神分析学家倾向于幻想，而鲍尔比（1973）一直关注现实性："不同个体在不成熟时期对依恋对象的可及性和反应性的不同期望，是个体实际经历的相当精确的反映。"（p.202）

尽管鲍尔比"相当精确"的说法没错，但不得不说，从过去的经历这个角度来对当下关系进行认知和解读，我们很容易出现扭曲。对于过去相当精确的模型可能不太适合现在的关系。这种扭曲，或早或晚，会对在依恋关系的背景下发展起来的自我模型和他人模型产生影响。正如鲍尔比（1973）所说，“在任何人构建的自我工作模型中，一个关键的特征是他关于自己在依恋对象眼中多么可接受或不可接受的看法”（p.203）。与地图一样，自我和他人的内在工作模式必须不断更新以适应当前“地形”。对以往的旧模式进行实时更新以适应当前的关系是一项最基本的能力，而创伤性的早期依恋关系破坏了这一能力。

英奇·布雷瑟顿（Inge Bretherton）是一位曾经在本科阶段选修过玛丽·安斯沃思发展心理学课的学生，她曾写过一篇关于内在工作模式的论文，对内隐模式和外显模式做出了重要的区分（Bretherton，2005；Bretherton & Munhland，2008）。我们习惯性、无意识地使用我们的内隐模式，也就是说，没有意识到它们正在塑造我们的体验。这些内隐模式在记忆的基础上指导我们的行为，这些记忆形成与外界交互的自动程序。想想骑自行车：你不需要有意识地记住如何骑自行车，学会了以后，你只需跳上车座就能蹬起来。当然，当你从骑三轮车变为骑两轮车再变为骑赛车时，这些内隐的模式必须更新。再举一个内隐工作模式的例子，一个孩子因为做出了糟糕的决定而受到无情的批评，不管这个决定多么微不足道（例如在阴天不穿雨衣出门）。这种曾被严厉批判的模式会在内部持续运转，这个孩子成年后可能会对他人善意的询问（例如，“你今天怎么不开你的车，而开我的车去上班呢”）条件反射性地做出愤怒和防御性的回答。

相比之下，外显工作模式是有意识的，因此可以被解释——被思考和谈论。理想情况下，这个解释的过程在孩子很小的时候就开始了，那时“父母通过情感上开放的对话，在帮助孩子构建和修正工作模式方面发挥了积极作用”（Bretherton & Munholland，2008，p.107）。这种解释对于更新过时的自我和他人工作模式至关重要，就像我们在心理治疗中所做的那样。例如，随着时间的推移，患者可能会体验到：治疗师询问他表现出某些让人感到迷惑的行为的原因，是表示关心，而不是要严厉谴责他。我们不应该忽视这样一个事实：依恋关系塑造了自我的工作模式，也塑造了他人的工作模式。最重要的是，一个被爱的孩子会觉得自己是可爱的，一个得到照顾的孩子会感到自己是有价值的。因此，具有安全依恋的儿童表现出高水平的自尊并不奇怪（Thompson，2008）。

我希望你已明了，我们的发展和持续适应有赖于内在工作模式的构建和重建，包括内隐的工作模式（程序）和外显的工作模式（叙述）。总之，用布雷瑟顿（2005）的话来说，依恋的内在工作模式旨在使“关系世界更可预测、可共享和更有意义”（p.36）。但我们不应忽视这样一个事实，即作为表征，这些工作模式深刻地塑造了我们对世界的体验，无论是好是坏：“表征的过程和由此产生的自我、亲密关系和世界的工作模式很重要，因为它们不仅是现实的反映，而且为自我和关系伙伴创造了不同的现实。”（p.39）我们在头脑中创造的世界影响着外部世界：一个在家里被无休止地批评、认为别人充满敌意的孩子，在学校里也会疏远他的同龄人和老师。接下来，外部世界会反映内部世界。这些自我实现的预言来自有害的内在工作模式，后者正是心理治疗要处理的问题。

情绪调节

考虑到演化和动物行为，鲍尔比（1982）提出：“保护自己免受捕食者虐杀可能是到目前为止依恋最重要的功能。”（p.226）因此，他毫不避讳依恋的意义：“除非有强有力的内在反应，确保婴儿能够唤起母亲的关爱，并在整个童年期都与母亲保持密切的联系，否则他就会死亡。”（Bowlby，1985，p.369）

我们至少可以从一个方面感谢人类文明：人类婴儿很少被老虎吃掉。但是如果依恋的功能仅限于保护我们不受捕食者的伤害，那么它对心理创伤的适用性将是有限的，但考虑到我们人类也容易受到同类的伤害，它仍然是有价值的。然而，有必要重申之前讨论的一点，鲍尔比（1958）也认识到，亲近依恋对象不仅能提供躯体上的保护，也为婴儿提供了**情感上的庇护**：

> 无论他是由于冷、饥饿、恐惧、单纯的孤独还是其他什么原因而哭泣，他的哭泣行为通常在唤起母亲的照顾行为后得以终止。再次强调，当他想依偎或跟随，或是在他害怕、想找一个安全的避风港时，母亲是唯一能满足婴儿的需求的人。正是因为这个原因，母亲成为婴儿生命中的中心人物。（pp.369-370）

除了远离捕食者的伤害之外，依恋的安全港提供了足够的保护来应对各种危险的靠近，因此依恋系统与另一行为系统——恐惧系统串联在一起：婴儿在感到害怕时，会向母亲寻求亲近。同样，当母亲担心婴儿时，她会靠近婴儿。当接触和安全恢复时，母婴的恐惧系统就会被解除。

更普遍地说，依恋对象的可得性降低了婴儿对恐惧的易感性。安斯沃思等人（Ainsworth，Blehar，Waters，& Wall，1978）用一种我们都很容易想象到的方式表达了这一点，与鲍尔比呼应，她强调“在一个可能引起恐惧的情形下，与一个值得信任的同伴在一起十分重要，因为有了这样一个同伴，对各种情况的恐惧感都会减弱，否则恐惧会被放大”（p.20）。正如我将反复强调的，创伤体验的原型是恐惧和心理上的孤独。

相应地，鲍尔比（1982）认为：“没有任何一种行为伴随着的感受比依恋行为伴随着的更强烈。”（p.209）因此，当依恋运转良好时，亲近依恋对象会给人一种安全感。这里我推崇艾伦·苏劳菲和埃弗里特·沃特斯（Alan Sroufe & Everett Waters，1977）的观点，即身体亲近获得的安全感是依恋行为的首要目标。身体亲近是建立安全感的一种方式，而树立关于依恋对象随时可得的信心是另一种方式。当然，对于任何年龄的个体而言，在感到极度痛苦的情况下，身体接触可能都是获得安全感的最有效途径（Ainsworth，Blehar，Waters，& Wall，1978）。因此，当强调安全感这种情绪状态在依恋中的主角地位时，我们不应忽视身体亲近作为一生中实现这一目标的途径的重要性。

> 无论对年幼的孩子还是成熟的成年人而言，内在表征都不能完全取代真切的亲近和接触，也不能在无法解释地和/或永久地丧失

> 依恋对象的情况下提供更多的安慰。人们在依恋另一个人时，便想和所爱的人在一起。为了其他的追求和从事其他活动，暂时分开一段时间对他们来说可能没什么问题，但是如果他们不想花大量的时间来和依恋对象在一起，也就是说不想和依恋对象亲近和互动，那么这种依恋就毫无价值。事实上，即使是大孩子或成人有时也会希望与他们所爱的人有密切的身体接触，当然，这将是在依恋行为被强烈激活的情况下，比如说面对灾难、强烈的焦虑或严重的疾病时（Ainsworth，Blehar，Waters，&Wall，1978，p.14）。

然而，身体上的亲近并不能保证感受安全，与一个情感疏远的照顾者进行触碰并不能提供安慰。因此，正如鲍尔比和安斯沃思在他们的书中所描述的那样，**关系的质量**才是安全感（与亲近性和可及性有关）的关键。靠近一个虐待型或冷漠的照顾者并不能提供真正的安全感。这就是我们在探讨创伤时如此重视依恋的主要理由：**安全的依恋是情绪调节的支柱**，因此也是我们学习应对痛苦的主要途径，创伤应激是痛苦的一个极端例子。多亏了研究者对动物和人类婴儿的发展进行的广泛研究，我们现在对于依恋关系对生理调节和情绪调节的影响有了更多的了解。大部分研究集中在依恋和应激激素分泌的关联上。

我不仅关注依恋的益处，还关注其反面：依恋关系是创伤应激的一个主要来源。弗洛伊德（1929/1961）曾明智地断言："当我们去爱的时候，我们对痛苦毫无防备；当我们失去所爱之人或所爱之人的爱时，我们空前绝望和难过。"（p.33）不幸的是，丧失只是问题的一部分：极度令人恐惧的依恋关系可能会造成创伤。然后我们会面对一个悖论：需要借助依恋来调节由依恋关系所产生的恐惧。

在这一章后面的部分，我将开始讨论与典型的安全和不安全依恋模式相关的情绪调节变化。我将在之后的章节讨论依恋关系是如何破坏情绪调节和产生恐惧的。不过接下来，我将先探讨另一个与依恋紧密相关的行为系统：探索性行为系统。

探索与心理安全

提及依恋，我们脑海中会瞬间浮现出安全港：一个痛苦的孩子寻求与母亲的联系，以获得安慰和安全感。不过，安斯沃思（1963）则基于其在乌干达对家庭母婴互动的观察，强调婴儿利用母亲作为探索的安全基地。

> 宝宝在可以爬行以后，并不总是离妈妈很近，而会稍微离开她，探索其他的物体和人，但他会不时回到妈妈身边。如果得到允许，他甚至可以完全走出房间。他对于离开安全基地的信心，与在安全基地主动起身离开他时所产生的痛苦形成鲜明对比。（pp.78-79）。

安全港和安全基地的配对赋予了依恋关系巨大的力量，使之塑造人际关系并影响发展的进程。我刚刚回顾了安全港在情绪调节中的作用，安全基地在对世界的探索中起着同样重要的作用，促进自主性和安全感。在鲍尔比（1988）看来，“对发展性精神病学来说，在依恋框架下，没有哪一个概念比安全基地处于更中心的位置”（pp.163-164）。安斯沃思（1963）强调了安全基地的发展意义，它使儿童能够“探索世界，发展技能和学习知识，扩大他们的人际交往范围，包括对母亲以外的人形成依恋”（p.104）。至关重要的是，安全基地不仅促进了对物理世界的探索和学习，也促进了对社会系统的探索和学习；探索系统可以与社交系统一起被激活，促进个体与同伴之间的情感联结和亲近。因此，探索系统不仅促进对外部世界的学习，还促进对内心世界的学习，就像我们在心理治疗中所做的那样。

克劳斯·格罗斯曼和卡伦·格罗斯曼（Klaus & Karen Grossman）及其同事对我们理解探索系统做出了巨大的贡献（K.Grossman，Grossman，Kindler & Zimmerman，2008）。他们将安全探索定义为“自信、专注、渴望和机敏地探索世界或完成任务，尤其是在面对失望的时候。安全的探索意味着一种社会倾向，尤其在需要帮助的时候”（p.873）。依恋、恐惧和探索系统相互作用：恐惧激活依恋需求，抑制探索。它们之间的平衡体现在一个叫作**安全圈**的概念里（Marvin，Cooper，Hoffman & Powell，2002）。想象一个在操场上蹒跚学步的孩子：孩子在依恋中感到安全，跌跌撞撞地在操场上探索着，时不时回头看看，与母亲、父亲、保姆或姐姐取得联系。然后小孩摔倒了，擦伤了膝盖，感到害怕，开始哭泣。是时候回到依恋的安全港来恢复安全感了。在得到充分的照顾和安慰后，孩子可以继续玩耍——根据需要在探索行为和寻求照顾者之间循环往复。

依恋研究表明，父亲和母亲一样作为依恋对象被列为照顾者的范畴。也就是说，父亲和母亲一样能提供一个安全港，并通过提供一个安全基地来促进探索。不过，格罗斯曼夫妇还是观察到了显著的角色分化：父亲更倾向于与孩子进行探索性的游戏，在某种程度上侧重于依恋的安全基地方面。因此，母亲为孩子提供舒适和放松，"父亲则在孩子的探索系统激活时，通过提供敏感和引起挑战兴趣的支持，在受监控、有可控刺激的环境中为孩子提供安全感"（K.Grossman，Grossman，Kindler，& Zimmerman，2008，p.861）。

安全圈强调了双重安全感——依恋中的安全和探索中的安全的重要性。格罗斯曼夫妇提出的"心理安全"（psychological security）概念清楚地捕捉到了这种理想状态：

> 我们认为安全最终取决于依恋的安全性和对现实世界的安全熟悉度。大量的研究为这一观点提供了更广泛的证据支持，我们提倡"心理安全"的概念，其中包括依恋安全和探索安全，它是从母亲和父亲的敏感支持中产生的。（p.873）

与前文提到的布拉特关于发展两极的观点相呼应，这种心理安全的概念也体现了关联和自主之间相互促进的平衡。

依恋的发展

个体通过组织和整合一系列复杂的行为来保持依恋，所采取的行为会因环境和发展阶段的不同而不同（Sroufe & Waters，1977）。当你还是个婴儿的时候，你会紧紧抓住母亲的裙子；当你成长为一个青少年的时候，你会给她发短信。

个体天生就具备社交能力，但在生命中的第一年，依恋会一步步形成。鲍尔比（1982）在依恋的发展过程中确定了四个具有模糊界限的阶段，考虑到发展的渐进性，他总结道："当然，要问一个孩子在哪一个具体阶段完全形成了依恋，回答一定是主观的。显然，他在第1阶段并没有形成依恋，而在第3阶段明显产生了依恋。"（p.268）因此，在鲍尔比的方案中，阶段2是一个过渡阶段，阶段4（通常在4岁时到达）是依恋形成的里程碑。在4岁以后，基本依恋能力保持不变，尽管它在成长至成年的过程中不断地被精炼和提纯。在本节中，我将概述这四个阶段，并进一步总结依恋在儿童中期和青春期的发展。我的概述很大程度上依赖于罗伯特·马尔文和普雷斯顿·布里特纳（Robert Marvin & Preston Britner，2008）对鲍尔比最初工作的深入研究和扩展。

第1阶段：0至3个月

胎儿在足月时，表现出对母亲声音的偏爱。在生命的最初几周，新生儿表现出对人脸的偏爱。他们偏好社会刺激，并擅长诱导照顾行为。当看护者的反应与婴儿的行为协调一致乃至同步时，就会形成稳定的互动模式。这些同步的互动可以逐渐减少婴儿的哭泣，引发视觉定位和微笑。

第2阶段：3个月至6～9个月

第2阶段的特点是婴儿能够区分照顾者和其他人，这一阶段是依恋的过渡期。用鲍尔比（1982）的话来说，"在这一阶段，婴儿会和在第1阶段一样以友好的方式对待他人，但他对母亲的友好态度比对其他人更为明显"（p.266）。马尔文和布里特纳（2008）确定了与主要照顾者明显相关的婴儿行为：照顾者离开时哭泣，在场时停止哭泣，微笑、发声、朝向和问候，以及攀爬和探索。安斯沃思充分认识到，这一系列行为证明，第2阶段以婴儿在依恋照顾关系中日益增加的活动和主动性为特点。

第 3 阶段：6～9 个月至 2～3 岁

随着婴儿的运动能力和获取信息能力的增强，第 3 阶段以明确的安全港和安全基地行为为标志。婴儿表现出对陌生人的警惕，在感到害怕时，无论出于什么原因，他都会寻求与母亲的联系。婴儿在母亲离开时跟随她，在母亲回来时迎接她。在与母亲进行定期接触的同时，婴儿也向周边进行探索。我们注意到 18 个月时，大多数婴儿有一个由依恋对象组成的小网络，但其中一个（通常是母亲）是主要依恋对象："当一个特定的人和其他依恋对象都可获得时，特别是当婴儿感到痛苦、饥饿、疲劳或生病时，婴儿的依恋行为通常会集中在这个特定的人身上。"（Marvin & Britner，2008，p.280）成年后情况通常依然如此，例如我们会主要依恋我们的伴侣。

第 4 阶段：幼儿和学龄前儿童

幼儿继续表现出和婴儿同样强度和频率的依恋行为，不过他们探索周边的距离越来越远，而且当他们与依恋对象分离时，他们更有可能呼唤和寻找而不是哭泣。从 3～4 岁开始，依恋关系会随着幼儿的心理发展而发生巨大的变化。这一变化的关键是他们迅速增长的能力——他们可以根据心理状态（比如欲望、想法和感受）来理解行为，简而言之，就是他们的心智化能力。

当儿童能够理解照顾者的目标和意图，也能够交流自己的目标和意图，并能够认识到自己与照顾者的目标和意图之间的差异时，一种成熟的、经过目标修正的伙伴关系就会建立起来。在这一发展阶段，孩子的心理表征变得更加明确，因为他们对自我和照顾者的感受和想法可以用语言表达出来。因此，在这种伙伴关系中，儿童和照顾者可以相互适应，并在他们的目标发生冲突时进行协商。正如安斯沃思所观察到的，当依恋对象的表征在儿童的心中得到巩固时，"在没有明显痛苦的情况下，即使依恋对象不在身边，孩子依然能够维持与该对象的关系，前提是他们同意并理解分离的理由"（Ainsworth，

Blehar，Waters，& Wall，1978，p.13）。这一原则在4岁时就确立了，并且持续一生。因此，当4岁的孩子和照顾者达成一致时，他们就不会因为短暂的分离而感到痛苦，照顾者可能会说："我要买些冰淇淋，马上回来。我离开的时候你就待在这儿，好吗？"

马尔文和布里特纳（2008）列举了与逐渐成熟的内在工作模式相关的5种技能：识别依恋对象内部心理状态（如感受和目标）的能力，区分儿童和依恋对象心理状态（如欲望）的能力，推断是什么因素影响依恋对象的目标和计划（如家庭成员的需要）的能力，评估目标的一致性与冲突程度的能力，以及对依恋对象的目标、计划和行动施加影响的能力。显然，所有这些能力都会在成年后的依恋关系中发挥作用，4岁左右扎根的基本心理技能将不断改良。

童年中期

由于在学龄前的晚期阶段转向依赖更加灵活的心理表征，年龄较大的儿童和成年人对身体接触的依赖要少得多，更希望在需要的时候依恋对象能够出现。在向患者解释依恋安全时，我强调要对依恋对象的可及性和反应能力存有信心。这种信心是心理安全的基础，它同时减少了对持续的、令人安心的接触的需要。正如安斯沃思（1989）所说："正是人类在与他人的关系中形成的表征他人和自己的能力，使他们能够跨越时间和距离维系一种纽带。"（p.714）因此，心理联结变得至关重要，而这种联结依赖于开放的交流方式，这在整个生命过程中对依恋安全性来说始终起着决定性的作用。当然，开放式交流的一个关键功能是确保可以在需要的时候很容易地实现身体的亲近和接触，无论是大龄儿童和青少年还是成年人，在面对剧烈的痛苦时，都需要面对面的接触和身体上的安慰。

在心智能力的支持下，随着年龄的增长和人际支持网络变得更加宽广，儿童向主要依恋对象寻求保护的需求也越来越少。随着与父母之间的物理距离越来越远，儿童承担起更大的自我保护责任，并转而依赖于其他儿童和成人的帮助，包括哥哥姐姐、大家庭成员、邻居、老师和教练。许多这样的关系都涉及情感纽带，用安斯沃思的标准来说，这些关系能否转变成依恋关系取决于这些人能否提供舒适感和安全感。

青春期

青少年和成年人一样，仍然依恋他们的父母。然而约瑟夫・艾伦（Joseph Allen，2008）强调了依恋在青春期发生的主要转变："这是依恋关系涉及的情感、认知和行为系统的一个深刻的转型期，其间青少年从一个接受照顾的人发展成为一个自给自足的成年人、一个可能对同龄人进行照顾的人、一个恋爱伴侣和后代的照顾者。"（p.419）

艾伦列举了青春期依恋的几个更具体的转变。在青春期，尽管青少年在遭受剧烈的痛苦后会继续回到父母的安全港，但依恋和探索之间的平衡发生了显著的变化。随着认知范围的扩大、客观性的增强，再加上认知能力的提高，青少年有更强的能力来反思他们的各种依恋关系，并将这些关系相互比较。因此，他们能够重新评估其内在工作模式（例如，从更理想化的父母观转变为更现实的父母观，或者，对父母的缺点和失败变得更加宽容和谅解），并对依恋形成更加全面和整合的态度（例如，总体上变得更信任或不信任）。也许最重要的是，青少年发展出越来越强的亲密和支持能力，从而开始将他们的主要依恋对象从父母转移到同龄人，因此，同龄人之间的关系（例如恋爱关系）朝着成熟依恋关系的方向发展。

安全依恋

在回顾从出生到青春期依恋行为和关系的一些基本转变时，我一直关注正常的发展，考虑依恋的安全性。在这一节和下面的几节中，我将开始关注依恋安全的个体差异，即区分安全依恋和各种不安全依恋类型。我将在下一章讨论成年期与这些童年原型对应的依赖类型，但我希望你们在阅读婴儿期的依恋时，试着想象一下各种类型的成年期版本。

安全依恋的模型对我们的治疗工作具有重要的指导意义，尤其是当我们努力帮助那些在依恋关系中受到创伤的患者发展更安全的依恋关系时。理想的情况下，我们帮助患者发展出一个关系网络，其中包括医患关系。在这一节中，我将继续扩展安全依恋的概念，重点以婴儿期为原型，呈现广泛的观察母亲和婴儿在家庭和实验室中的相互作用的研究，后者是安斯沃思设计的一些陌生情境。我将首先考察婴儿的依恋行为，然后描述相关的照顾行为模式。对儿童正常发展的轨迹进行清晰的描述有助于我们理解一些不安全依恋行为以及与之对应的照顾者行为。这些研究将表明，婴儿在出生后的第一年通过调整依恋行为以适应不同的照顾方式，他们在社会学习方面是早熟的。

安斯沃思把陌生情境设计成一个有适度压力的情境，比如在一个不熟悉的环境中让婴儿和照顾者短暂分离。这个情境由八个步骤组成：

- 婴儿和母亲被带进一个陌生但舒适的房间，房间里满是玩具；
- 婴儿有机会在母亲的帮助下玩玩具；
- 一个陌生人走进房间和婴儿玩耍；
- 母亲离开，留下婴儿与陌生人和玩具在一起；
- 母亲回来，停下来让婴儿有机会对她的回归进行回应，陌生人离开房间；
- 母亲把婴儿独自留在房间里；
- 陌生人回到房间，根据需要与婴儿互动；
- 然后母亲回来，陌生人离开房间。

尽管婴儿对母亲的两次离开的反应在评估婴儿的依恋安全性时很重要，但最重要的是两次团聚时婴儿的反应：当母亲返回时，处于痛苦状态下的婴儿是如何与母亲互动的？这种互动对婴儿的痛苦情绪产生了怎样的影响？在家里和实验室里观察到的安全和不安全依恋之间的区别正藏于此。

婴儿行为

与不安全型婴儿相比，安斯沃思（Ainsworth，1963；Ainsworth，Blehar，

Waters，& Wall，1978）描述的家庭中安全型婴儿的行为具有以下特征：安全型婴儿哭得相对较少；对依恋充满信心，在短暂的分离中相对较少感到痛苦；不那么焦虑；喜欢与母亲进行亲密的身体接触；更倾向于合作，也更顺从母亲的要求。安全型婴儿对常规的分离表现得相对平静，在乌干达的研究中，即使是其中一些最固执的婴儿也表现出相对较少的分离焦虑，"反而展示出他们对母亲的依恋强度，随时准备好将母亲作为安全基地，从而可以探索世界，扩展视野，包括向其他依恋关系扩展"（Ainsworth，1963，p.103）。因此，有安全感的婴儿更外向，与其他成人相处更舒适，在玩耍和解决问题的任务中也更热情，不容易受挫。

同样的行为模式在陌生情境下也很明显，如前所述，陌生情境包括两个分离和团聚的情节：在第一个情节中，婴儿与陌生人留在满是玩具的游戏室；在第二个情节中，婴儿被单独留下。这种精心设计的实验室情境激活了几个行为系统：婴儿的依恋、恐惧、探索、社交系统和父母的照顾系统。当母亲在场时，安全型婴儿在游戏室表现出相对较少的依恋行为，他们探索玩具，进行玩耍，在母亲的帮助下，甚至有时可能会与陌生人互动。由于对母亲的信任，他可能不会反对母亲的第一次离开，尽管他的依恋系统很可能明显激活，这从玩耍减少中可以看出。在某种程度上，他可能会依赖陌生人来获得安慰，但当他有选择的时候，他总是更喜欢母亲的安慰。在母亲第二次离开期间，婴儿独自留在房间里，依恋系统可能会更强烈地激活，引发抗议、跟随和哭泣。无论婴儿对分离有什么样的行为反应，和母亲的团聚明显地激活了依恋系统，具有安全依恋的婴儿向母亲寻求亲近，并可能渴望密切的身体接触。母亲的安慰和鼓励使婴儿迅速获得了抚慰，当被安抚下来后，他们又回到探索和玩耍中。用布拉特的话说，有了安全的依恋，他们从两个世界中受益匪浅：关联和自主。

照顾者行为

安斯沃思（1963）初步总结了那些促进婴儿建立安全依恋的母亲行为：

> 母亲花大部分时间陪伴婴儿，对婴儿的行为和发展的细节最感兴趣，喜欢母乳喂养，这些行为最有可能促进婴儿对母亲强烈的依恋——这种依恋是安全的，让他们能够探索世界，发展技能和知识，扩大他们的人际视野，包括对母亲以外的人产生依恋。(p.364)

可以将安斯沃思对有助于建立安全依恋的照顾行为的描述概括为**反应敏感性**（sensitive responsiveness），大量研究证实了反应敏感性与婴儿的安全依恋之间的联系（Belsky & Fearon，2008；Sroufe，Egeland，Carlson，& Collins，2005；Weinfield，Sroufe，Egeland，& Carlson，2008）。具体来说，反应敏感的照顾者行为包括提供温暖和关爱；对婴儿信号敏感，并能够准确地解释这些信号，特别是对婴儿的痛苦状态能迅速、适当地做出反应；以一种合作和同步的方式积极参加和融入婴儿的活动之中，即在不干扰婴儿目标导向行为的情况下，将自己的行为平稳地融入婴儿的兴趣、活动和情绪中。重要的是，这种敏感反应的能力取决于父母对婴儿心理上的理解，苏劳菲和同事（Sroufe，Egeland，Calson，& Culrs，2005）采用了“心理复杂性”这一概念，这意味着“照顾者将婴儿理解为一个自主的存在，他们既独立存在又非常需要照顾”，这一因素在对“婴儿被照顾的质量进行的数据分析中，被证实是一个重要因素”(p.91)。我将会在心智化的主题下，在之后的章节中就这一因素展开更多的论述。值得注意的是，母亲与婴儿的心理调谐对于提供安全港和安全基地都必不可少，安全基地需要对探索和玩耍的鼓励。

一个巧妙的实验说明了依恋的内隐工作模式如何反映12个月大的婴儿对照顾者反应的期望（S. M. Johnson，Dweck，& Chen，2007）。提供一点背景知识：婴儿会注视一个违背他们期望的视觉场景更长时间，就好像他们感到困惑并试图弄明白发生了什么。这个实验包含两组婴儿，一组是安全依恋的婴儿，另一组是不安全依恋的婴儿，他们的依恋类型是经过陌生情境实验评估而来。这些婴儿会看到拟人化的几何图形，即两个椭圆，一个大的（对婴儿来说是直觉上的“母亲”）和一个小的（“孩子”）。它们都先出现在斜坡的底部，然后“母亲”沿着斜坡向上走了一半，来到一个小平台上休息，斜坡底部的

“孩子”在婴儿啼哭声中弹跳。然后发生以下两种情况：其一，“母亲”回到底部，重新亲近“孩子”（“反应性母亲”）；其二，“母亲”继续沿着斜坡向上爬，远离“孩子”（“无反应性母亲”）。实验结果非常有趣：与不安全依恋的婴儿相比，安全依恋的婴儿注视继续爬山的“无反应性母亲”更长时间。这种行为违反了他们基于先前的反应敏感性经验（从他们在陌生情境下的安全感推断）做出的预期。他们发现母亲这种无反应性实在令人费解。

人们常常存在这样一个误解：敏感照顾需要照顾者与婴儿之间特别高水平的同步性或即时反应性。比阿特丽斯・毕比（Beatrice Beebe）和同事（Beebe et al.，2010）写道，**适度的**即时反应性可以促进安全依恋：“现在许多宏观和微观的分析研究汇聚在依恋和社会性后果之间交互的‘最佳中端模型’上，表明较高和较低程度的即时反应都是有问题的。”（p.23）过高水平的反应性可能是侵入性的和过度刺激性的，而过低水平的反应性则是剥夺性的。中等水平的反应性平衡了关联和自主两种需求，提供了心理上的联结，同时也留出了促进自主性和自我调节的心理空间。心理联结的短暂破坏和修复是安全关系的特征。父母或心理治疗中的完全调谐不仅是一种无法实现的愿望，而且对发展非常不利。

矛盾 - 对抗型依恋

矛盾型依恋的婴儿把不安全感隐藏起来。他们无法进入安全圈，不愿离开（不完全的）安全港。矛盾一方面表现为对亲近和舒适的渴望，另一方面表现为因未得到关心和舒适而产生对抗。用布拉特的话说，在矛盾型依恋中，关联感胜过自我界定和自主，这种不平衡在成年后也会忽隐忽现。与矛盾型婴儿类似，矛盾型的患者（成年后）很难接受帮助。

婴儿行为

安斯沃思（1963）在乌干达研究中描述了一个婴儿与母亲的行为：“他一

个劲儿地往母亲怀里钻，一旦被放下，就会号啕大哭，直到再次被抱起。母亲会抱着他直至他熟睡，但是轻轻一放他就会立刻醒来并哭泣。”（p.90）这些感到不安全的婴儿焦虑地依偎着母亲，他们不愿意去探索，他们的母亲未能提供安全基地。此外，这些婴儿对母亲怀有矛盾情绪，抗拒安慰：他们寻求与母亲的接触，然后愤怒地抗拒，例如，一会儿要求被抱起来，一会儿又推开。因此，这些矛盾型婴儿虽然表现出强烈的痛苦，但难以被安抚。

在后来的家庭和实验室研究中，安斯沃思观察到，与安全型婴儿相比，矛盾型婴儿哭得更多，表现出更多的分离焦虑，并且似乎对母亲的可及性和反应性没有信心。在陌生情境中，即使母亲在场，他们也会因为身处陌生的环境而感到痛苦；他们待在母亲身边，不参与玩耍，对陌生人表现出特别的警惕，当陌生人进入房间时他们会立刻向母亲寻求亲近。对母亲的离去，他们回应以迅速而强烈的痛苦，正如安斯沃思所指出的，“他们的依恋行为被高强度激活的阈限很低”（Ainsworth，Blehar，Waters，& Wall，1978，p.315）。

这些缺乏安全感的婴儿愤怒的矛盾心理在家里和陌生情境中显而易见。正如安斯沃思所观察到的，“如果母亲在不当的时间抱起他们，他们会愤怒地抗议；但是，如果他们没有在想要被抱起的时候被抱起，或者他们在想要被抱起的时候却被放下，他们会更激烈地抗议”（p.315）。他们抗拒探索，如果母亲试图和他们玩而不是把他们抱起来，他们就会生气。同时，他们被安抚的速度较慢，甚至当他们被抱起时，由分离所激发的强烈依恋行为受挫感可能会导致他们将愤怒的反抗与依偎混合在一起（p.315）。为了对陌生情境下的依恋行为进行分类，安斯沃思提供了以下描述：

> 该变量涉及由接触或亲近婴儿的人、试图与婴儿互动或让婴儿参与游戏的人所引发的抗拒行为的强度、频率或持续时间。婴儿的情绪是愤怒的：噘嘴、暴躁、烦躁、痛苦或大发脾气。相关行为有推开，扔掉，摔下，击打，踢打，在地上蠕动，猛拉，气冲冲地走，抗拒被抱起、移动或拘束。更为普遍的表现是愤怒地尖叫、翻滚、

> 故意放倒自己、踢地板、噘嘴、暴怒。这些行为可能与努力实现或保持与被拒绝者的联系（或亲近）的行为交替出现。（Ainsworth，Blehar，Waters，& Wall，1978，p.350）

照顾者行为

安斯沃思（Ainsworth，Blehar，Waters，& Wall，1978）认为矛盾型依恋的核心问题是依恋被高强度激活，以及缓解依恋的需求受挫。这种受挫源于照顾者长期无反应或反应不一致的行为。婴儿愤怒的抗议可以被视为惩罚照顾者，作为一种策略来引起照顾者更多的反应。在乌干达研究中，安斯沃思（1963，pp.88-89）描绘了一名矛盾型婴儿穆罕米迪（Muhamidi）的母亲："她是一个忧心忡忡的女人，给我们的印象是她遇到了很多麻烦，很不快乐。"她四岁的孩子死了，五岁的孩子患有镰状细胞贫血。此外，她的婚姻也很不幸，因为丈夫"希望她不仅要种粮食，还要帮忙收割咖啡，而她的两个孩子还太小，她没有帮手"。简言之，"她似乎觉得自己的世界正在崩溃"。雪上加霜的是，在穆罕米迪 7 个月大的时候，她离开了丈夫，寄居在父亲那一夫多妻制的家庭里，家里住着父亲好几个年轻的妻子和众多的孩子："她的母亲现在住在别处，虽然她确信父亲对她的爱，但他很忙，那些妻子妒忌她，这让她在这个家里没有归属感。"

显然，如此严酷的育儿条件不利于穆罕米迪的母亲形成反应敏感性。这个例子强调了充满爱的育儿环境对于形成反应敏感性的重要贡献。穆罕米迪的母亲忧心忡忡，郁郁寡欢，不堪重负，感到被忽视："其他人本来可以帮助她，但实际上没有人真正帮助她。"（Ainsworth，1963，p.89）一般来说，矛盾型依恋与"无反应、照顾投入不够"有关（Belsky & Fearon, 2008）。不过，矛盾的情绪也与不一致的反应有关，包括侵入性地干扰婴儿的自主感，以**追逐－躲避模式**为例，在这种模式中，母亲对接触的需要促使她时时出现在婴儿的视线中，婴儿的应对方式是远离母亲（例如转移视线）。此时，婴儿陷入矛盾之中，需要对母亲的行为保持警惕，同时避免母亲的侵入（Beebe et al.，2010）。与这些指向无反应性和侵入性的研究一致，苏劳菲和同事观察到，表现出不安全模式的婴儿的母亲是“最缺乏心理意识的母亲”（Sroufe，Egeland，Carlson，& Collins，2005，p.98）。

不稳定的照顾模式和矛盾性可能对婴儿的行为带来另一种影响。安斯沃思指出，矛盾型婴儿群体中，存在着显著的个体差异，最明显的是，其中一些婴儿的特点不是愤怒的抗议，而是完全而根深蒂固的被动。她在缺乏反应敏感性和被动之间建立了以下联系：“如果一个母亲几乎从来没有对婴儿的信号做出过即时反应，那么婴儿就会对自己是否有能力控制发生在自己身上的事情缺乏信心。”（Ainsworth，Blehar，Waters，& Wall，1978，pp.315-316）

回避型依恋

矛盾－对抗型婴儿的不安全感显而易见，与之形成鲜明对比的是，回避型婴儿可能过早表现出独立性。在乌干达研究中，安斯沃思（1963）一开始认为这一类婴儿是“无依恋的”，而随后的研究表明他们是在以回避的方式依恋，这看起来有些矛盾。用布拉特的话说，在回避型依恋中，自主性胜过关联感，这种模式有可能会被带入成年阶段。与回避型婴儿类似，回避型患者（成年后）很难让人走进他们的内心。

婴儿行为

以下是安斯沃思（1963）对乌干达一个“无依恋”婴儿的描述：“在她能爬行后，她就随时想着起飞去探索世界，而她最不愿意做的事似乎就是被母亲或其他人紧紧抱在身边。”（p.92）在陌生情境下，回避型婴儿的行为与矛盾型婴儿截然相反，尤其是在母亲返回并给婴儿提供缓解分离痛苦的机会的团聚情节中：回避型婴儿会无视母亲。在整个过程中，婴儿更倾向于玩玩具，而不是亲近母亲。探索优先于依恋。然而，与安全型婴儿的探索（通常需要与母亲愉快地互动）形成鲜明对比的是，回避型婴儿沉浸在孤独的游戏中。团聚最能说明问题，安斯沃思将回避概括如下：

> 在团聚的环节中，孩子不会和回来的母亲打招呼……既不微笑也不抗议。即使母亲努力吸引他的注意，他也很少或长时间不予理会，甚至可能背对着她。如果母亲来抱他，他仍然不会对她做出反应，他会环顾着四周，似乎对其他事情感兴趣。（Ainsworth，Blehar，Waters，& Wall，1978，pp.353-354）

事实上，这些回避型婴儿的依恋是不安全的，而不是特别安全的，这很明显地体现在，他们在家里的行为不同于他们在陌生情境中的行为。在家里，与安全型婴儿相比，回避型婴儿在面对日常分离时哭得更多，表现出更多的痛苦。显然，他们焦虑不安，没有安全感。然而，在陌生情境下，他们并没有把母亲当作避风港，相反，他们避免接触。安斯沃思发现，他们在这种陌生情境下的行为，让人想起罗伯逊和鲍尔比观察到的那种婴儿在经历重大分离后与母亲团聚时的漠然状态，正如本章前文所述。安斯沃思逐渐认识到这种自相矛盾的依恋模式是一种防御功能，它与照顾者或轻微或严重的情感拒绝有关，这些拒绝实际上是不断发生的短时心理分离。

照顾者行为

安斯沃思（1963）描绘了乌干达两个“无依恋”婴儿的母亲：

> 这两位母亲都采用了她们所认可的欧式婴儿护理方法。两个婴儿都是按时间表喂养的，都有自己的婴儿床，放在各自母亲的房间里，他们每天大部分时间都被放在那里，只在吃饭和洗澡的时候才被抱出来。当有客人来访时，他们会被精致地打扮一番。他们被允许长时间哭泣，无人看管直至最后停止哭泣。两位母亲不相信婴儿哭的时候应该被抱起来……她们都很善于交际，喜欢拜访……当我们去探望婴儿时，她们给婴儿穿上了华美的衣服，把婴儿放在腿上，对他们似乎很温暖，很亲切。但她们最关心的其实是自己女主人的角色。（pp.91-92）

在之后对回避型婴儿的母亲在陌生情境的观察中，安斯沃思（Ainsworth，Blehar，Waters，& Wall，1978）认为她们对亲密的身体接触感到厌恶，她们会倾向于断然拒绝婴儿对这种接触的渴望。然而，这样的拒绝会增加婴儿的依恋需求。安斯沃思还发现，这些母亲会被自己的孩子惹恼，但会努力抑制自己的愤怒。她们往往是不动感情的，事实上，“具有一种典型的刻板性和强迫性”，这一特点使得“当婴儿的要求中断了母亲正在进行的活动时，或当婴儿没有立即做母亲想让他做的事情时，她们很可能会变得愤怒”（p.317）。同样，苏劳菲和同事（Sroufe，Egeland，Carlson，& Collins，2005）列举了回避型婴儿的母亲的几个特点：她们对做母亲有负面的感受，紧张易怒，对婴儿的哭闹较少回应，避免身体接触，并且表现出缺乏兴趣，进而以一种敷衍的方式提供照顾。贝尔斯基（Belsky，2005；Belsky & Fearon，2008）观察到另一种回避型依恋的照顾模式，即具有侵入性、过度刺激性和控制性的照顾行为，这些行为会促使孩子远离母亲。因此，在疏远的情况下，这种侵入性可能会进一步加强回避。

安全和不安全依恋：总结

反应敏感的照顾行为会促进心理安全，即依恋中的安全感和探索世界的安全感。安全依恋的孩子，会根据自己不同的需求和兴趣，灵活自信地在安全圈中穿行。相反，矛盾－对抗型婴儿不确定照顾者的反应，因此他们不愿离开（可能的）安全港，而代价是牺牲了对世界的探索。在另一个极端，回避型婴儿预期他们的依恋需求会被拒绝，因此停留在安全圈的外缘，陷入持续的探索，然而他们没有安全型婴儿那样的自信和热情。一位曾接受我心理治疗的表现出精神病症状的年轻女性，在听到我关于安全圈的演讲后认识到了自己的固有模式，说自己的回避性是如此之强，以至于自己一直置身于安全圈之外。

矛盾型依恋和回避型依恋这两种模式截然相反，但目的都是应对情绪痛苦。矛盾型婴儿学会了过度激活他们的依恋需求，对照顾者保持靠近，在抗议不一致的照顾的同时打开情绪痛苦的阀门，以最大限度地唤起照顾者的反应。然而，他们对依恋需求的表达充满了冲突性，导致持续的令人沮丧和情感风暴般的互动，使不安全感持续存在。相比之下，回避型婴儿预期会遭到持续的情感拒绝，已经学会了不去激活他们的依恋需求，事实上，在面对获得安慰的机会时，他们反而会减少对痛苦情绪的表达。通过待在安全圈的外围，回避型婴儿已经学会了不去成为母亲的“麻烦精”。与矛盾型依恋一样，这种策略能自我延续：保持情感的距离就可以不需要安慰。矛盾的是，和母亲保持距离其实是为了维持一种远距离的依恋，提前避免更多的愤怒和拒绝。

依恋研究证明了婴儿在社交方面的智慧。在 12 个月大的时候，他们已经学会了适应依恋 - 照顾关系中的不确定性。苏劳菲和同事表达了对儿童直觉智慧的尊重，同时也注意到最初具有适应性的行为可能导致最终出现不良的后果：

> 我们认为，每个年龄段的所有儿童都能根据现有的个人资源、环境资源和他们面临的挑战，做出最佳的适应。在某些情况下，不寻求与父母的密切接触，或向父母提出过高要求，可能是一个孩子在努力满足自己眼前的需要的表现。有时，远离父母是必要的；有时，向别人发出要求又是引起别人注意的唯一方法。但如果这些成为一个已确立的模式的核心，从长远来看，它们可能带来不利的后果，因为它们会让一个人错过一些经历，或不能从他人那里得到适当的反应。（Sroufe，Egeland，Carlson，& Collins，2005，p.17）

儿童气质

任何养育过不止一个孩子的父母都会承认孩子的“天性”在发展中的作用。尽管兄弟姐妹作为一家人在遗传和生活环境上有很多重叠，但他们之间也会表现出巨大的差异。当然，每个兄弟姐妹都有截然不同的经历，专业上称之为非共享环境。这种非共享环境包括亲子关系，由于家庭环境不断变化，每个孩子的亲子关系都有不同程度的差异。但是孩子的天性也会导致父母反应的差异。“天性”和“教养”（或缺乏教养）在发展中的共同作用不可否认。通常，在思考一个人的行为（如叛逆或友好）时，我们通常倾向于给予天性或教养二者之一更多的分量。我们在思考自己的个性时也会这样。

亚伦在大学三年级时因焦虑、抑郁和酗酒而越发不能自理，因而向医院寻求强化治疗。尽管他一向喜怒无常，但他还是对父母在他成长过程中所给予的充分理解和坚定支持表达了感激。亚伦的成长过程是先天胜于后天的最佳例证。他从父母那里得知，在他还是个婴儿的时候，要让他平静下来是极其困难的；他不容易入睡，也不容易睡着；他是个挑食的孩子；他还总是哭泣。他是“可怕的两岁”的典型，在童年时经常发脾气，他的父母难以安抚他。在他进入学校后，他的坏脾气造成了与同学和老师之间的冲突。他开始觉得自己像个弃儿。

虽然亚伦的家庭和支持性的父母提供了一个重要的“避难所”，但他敏锐地意识到父母因为他而不断产生痛苦和挫败感，这在很大程度给依恋带来了不稳定性，尤其是对他父亲的依恋，亚伦记得父亲会时常控制不住自己的脾气或者突然“勃然大怒”。在这种情况下，他的母亲变得极度心烦意乱，与父亲争吵，而亚伦则在恐惧中将一切收入眼底，感到“灵魂出窍”和担惊受怕。尽管亚伦拥有一个相对稳定和支持性的家庭，但这段情绪爆发的历史在他自己身上和在他的关系中留下了一定的不安全感。他说，他不能依靠自己，不能让自己保持情绪稳定。因此，他的情感关系也很混乱。例如，他在早年的学校生活中保持着一份持久的友谊，但一次次的情绪爆发使这份友谊变得不稳定。他感到孤独，情绪风暴使他总是独自一人，即使是在自己家里也是如此。在心理治疗中，他非常贴切地描述说自己从记事起就一直在与“情感飓风”做斗争。随着年龄的增长，他依靠酒精来进行对抗，但酒精只会进一步削弱他的情绪控制能力，使他的抑郁症恶化。

本章回顾的依恋研究中强调了教养比天性更重要，即母亲（或者其他照顾者）的教养对孩子的依恋安全性具有重要的贡献。从直觉上看，婴儿的个性特征也会对依恋安全性产生明显的影响，这与亚伦对自己的发展经历的描述是一致的。许多父母都清楚地知道，有些婴儿比其他婴儿更难抚慰。除了严重的医学疾病外，“气质”也对婴儿早期的依恋关系具有潜在的贡献，广义的气质指的是一系列以生物学为基础的个人特征，这些特征都部分植根于基因组成中。冲动性、活动水平和社交能力上的气质差异不仅在我们人类身上很明显，在非人灵长类和其他哺乳动物身上也很明显（Buss，1992）。行为抑制是焦虑易感性的一个指标，也是一个与依恋高度相关的气质方面。杰罗姆·卡根（Jerome Kagan，2003）观察到，约 20% 的儿童处于相对焦虑和抑制的状态，而 40% 的儿童处于另一端，即脱抑制。例如，在幼儿园开学的第一天，抑制的孩子在谨慎地参加活动之前，很可能会独自坐着观察，而脱抑制的孩子则会迫不及待地与他人玩耍。不难理解，容易悲伤、抑制的婴儿或儿童更容易发展出不安全的依恋。

依恋的安全性到底是由气质还是养育方式决定的呢？不安全的依恋仅仅是天生的焦虑倾向或一种“困难”的气质——一种植根于基因的“情绪飓风”倾向吗？这些问题的提出并不是空穴来风。气质在依恋关系中的作用已成为依恋研究者和更偏向生物学取向的发展主义者之间争论的主要焦点（Karen，1998）。出现这种争论的部分原因是，人们一直担心依恋理论会把孩子的问题过度归咎于母亲（和其他照顾者）。当然了，责备孩子也并不是一个可取的选择。

鲍尔比（1982）在这场争论中明确承认了儿童气质的潜在重要性，同时继续关注依恋 - 照顾合作关系，并主张照顾在这种合作关系中具有主要作用：

> 容易照看的新生儿可以帮助手忙脚乱的母亲发展一种良好的照顾模式。相反，一个难以预测的新生儿可能会以相反的方式打破平衡。然而，所有的证据都表明，如果得不到周全的照顾，即使是容易照看的婴儿也有可能发育不良，更幸运的是，除少数例外情况外，倘若得到敏感的照顾，有潜在困难的婴儿也可以顺利发育……一个

敏感的母亲甚至能够适应一个难以捉摸的婴儿，从而使他得到良好的发展，这也许是这个领域最令人振奋的新发现。(p.368)

在鲍尔比提到的最后一点的基础上，我补充另一个令人振奋的发现：父母－婴儿治疗可以帮助那些与难缠的婴儿做斗争的母亲获得更高的敏感性，从而提高婴儿的依恋安全性。

这些围绕着气质和教养的争议，推动依恋研究者对婴儿气质与依恋安全性的关联进行了广泛的研究。我们已经知道气质具有明显的个体差异，并且直觉上认为婴儿和儿童的个性对依恋安全性发挥着重要作用，但最后的研究结果令人惊讶：照顾环境对依恋安全性的影响远远大于儿童气质或遗传因素。但我们不应局限于这一结论，应充分认识到气质与依恋的共同作用，以及它们在发展中的相互作用。布莱恩·沃恩（Brian Vaughn）和同事对复杂的研究进行了总结（Vaughn，Bost，& van Ijzendoorn，2008），我将在这里强调一些关键结论。

回到我们的起点：气质是指基于生物组成的个体差异，即遗传的神经和生理特征。气质在情绪功能的两个方面起着重要的作用：情绪反应和情绪调节，这两个方面在本书中贯穿始终。情绪反应当然包括兴奋和愉悦，但我首要关注的是痛苦情绪。亚伦的经历说明了高情绪反应性和低情绪调节能力的结合，到了青春期，他开始依靠酒精来调节自己的情绪，无意中削弱了他本来就有限的情绪管理能力。我在本章前文中论述了依恋在婴儿期及以后的主要功能便是调节情绪。引用鲍尔比的观点，依恋关系会与气质共同影响孩子的情绪功能，让其变得更好或更差。理想情况下，安全的依恋可以缓冲痛苦的情绪反应，心理安全感的发展可以降低痛苦感受。

气质理论和依恋理论都关注情绪，但它们在根本上是不同的。气质关注孩子的内在特征，而依恋则根植于人际关系中，因此天然受到环境的影响。然而，我们不应该在这一点上被误导：气质不是一种不变的、与生俱来的特性。显然，神经和生理的发展和变化贯穿一生，这种变化在生命的最初几年里尤为迅速和深刻。在头几年里，气质性反应只表现出不太强的稳定性，后来变得更加稳定。这种变化的基础是什么呢？重要的是，**气质会受环境影响**，包括受到依恋的影响。我们现在知道包括创伤应激在内的环境因素对基因表达会产生影响。例如，通过对基因活动的影响，照顾行为可以在神经解剖学和生理学水平上影响发育（Weaver et al.，2004）。因此，正如我一直在讨论的，依恋会影响情绪反应和调节，而情绪反应和调节是气质的核心体现。在识别依恋的生物学基础方面，鲍尔比走在了时代的前沿，而现在我们往前更进了一步：将依恋的影响延伸到了分子生物学层面。

回到陌生情境实验：既然气质会对情绪反应产生影响，那么它也会对婴儿面对分离（即母亲的离开）时所表现出的痛苦程度起到一定的作用。从婴儿的哭闹中可以明显看出其对痛苦的气质性的易感性。然而，对依恋安全性起决定性作用的因素并不是婴儿的痛苦，而是母婴在团聚时的互动在多大程度上缓解了婴儿的痛苦。当依恋无法调节痛苦时，婴儿的气质可能会影响不安全依恋的类型。例如，焦虑 – 抑制型气质的儿童更容易表现出矛盾型依恋而不是回避型依恋：他们更倾向于依偎着母亲而不愿去探索游戏室。此外，与安全依恋相比，矛盾型依恋可能会带来焦虑和痛苦，从而形成一个恶性循环，增加后来出现焦虑问题的可能性（Stevenson-Hinde，2005）。苏劳菲和同事（Sroufe，Egeland，Carlson，& Collins，2005）也注意到在后来出现焦虑问题的倾向方面，气质和依恋的这种相互作用：出现焦虑问题风险最大的是那些刚出生就易受到惊吓，并且在 12～18 个月大的时候被归类为矛盾 – 对抗型的婴儿。

总而言之，照顾质量对依恋有着决定性的影响。但是，正如鲍尔比和其他人后来认识到的，孩子的气质也会影响照顾行为。在这种复杂的关系中萌生了一个新的问题：**气质也可能影响孩子对照顾的反应**。作为支持这一观点的证据，依恋研究一致地揭示了父母行为和婴儿依恋模式之间的关系。但是，需要考虑父母的这种影响的程度问题：照顾者反应的敏感性和依恋安全性之间存在着显著但不太强的相关性。针对这种不太强的相关性，杰伊 · 贝尔斯基和帕斯科·费伦（Jay Belsky & Pasco Fearon，2008）补充道：从气质方面讲，一些孩子比其他孩子更容易受到父母的影响。换言之，如果所有儿童都容易受到影响，那么母亲的敏感性与依恋安全性之间的关系将更加密切；如果儿童不那么容易受到影响，那么两者之间就没有相关性。在研究中，事实上这两类儿童是混杂在一起的。研究者将那些不易受到影响（其发展主要由生物构成决定）的儿童与那些容易受到影响（其发展受到环境如养育方式的影响）的儿童进行了区分。对于那些基因上倾向于对父母养育更敏感的孩子来说，照顾和依恋安全之间会有更强的对应关系（即易受环境影响），无论其结果是好是坏。这种对父母影响的敏感性是基因－环境相互作用的结果，即对环境的敏感性的基因控制（Flint，Greenspan，& Kendler，2010）。

综上所述，我们现在了解到，孩子的气质会影响照顾行为，反之亦然。由于气质不同，有些孩子的父母会发现很难一直敏感地回应孩子，有些孩子可能对父母的照顾缺乏回应，无论照顾是否敏感。对那些回应更积极的孩子来说，照顾行为会对气质产生影响，不管这种影响是好是坏。正如沃恩（Vaughn）和同事得出的结论，“气质的生理机制和依恋都受到与重要照顾者的行为模式相关的社会环境的调节”（Vaughn，Bost，& van Ijzendoorn，2008，p.210）。最后，气质和依恋在发展中都扮演着重要的角色，例如，影响生理反应性、情绪能力和关系质量。

在本章的最后，我将更多地讨论安全依恋对情绪调节的影响，但现在我将先考虑一些除气质以外的影响照顾的因素，其实有很多因素。在照顾者的行为模式中，反应敏感性并不是固定不变的，依恋安全性也不是孩子的固定特征，两者都受到许多外部因素的影响。

照顾的环境背景

照顾不是在真空中发生的，而是在一个环境中发生的，环境会影响照顾者提供照顾的能力，用安斯沃思（1963）的话来说，会影响照顾者的可及性以及对孩子的信号和需求做出敏感反应的能力。以一个极端的例子来说，当房子着火时，母亲是否还会敏感地回应婴儿的挑剔要求？再举另外一些更常见的例子：母亲在与她的丈夫吵架的时候、在她父亲离世之际，或是在她沮丧、醉酒或处于解离状态中的时候，会做出积极的反应吗？回想一下安斯沃思对穆罕米迪母亲困境的描述，其中包括一个夭折的孩子、另一个生病需要长期照顾的孩子、婚姻冲突、复杂家庭成员之间的妒忌，以及被家庭成员忽视的感受。显然，父母在提供可及性和回应方面面临着无数的障碍。所有父母都会在某些时候遇到这样的困难，甚至很多父母在大多数时候都面临着这样的困难。影响依恋和照顾的因素很多：父母的年龄、受教育程度和社会经济地位，父母的心理健康程度，压力性生活事件，母亲单身与否，婚姻关系的质量，以及母亲是否有其他社会支持来源（Belsky & Fearon，2008；Bifulco & Thomas，in press；Sroufe，Egeland，Carlson，& Collins，2005）。

贝尔斯基（2005）提倡一种视野更广阔的关于依恋的生态学观点，关注这样一个事实："亲子关系嵌在一个家庭系统中，而家庭系统本身又嵌在一个社区、一种文化甚至一种历史背景中。"（p.80）正如他所说，我们不应只考虑母亲的照顾行为和气质这两个因素。他的理由是，多重易感性因素的累积最有可能破坏照顾工作，比如由卷入婚姻纠纷的母亲抚养性情乖戾的婴儿。婴儿的依恋安全性植根于依恋－照顾合作关系；理想情况下，照顾行为也植根于合作关系。卡罗尔·乔治和朱迪思·所罗门（Carol George & Judith Solomon，2008）在回顾照顾系统时指出，"母亲的伴侣可以提高母亲的能力或完全替代母亲成为照顾者"，他们特别重视"父母双方在共同抚养关系中合作的能力，以及一方在另一方对孩子不敏感时为孩子提供补偿的能力"。

贝尔斯基（2005）和同事视野广阔，研究了可能影响 1 岁婴儿依恋安全性的各种因素：母亲自身的抚育史、母亲的人格特征、3～9 个月婴儿气质的变化、怀孕至产后 9 个月婚姻质量的变化，以及母亲得到的社会支持，如邻居的友好和乐于助人。研究结果很清楚："家庭生态资源越充足（即积极的母亲人格，积极的婴儿气质变化，较少的婚姻恶化），越可能使孩子发展出安全的依恋。"（p.81）此外，这些研究人员在父亲 - 婴儿依恋方面也发现了类似的结果。贝尔斯基的结论将父母性格、婴儿气质和环境背景的相互影响巧妙地交织在一起：

> 当父母更有可能提供敏感的照顾方式时，当婴儿的气质使父母的敏感照顾更容易提供时，当家庭外的支持能够促进父母敏感的养育方式时，安全的婴儿－父母关系更有可能得以发展。（p.82）

从更广阔的生态学视角，贝尔斯基（Belsky，2005；Simpson & Belsky，2008）提出了一种理论，从进化的角度解释了**不安全**依恋的适应性功能。还记得吗，鲍尔比（1958）一开始强调了依恋的生存价值，它促进婴儿与照顾者之间的亲近，从而保护他们免受捕食者的伤害。后来，鲍尔比和其他人开始意识到依恋的情绪价值，在个体面临危险和压力时，依恋可以提升安全感。因此，贝尔斯基（2005）将安全依恋的进化价值与其对心理健康的益处区分开来。他提出，不安全依恋可能是为了适应资源有限的恶劣环境而进化出来的。实际上，严酷的童年环境（正如孩子在家庭中所经历的那样）预示着严酷的成年环境，而不安全依恋将是一种适应性的应对策略，让孩子能很好地过渡到未来。安全依恋很好地适应了资源丰富的环境，相对于安全依恋，贝尔斯基（2005）提出了一个关于不安全依恋的推测：

> 相比之下，不安全依恋是否同样代表了一种进化的心理机制，一种对照料条件所做出的反应？不安全依恋是否也会向孩子传达一种信息，即他人不可信任，亲密的情感纽带不太可能持久，短时获利的关系比长期互利关系更可取？如果一个孩子在接受照顾的过程中产生了这样的心理倾向，并且这种心理倾向本身是由其父母在支持性不足的条件下所培养的，那么他是否会更早地步入婚姻并更频繁地生育，而这又将导致更多的后代无法得到更好的照顾？毕竟在他们所理解的世界中这种繁殖策略是更可取的。（pp.91-92）

我引入这个生态学视角是为了强调这样一个事实，即安全的和不安全的依恋模式是与照顾行为相适应的，而照顾行为是与更广泛的社会和环境相适应的。明白这一点对于理解依恋安全性的稳定性和变化性是至关重要的，依恋安全性的稳定性和变化性又反映了照顾行为和更广泛环境的稳定性和变化性。

依恋安全性的稳定性和变化性

至此，你应该能够理解以下信念的荒谬之处：依恋模式在婴儿时期一旦确立便一成不变；如果你在 12 个月大时就安全地依恋着母亲，就大功告成了；相反，你就注定难以安生。关于婴儿依恋的两个基本研究发现表明了这种简单化观点是不可靠的：同一个婴儿可能与父母一方建立安全依恋，与另一方建立不安全依恋（Steele，Steele，& Fonagy，1996）；一些婴儿在 12～18 个月大的短时间内，依恋模式会发生变化，转向更安全或更不安全（Sroufe，Egeland，Carlson，& Collins，2005）。研究表明，在稳定和变化之间有一个中间地带。一方面，要是在依恋中没有稳定性，要是在每一次的互动中依恋安全性变化很大，那么我们在心理治疗中就没有什么可研究或解决的问题了。另一方面，要是没有改变的可能，那么改善父母的教育方式或进行心理治疗也将是毫无意义的。

依恋安全性的稳定和变化混合在一起有两个方面的原因。首先，正如上一节所回顾的，依恋根植于照顾行为，而照顾行为根植于更广泛的环境背景。如果环境是稳定的，同时照顾行为是稳定的，依恋就会稳定，无论安全与否。另一方面，环境的变化对照顾行为的影响也会导致依恋的变化（例如，一个安全依恋婴儿的母亲离婚了，她必须找到全职工作，而且往往无法找到足够的托儿服务）。其次，稳定和变化的结合可以通过依恋关系的内在工作模式来理解，这些模式有助于稳定，但也可以根据新的经验得到修改（Bretherton & Munholland，2008）。如前所述，这些模式是根据互动累积史建立起来的，它们可以根据过去预测未来。这种模式是人际学习史的产物，没有这种模式我们将不知道如何与他人相处。然而，它们也只是一种工作模式，是可以根据新经验修改的，修改依赖于自我意识和开放的态度。

本节将对中间地带进行回顾，总结稳定性和变化性的证据。我们现在有幸已取得一系列长期的纵向研究数据（K. E. Grossman，Grossman，& Waters，2005），显示出令人印象深刻的稳定性和可预测的变化性（Sroufe，Egeland，Carlson，& Collins，2005；Thompson，2008）。依恋类型稳定性的纵向研究涵盖了多种时间跨度（例如，从 12 个月到 18、24 和 60 个月，以及从婴儿期到青春期再到成年早期），正如前面的讨论提到的，结果最好描述为“混合”的，因为不同研究的稳定性结果从高到低跨度很大（Solomon & George，2008）。

稳定性的证据

假设一位心理学家告诉你，只要让一名 12 个月大的婴儿在实验室里待上 20 分钟，就可以根据观察来预测婴儿未来在成年早期的人际关系。假如你也是一位心理学家，你可能会反驳：这简直就是在自欺欺人。作为一名心理学家，我觉得要是在婴儿期的依恋和成年期的依恋之间能够找到任何关联——哪怕是一星半点的关联，都会让人喜出望外。事实上，考虑到研究人员在其中所需要付出的努力，能够保持参与者参与这项浩大的工程 20 多年而不脱落，已经足够令人惊讶。不过，研究人员确实已经进行了几项关于依恋的精细纵向研究（K. E. Grossman，Grossman，& Waters，2005）。许多研究将婴儿在陌生情境中的行为与后来他们填写成人依恋访谈（Adult Attachment Interview，AAI；Hesse，2008）的结果联系起来，在这类研究中，参与者被问及他们的早期依恋关系，以便取得成年依恋类型与婴儿依恋类型的对应关系。这种访谈也适用于年龄较大的青少年。

依恋关系的对应研究发现，相比于不安全依恋的特定亚型，婴儿和成人之间在依恋安全性（安全 vs. 不安全）上具有更高的一致性（Bretherton & Munholland，2008）。一些研究可以作为例证。玛丽·梅因（Mary Main）和同事（Main，Hesse，& Kaplan，2005）发现，12 个月大的婴儿在陌生情境中的表现和 19 年后在成人依恋访谈中的表现之间存在显著相关。值得注意的是，不安全型婴儿在 19 岁时被归类为安全型的可能性极低。此外，从样本中剔除有介入性创伤的参与者后，一致性变得更高；这也正如我们所料，创伤会改变依恋安全性。同样，朱迪思·克罗韦尔和埃弗里特·沃特斯（Judith Crowell & Everett Waters，2005）在婴儿依恋和 21～22 岁之间进行的成人依恋访谈结果之间，发现了重要的“三分类一致性”（安全型、矛盾型和回避型，一致性为 64%）；他们还发现，“二分类”（安全型和不安全型）甚至有更高的一致性（72%）。相比之下，苏劳菲及其同事（Sroufe，Egeland，Carlson，& Collins，2005）未发现婴儿依恋与 19 岁时进行的成人依恋访谈结果之间存在显著的对应关系，不过婴儿依恋与 26 岁时测量的成人依恋之间对应关系更强，并且主要体现在安全依恋的稳定性上。值得注意的是，婴儿期的安全依恋，加上高质量的父母养育、持续的父母支持和积极的同伴关系，也往往预示着高质量的成人早期恋爱关系。

变化性的证据

如前所述，苏劳菲和同事（Sroufe，Egeland，Carlson，& Collins，2005）观察到 12～18 个月之间的婴儿陌生情境依恋分类的变化，尽管这一发现在其他研究中并不多见。这一发现证明了依恋的变化性：这些变化与照顾质量的变化相关联，包括母亲技能的变化，以及环境的变化（例如生活压力和母亲的关系状况）。这些研究者还发现，从婴儿期到儿童早期的变化与照顾质量的变化有关，无论是变得更好还是更糟。这项研究和其他研究（Crowell & Waters，2005；Main，Hesse，& Kaplan，2005；Weinfield，Sroufe，Egeland，& Carlson，2008）发现许多介入性因素与从婴儿期到成年期的依恋安全性变化有关：家庭功能、压力性生活事件、社会支持、离婚、父母死亡以及父母或儿童的严重疾病。

发展过程中的变化性证明了依恋（以及工作模式）的灵活性，以及专业干预的潜在价值。治疗正是建立在这种一生中可变的能力的基础之上（Mikulincer & Shaver，2007a）。苏劳菲和同事（Sroufe，Egeland，Carlson，& Collins，2005）发现心理治疗是一个促进积极改变的因素，也有助于打破从儿童期到为人父母时虐待的循环魔咒。此外，那些旨在促进敏感照顾的父母－婴儿干预的有效性，为母亲敏感性和婴儿依恋安全性之间的关系提供了令人信服的实验证明（Belsky & Fearon，2008）。

本章最后对依恋与适应之间的关系做了一个宏观的总结，重要的是要记住，除了照顾行为之外，还有许多影响依恋的因素也影响着适应。因此，在发展过程中，这些因素的稳定性和变化性也会影响依恋和适应之间的关系。

依恋安全性和适应

与安全依恋相关联的安全港和安全基地有助于个体在婴儿期及以后进行更好的调节。用布拉特（2008）的话说，依恋安全性是理想发展不可或缺的一部分，它需要关联和自主之间的协同作用。不过，正如刚才所讨论的，我们应该记住，安全依恋与许多积极的环境因素是交织在一起的，这些有利的环境因素也有助于适应。从广义上说，安全依恋是面对环境风险因素时的一个保护性因素，例如，可以缓冲一个孩子从家庭压力中受到的不良影响。

回避型和矛盾型的不安全依恋模式虽然不理想，但它们尚且在正常的功能范围内，不同于我将在创伤性关系的背景下讨论的更深层次的不安全依恋。因此，与早期创伤依恋不同，回避型依恋和矛盾型依恋通常不能预测儿童或成人期的精神障碍。尽管如此，这些不安全的依恋还是与儿童期的适应问题有关，在最坏的情况下，它们可能引向一条复杂的发展轨迹，最终可能导致精神疾病。也就是说，婴儿期及以后的不安全依恋增加了适应不良的**风险**，但导致疾病的是孩子的累积病史，正如苏劳菲及其同事（Sroufe，Egeland，Carlson，& Collins，2005）总结的那样："疾病是在缺乏足够支持的情况下，适应不良的模式与持续富有挑战性的环境相互作用的结果。"（p.239）我在此重申一点，即在关注依恋的同时，我们不能忽视更广阔的家庭和环境背景。儿童期适应不良最有可能发生在**风险因素累积**的时候，例如，当不安全的依恋与困难气质、无效的养育和高水平的家庭压力相结合的时候。

接下来，我将对安全依恋与儿童适应之间的关系进行研究总结，为理解与不安全依恋相关的常见儿童适应问题奠定基础。

安全依恋的早期发展益处

儿童期安全依恋有很多益处（Berlin，Cassidy，& Appleyard，2008；Sroufe，Egeland，Carlson，& Collins，2005；Thompson，2008；Weinfield，Sroufe，Egeland，& Carlson，2008）。与不安全依恋的孩子相比，安全依恋的孩子更能在照顾者的帮助下调节情绪，然后依靠自己来调节，因此他们相对比较随和，表现出积极的情绪。他们具有更强的社交能力、共情能力和扶持他人的能力；此外，他们在解决社交问题方面也相对熟练，而且表现出更高级的道德发展。在模糊的社会环境中，他们更倾向于把同龄人看作善意的，而不是怀有敌意的。因此，他们在保持亲密关系方面更为成功，更确切地说，他们会与兄弟姐妹、同龄人、朋友和老师形成相对积极的关系。他们具备**心理安全**，即同时具有依恋安全和探索安全，他们相对富有好奇心和热情，在解决问题方面也具有更强的能力与毅力；他们能够平衡自主性和关联感，在需要帮助时也能够寻求帮助。因此，他们的自信心和社交能力能促进他们在学校的认知发展和学习。

苏劳菲及其同事所做的明尼苏达纵向研究中的几个例子很好地说明了安全依恋的孩子所获得的优势（Sroufe，Egeland，Carlson，& Collins，2005）。

- **幼儿**（2 岁）和他们的照顾者（通常是他们的母亲）参加了一个实验，在其中一个实验环节中，幼儿被要求完成一系列解决问题的任务（例如，借助棍子从管子里取出一枚勋章）。母亲接到指示，在提供帮助之前，让幼儿独立解决问题。安全依恋的幼儿在解决问题时表现出更大的热情和更多的积极情绪。他们也能忍受挫折，不仅在面对困难时能够坚持，而且在需要帮助的时候也能向母亲寻求帮助。因此，他们表现出自信，并在过程中享受成功的感觉。
- 对**学龄前儿童**进行了多种评估。1）在母亲不在场的情况下，3 岁半的孩子面对着一个“障碍盒”。这个盒子里装满了吸引人的玩具，但实际上是他们无法打开的，十分钟后，实验者才为他们打开。安全依恋的孩子们努力尝试不同的方法试图打开盒子，他们控制情绪，保持专注，没有放弃。总之，他们参与其中，有决心，且有信心。2）4 岁半到 5 岁的孩子得到了一个复杂的装置（好奇箱），可以随心所欲地探索和玩耍。再次，安全依恋的孩子表现出更高水平的积极情绪和参与，以及更少的沮丧和愤怒。3）幼儿教师对儿童的社交能力和社交技巧进行了评估。安全依恋的儿童表现出更多的积极情绪，他们主动与同龄人接触，以积极情绪回应他人发起的互动，还表现出对其他孩子高度的共情和关心，同时比那些依恋不安全感的孩子表现出更少的攻击性和挑剔。

- 针对**童年中期**（9～10 岁）的大量评估包括夏令营辅导员评估以及小学教师评估，每年都会进行。1）参与纵向研究项目的营地辅导员仔细观察了儿童的亲密友谊，这是儿童中期社会功能的一个标志。与不安全依恋的孩子相比，安全依恋的孩子更有可能发展朋友关系，他们在营地里花更多时间和最好的朋友在一起。2）小学教师将依恋安全性、自我界定和关联以及研究中的几个重要变量结合在一起评估。安全依恋的儿童在健康情绪和自尊方面得分较高，因此他们被视为自信、自我肯定，并且渴望接受挑战。他们在与同龄人相处的能力上也得到了很高的分数，这反映了他们的社交能力、受欢迎程度和领导能力。值得注意的是，安全依恋的儿童在某些方面也有更好的学业表现，这可能源于他们的动机、毅力、自信心和社会适应能力。

正如这些发现所表明的，婴儿期安全依恋所带来的好处令人印象深刻。然而，我们必须记住，安全依恋并不是凭空而来的。尽管婴儿依恋安全性本身预测了积极的功能模式，但不光早期照顾的质量，后期照顾的一致性，以及持续的家庭支持和稳定性，都对整个儿童期的适应做出了综合的贡献。

依赖

依恋安全性的核心在于对依赖他人感到舒适。对许多病人来说，要理解这一点，就需要改变世界观。在组织教育团体时，我经常让病人感到惊讶，因为我说依赖是一件好事。这一说法与我们文化中人们普遍持有的独立是美德的观点背道而驰。不过，我立即对这一说法进行了限定：安全依恋与**有效**依赖相关联，并且有效依赖促进有效独立（Weinfield，Sroufe，Egeland，& Carlson，2008）。在这里，我要重申安全圈的原则：在需要时，依恋安全的孩子能够依靠安全港来获得情感支持和保护，并且在安全基地的保障下，能够从事独立的探索和解决问题。简言之，心理安全与依赖和独立之间、关联和自我界定之间取得最佳平衡有关。

回避型婴儿在陌生情境实验中**表现**出独立，因为他们感到痛苦时并不依赖他们的照顾者。相比之下，矛盾型婴儿特别依赖他们的母亲，尽管他们会愤怒地抗拒安慰。安全型儿童的依赖是有效合理的，与之形成对比的是，无论是回避型还是矛盾型婴儿，在依赖方面都存在问题：回避型儿童实际上是不独立的，他们在某种程度上比安全型儿童更依赖；相反，矛盾型儿童不能有效地依赖，他们特别容易与母亲纠缠在一起，在解决问题的过程中寻求帮助。因此，在学校里，这两个群体都更依赖老师，不能建立起良好的同伴关系（Sroufe，Egeland，Carlson，& Collins，2005；Weinfield，Sroufe，Egeland，& Carlson，2008）。

在此基础上，苏劳菲和同事在明尼苏达研究中还发现，矛盾 - 对抗型和回避型儿童以不同的方式表达他们对老师的依赖。一个代号为 ET 的回避型儿童的行为不仅表现出一种迂回策略，也说明了回避型策略的一个普遍缺陷，即在压力下会崩溃：

> 尽管这两组孩子都不独立，但他们以不同的方式表现依赖。有回避史的儿童在表达依赖需求方面不如有对抗史的儿童直接。每当对抗组的孩子感到心烦意乱、失望或焦虑时，他们常常会向老师

求助，他们的心思都写在脸上。而那些有回避倾向的孩子寻求的是间接的接触，就像ET进入教室时一样。他会拐弯抹角，慢慢靠近，最终接近老师，然后背向她，期待老师会主动找他。由于他们有过在有需要时却被拒绝的经历，这些孩子在受伤或极度不安时通常不会去找老师。举个例子，有一天，ET撞破了头，独自蜷缩在角落。另一个孩子紧挨着他坐下，直到一个老师来了，搂着他，说他好像心情不好，然后他大哭了起来。（Sroufe，Egeland，Carlson，& Collins，2005，p.138）

社交和情绪功能

依恋关系提供了情绪的社会调节功能。正如苏劳菲和同事（Sroufe，Egeland，Carlson，& Collins，2005）所总结的："依恋可以被视为情绪和行为的二元调节变量。这种调节模式可能在一定程度上促进了与特定照顾者的亲密关系，从这个意义上说，这是最佳的适应。"（pp.353-354）不过，他们接着指出："虽然焦虑型依恋群体的调节模式早期在某种程度上是有作用的，但是损坏了后来的功能。"他们对比了两类不安全依恋。回避型依恋主要表现为："为了不表达需求而弱化自己的感受，孤立自己，与他人疏远，在有压力时不向他人求助，这让生活非常困难，尤其是在社交方面。"相比之下，关于矛盾型模式，他们写道："长期警觉、恐慌和担心自己的需求无法得到满足将会产生负面的影响。"（p.245）

正如这些情绪调节策略的对比所暗示的，不仅不安全依恋的孩子在同伴关系的质量上与安全依恋的孩子存在显著差异，回避型和矛盾型依恋的孩子彼此之间也存在显著差异（Berlin，Cassidy，& Appleyard，2008；Sroufe，Egeland，Carlson，& Collins，2005；Weinfield，Sroufe，Egeland，& Carlson，2008）。虽然我在这里重点关注适应不良，我们也应该记住苏劳菲和同事（Sroufe，Egeland，Carlson，& Collins，2005）曾指出，这些不安全的模式也可能是对某些正确环境的积极适应："例如，你可能观察到，一个有着回避史的孩子持续地玩乐高积木很长一段时间，或一个有对抗史的孩子安静地坐在一个老师的膝上看一本书。”（p.137）不过，明尼苏达研究（Sroufe，Egeland，Carlson，& Collins，2005）也揭示了两种适应模式为学前儿童带来的显著问题。

矛盾（对抗）型儿童表现出以下特征：在情绪方面，倾向于亢奋、紧张、焦虑，在社交方面，他们是被动的、无助的、依赖的，比起同伴他们更愿意亲近老师。他们独立性的缺乏，在涉及认知挑战和要求熟练掌握技能的具有高度刺激性和新颖性的情境中表现得很明显；在这种情境中，他们的表现不如回避型和安全型孩子。此外，尽管不像回避型孩子那样被社会孤立，他们相对的不成熟和被动还是会妨碍他们的社会功能。虽然他们有一定和同龄人交往的倾向，但他们很难保持一对一的互动，例如，他们可能在一群人附近徘徊而不完全融入。在同伴提名受欢迎的玩伴时，矛盾型孩子往往被忽视，既不被喜欢也不被讨厌。

回避型儿童则表现出以下特征：在情绪上，他们倾向于敌对、好斗，并且在情感上与外界隔绝；在社交方面，他们被孤立、不被注意，一些个体表现出了除攻击以外的行为问题，比如撒谎和偷窃。回避型儿童很可能成为加害者并参与欺凌行为，矛盾型儿童则容易受到加害和欺凌。与在受欢迎程度提名中被同伴忽视的矛盾型儿童相比，回避型儿童往往会被挑出来，因为他们刻薄或好斗，因而不受欢迎。他们也有被老师挑出来的危险，不幸的是，这让回避型孩子在家里经历的拒绝模式在课堂上又重演了：

> 这组孩子是唯一被观察到引起他人愤怒的。当你看到一个老师对一个孩子很生气，想把他从教室里赶出去时，这个孩子多半是一个回避型的人（他一定对另一个孩子做了一些伤害性很大的事情）。老师在一定程度上再现了这些孩子被拒绝的经历，尽管他们是富有同情心的人。（Sroufe，Egeland，Carlson，& Collins，2005，p.138）

最后，与安全型儿童相比，不安全依恋的儿童更容易因为社交中的失败而感到孤独和抑郁，尽管原因各不相同。矛盾型儿童由于被动和无助而在某种程度上被孤立和忽视，而回避型儿童由于情感上的漠然和敌意而被孤立和疏远。

如果没有环境和照顾模式的重大变化（可能包括专业帮助），这些不安全的适应模式可能会持续至整个童年和青少年时期（Sroufe，Egeland，Carlson，& Collins，2005）。正如我将在下一章中描述的，所有这些安全与不安全的模式都是成人情绪调节和社会关系对应模式的模板。

临床意义

我希望能通过呈现丰富的早期依恋材料为理解和治疗依恋创伤提供坚实的基础。理想情况下，依恋－照顾合作关系会促进情绪调节，安全依恋具有调节作用，并能提高个体的自我调节能力——这是创伤治疗的关键，我将在后面的章节中继续阐述。我通过介绍安全和不安全依恋模式以及相关的照顾行为的基础研究，搭建起了心理治疗中的依恋和照顾行为的概念模板。

创伤患者通常以一种矛盾和回避倾向的混合状态进入到治疗中。儿童依恋研究证实了依恋策略的稳定性和变化性之间的平衡，而依恋关系的作用是改变的支点，无论改变朝向何方。考虑到依恋安全性与关联和自我界定能力发展的相关性，安全依恋的发展优势体现在很多方面。无论我们的干预点是什么，无论干预的对象是婴儿还是成人，心理治疗专家都一直致力于促进成长，这就需要应对矛盾和回避，以增强依恋安全性。治疗师实现这一目标的方式与儿童时期的照顾者实现这一目标的方式类似，这也是本章存在的理由，它为我们理解与儿童依恋相对应的成人依恋铺平了道路。

第 2 章

成人依恋

与鲍尔比和安斯沃思一样，我认为依恋理论不仅适用于婴儿，也适用于成人，然而并非所有研究者都同意这一观点。依恋理论家不得不为这种从童年到成年的延伸找出理由，我将从这里开始我的阐述。尽管其他关系（如密切的友谊）可以在一定程度上满足依恋的需要，但能够完全体现依恋的关系当数亲密关系或者恋爱关系。

我会介绍成人版的三种依恋类型：安全型、矛盾型和回避型依恋，它们在恋爱关系里也体现得很明显。我还将考虑成年伴侣双方依恋模式之间的匹配和不匹配，以及成人依恋的稳定性和变化性之间的平衡。整个综述为后文讲述依恋研究中最重要的发现之一奠定了基础，即安全和不安全依恋的代际传递。对代际传递的研究丰富了我们对三种典型依恋模式的理解，成人对自己童年依恋经历的叙述证明了这三种模式的存在。继婴儿依恋原型研究之后，当前的恋爱关系和回忆中的童年依恋这两个成人依恋模式的视角，为临床心理治疗工作中的类型识别提供了丰富的材料。

在努力阐明三类主要的依恋原型之后，我将阐述这种分类方式的局限性。

最后，我将总结前两章关于依恋的讨论的临床意义，为后两章探讨心智化受损在依恋创伤中的深远影响做铺垫。

恋爱关系中的依恋

依恋关系网在婴儿期后快速扩展，因此各种关系都可以发挥依恋的主要功能：当你感觉受到威胁和痛苦时，依恋为你提供安全感。尽管如此，在一生中，你可能一直最依赖一个主要的依恋对象。在童年时期，最主要的依恋对象通常是父母，尤其是母亲。从青春期开始，你会把依恋从父母转移到同龄人身上，并且通常会转移到一个恋爱伴侣身上（Zeifman & Hazan，2008）。尽管转变了依恋对象，但这些关系的本质会从婴儿期一直延续到成年期。不妨看看安斯沃思（1989）对依恋关系的描述，这样的描述适用于婴儿期、童年期、青春期以及成年期：

> 在依恋中，如同在其他情感纽带中一样，你需要和依恋对象保持亲近，会因无法解释的分离而感到痛苦，因重聚而感到欢乐和喜悦，因丧失而感到悲伤。然而，有一项依恋的指标可能不存在于其他的情感纽带之中，那就是能从与伴侣的关系中获得安全和舒适的体验，并且也能离开伴侣提供的安全基地，有信心从事其他活动。（p.711）

在这一节中，我将继续用大量的篇幅来说明依恋在一生中所起到的决定性作用。成人依恋真的是依恋吗？为了回答这个问题，我先从依恋在成年期的进化功能讲起：依恋不再只为生存提供身体保护。然后我将论证童年期依恋的核心特征是如何与成年期依恋相关联的。就像在童年期一样，成年期的依恋也需要时间才能形成，这是一个我们需要考虑的事实。恋爱关系具有一定的复杂性，我将讨论依恋是如何与爱、性和照顾交织在一起的。这些事实为讨论我们主要关注的临床问题奠定了基础，即成人依恋类型的个体差异如儿童依恋一样明显。

进化功能

童年和成人依恋的类比受到了进化学者的批评（Zeifman & Hazan, 2008）。鲍尔比（1958）最初强调，亲近照顾者可以保护婴儿免受捕食者的伤害和远离其他危险。成人期的依恋通常没有相同的生存价值，尽管有时成年人的依恋对象确实可以保护其免受“捕食者”的伤害，但这个捕食者更可能是人类本身。实际上，早期依恋的适应价值远远超出了身体上的保护，它更提供了情感上的幸福感（安全港）和发展的能力（安全基地）。因此，成年期的依恋对生存和繁衍都有着重要的贡献，这两者对进化而言都不可或缺。

依恋不仅对婴儿和儿童的生存与成长很重要，而且对照顾者提供最佳照料也至关重要。举例来说，当婴儿的母亲从与丈夫的安全依恋关系中获得支持时，她照顾婴儿的能力就会增强。与其他动物相比，人类婴儿需要非常长期的照料，因此，能够支持照顾行为的长期纽带是必不可少的。德布拉·蔡夫曼和辛迪·哈赞（Debra Zeifman & Cindy Hazan, 2008）注意到：“人类已经有了一套设计良好、灵活精巧且专业可靠的机制，以确保两个个体有很强的动力保持在一起并有力地避免分离。这套机制就是依恋。”（p.446）因此，他们得出结论：从进化的角度来看，依恋在成年期和婴儿期发挥着同样的基础功能。重申一句：“它巩固了人与人之间持久的情感纽带，这种纽带转化为……生存和繁衍后代的成功。”（p.447）

成人依恋的核心特征

安斯沃思（1989）观察到，许多关系都具有情感纽带的特征，这意味着依恋关系和其他亲密关系之间的界限有些模糊。如她所说，依恋关系与其他情感关系的区别在于，它能在一个人感到痛苦的时候提供安慰和安全感。显然，亲密的友谊和其他涉及情感信任的关系在某种程度上满足了依恋的需要。我们可能会认为这种关系是次要的依恋关系，也就是说，这些关系相比于我们与父母和之后与恋爱伴侣之间的主要依恋关系是次要的。

蔡夫曼和哈赞（2008）开发了一个访谈来评估依恋关系的四个核心特征：1）在痛苦时寻求亲近，2）分离时感到痛苦，3）依靠关系作为安全港来寻求安慰，4）将关系作为安全基地来进行探索。研究人员采访了6～17岁的儿童和青少年，发现小孩子对父母表现出明显的依恋，只有在年龄较大的群体（15～17岁）才会全面充分地发展出对同龄人的依恋，也就是说，他们与同龄人之间的关系同时具有上述四个特征。此外，几乎所有成熟的依恋关系都包含男女朋友关系。蔡夫曼和哈赞在采访18～82岁的成年人时，将他们分为三组：1）没有恋爱关系的人；2）处在恋爱关系中，但持续时间不到两年的人；3）有两年以上恋爱关系的人。对于这些成年人来说，持续两年或两年以上的恋爱关系最能体现全面充分的依恋的特征。因此，基于同时满足依恋的四个特征这一技术性标准，大多数青少年和成年人并没有（完全）对朋友形成依恋。最常见的情况是，依恋在长期的情感关系纽带（童年期和父母的关系以及成年期的恋爱关系）中产生。

事实上，成年人的恋爱关系是**真正的**依恋关系，但它与早期依恋关系的三个主要差别也不容忽视（Zeifman & Hazan，2008）。首先，成人恋爱关系是互利的，双方都依赖于对方来满足依恋需求，因此，也是彼此的照顾者。其次，寻求亲近不仅出于依恋的需求，也出于性欲的需求。最后，与父母和孩子之间的依恋不同，恋爱伴侣之间没有血缘关系，因此，这些关系不一定像亲子关系那样持久。

成人依恋关系的发展

依恋关系并不是在出生的那一刻就涌现并成熟的，它在生命的最初几年里遵循着一个可预测的发展轨迹：从婴儿时期社会参与的萌芽到童年早期真正的伙伴关系——其中每一方个体都会考虑到另一方的需求和目标。同样，正如上文所说，全面充分的依恋关系也通常在成年后的几年内才逐步发展成熟。

蔡夫曼和哈赞（2008）提出的依恋发展的四个阶段捕捉到了儿童期和成

年期依恋发展的相似之处。

1. 第一个阶段——**交往关系**包含游戏性的、带有性意味的互动。这个初始阶段是涉及社交行为系统的探索性冒险阶段。内在的择偶观开始发挥作用，而且有跨文化研究证据表明：表面上看男性倾向于关注外表的吸引力，女性则倾向于关注社会地位和经济实力。然而，蔡夫曼和哈赞发现：无论男性还是女性，他们在选择潜在的配偶时，都把善良、有责任心、有能力和熟悉的程度作为首要考虑因素。值得注意的是，这些正是父母的特点，它们有助于婴儿获得依恋。
2. 第二个阶段——**爱情迷恋**包含长时间的相互凝视、拥抱、爱抚、亲吻以及撒娇。同样，这些也都是婴儿期的特征。“时间、陪伴以及肢体抚摸”的完美结合是情感联结发展的核心（L. Diamond, 2003, p.174）。
3. 与婴儿期对应，成人期依恋发展的第三个阶段——**明确的依恋**具备了依恋四个方面的核心特征（即寻求亲近、分离痛苦、安全港和安全基地），伴侣成为最重要的依恋对象。
4. 正如蔡夫曼和哈赞所阐释的，经过目标修正的成人依恋伙伴关系利用安全基地，“增强了个体带着更强的安全感探索周围环境的勇气”（p.449）。重复一个关键点：正如童年期依恋一样，成年期的依恋加强了**心理安全**——依恋中的安全感和探索中的安全感，即有效地平衡了依赖他人和自立之间的关系，或者用布拉特的话说，达成了关联和自主之间的平衡。

回到本节的出发点，心理安全在照顾行为中也起着重要的作用，我将在本章的最后一节讨论依恋代际传递的关键过程。

爱、性、照顾和依恋

我们都知道，恋爱关系中不只有依恋。依恋理论家出于对动物行为学的喜爱，将恋爱关系称为“配对关系”，学术上的定义是，“男女之间有选择的社会性依恋关系……为繁衍行为（包括性行为和养育行为）提供了社会基础”（Carter et al.，1999，p.169）。从依恋理论的角度来看，这类配对关系或持久的恋爱关系整合了三个**行为系统**：性交、依恋和照顾（Hazan & Shaver，1987；Zeifman & Hazan，2008）。与童年期相比，成人依恋可能涉及两种意义上的照顾：对成人伴侣的照顾和对孩子的照顾。更确切地说，成人依恋关系还包括浪漫的爱情以及社交和归属，即陪伴和友谊。

回到进化论，行为系统是“一个物种普遍的、进化而来的神经程序，在面对不可避免的危险环境时，它以增加个体生存和繁殖机会的方式来组织行为”（Mikulincer & Shaver，2007a，p.10）。如配对关系这一概念所暗示的，所有这些行为系统往往交织在以浪漫爱情为特征的成人关系中。不过，行为系统的概念也借鉴了动物行为学的概念，暗示了独特性，即系统可以独立运作。举个明显的例子，你可以在没有依恋和照顾的情况下做爱，也可以在没有爱甚至陪伴的情况下做爱。这意味着，虽然单配性（monogamy）通常是我们人类物种的特征，但存在一个程度问题。很明显，单配性存在很大的个体差异，在一定程度上与个体的依恋安全性差异有关。

区分爱、性、照顾和依恋，使我们能够摒弃成见，欣赏并理解成人恋爱关系的多样性。我们可以像莉萨·戴蒙德（Lisa Diamond，2003）那样，从定义“**迷恋**”（热恋）开始：

> 强烈渴望亲近和身体接触，不愿意分离，当接收到来自伴侣的关注和喜爱时感到兴奋和欣喜，对伴侣的行为和外貌极度着迷，对她或他的情绪和兴趣极度敏感，以及特别想知道伴侣在想什么。（p.176）

正如戴蒙德所说，迷恋和频繁的身体接触在一段关系的最初阶段是非常明显的。过了这个阶段，迷恋就会减退，情感上的安全和舒适（即依恋）就变得更为重要了。尽管迷恋和性通常相生相伴，但也不总是如此。所有年龄段的孩子都有强烈的迷恋；此外，大多数女性和相当一部分男性都在没有任何性欲的情况下有过迷恋的体验。无论性取向为何，我们都可能迷恋任何性别的人。例如，戴蒙德举了“那种非比寻常的、亲密的、热情的、柏拉图式的同性友谊”作为例子（p.177）。这种关系在女性中比在男性中更为普遍，可能是文化规范对异性恋中男子气概的要求，阻碍了男性和男性之间建立这种情感纽带。

考虑到时间、陪伴以及肢体抚摸的重要性，戴蒙德提出迷恋最有可能在长时间、高强度的亲近或高频率的身体接触中发生，例如可能发生在性别隔离的环境、寄宿学校、战场上和兄弟会中。随着时间的推移，亲密的友谊也可能发展成依恋关系。

传统的观点认为性欲和爱是单向发展的，即我们有了性欲之后才相爱。戴蒙德反对这种世俗的观点，认为可以先发展出情感上的迷恋，在这种迷恋中发展出身体上的亲密，并随后引发性欲，即时间、陪伴和抚摸都会引发性欲。因此，性欲也可以在一种与个体的主要性取向相反的特定关系（如密切的友谊）中发生，这通常会让个体感到诧异和懊恼。比如，正如戴蒙德观察到的，有些女性报告说，她们的“第一次（有时是仅有的一次）同性性欲望，由与她们建立了异常强烈情感纽带的特定女性朋友引起”(p.183)。

从最大化生存和繁衍适应性的进化论观点来看，将爱情、性、依恋和照顾整合在一段持久的成人恋爱关系中是很有意义的。但谁又会在经历这些的时候联想到这是因为进化论呢？对我们来说，成人的关系里充满了多样性，并不只有进化论。例如，长期的同性恋爱关系也能发展成依恋关系，在这方面它们与持久的异性恋关系并无二致。正如乔纳森·莫尔（Jonathan Mohr, 2008）所说：“没有理由去假设同性恋中的依恋是按照一套不同的原则运作的……与异性恋不同。”(p.487)

正如莫尔所评论的，同性恋爱关系中的伴侣通常和异性恋的伴侣一样感到满意，也能很好地适应这段关系。同性关系表现出与异性关系同比例的安全型、矛盾型和回避型依恋模式。许多同性伴侣都有孩子，而且，正如异性伴侣一样，伴侣的支持功能在照顾中起着重要的作用。当然，同性关系面对的挑战会影响依恋。也就是说，社会歧视、父母反对、内在的消极态度和私密性都有可能加剧不安全依恋，同时也增加了对舒适和安全的依恋需求。出柜的过程可能会导致与父母的依恋安全性发生变化——变得更好（在接纳和亲密感增强的情况下）或更糟（在拒绝的情况下）。此外，许多同性伴侣都受到艾滋病的影响，受影响最严重的是那些不仅失去了亲人，而且感染了艾滋病病毒并面临死亡的人。不幸的是，在失去亲人的支持后，这些困境会进一步加剧他们的依恋需求。

在本节中我回顾了成人关系中非依恋的部分，主要是为了说明依恋需求发展的关系环境是多样的。这段综述也强调了依恋的独特性质：它仅仅是关系的一个方面，即使在亲密情感关系中也是如此。然而，依恋值得我们关注，因为创伤会引起难以忍受的情绪状态，而依恋可以调节痛苦。这个痛苦调节过程的有效性取决于依恋的质量。

依恋安全性的个体差异

辛迪·哈赞和菲尔·谢弗（Hazan & Shaver，1987；Hazan & Shaver，1994）对依恋展开了大量的研究，他们试图对涉及依恋的浪漫爱情概念化，并试图将安斯沃思关于依恋安全性的个体差异的分类方法（Ainsworth，Blehar，Waters，& Wall，1978）运用于这种关系。他们的做法是首先在当地报纸上发表了一个“爱情测验”，要求读者将答案寄回（Hazan & Shaver，1987）。爱情测验包括对三种基本依恋模式（安全型、矛盾型和回避型）的简单描述，以及关于读者认为对自己最重要的一段关系的大量问题。实际上，这个测验的第一部分是依恋分类的自评。现在你对安斯沃思提出的婴儿依恋原型已有所了解，这些对相应的成人依恋的描述可能让你感到似曾相识，现在你可以选择下面最符合你的恋爱关系描述。

- **安全型**：“我发现与他人保持亲密相当容易，依赖和被依赖都让我感到舒适。我不经常担心被抛弃或有人与我过分亲密。”
- **矛盾型**：“我发现其他人不愿意靠近我。我经常担心我的伴侣不是真的爱我或者不想和我在一起。我想和一个人亲密无间，这种渴望有时会吓跑别人。”

- **回避型**：“和别人亲密让我觉得有点不舒服。我发现很难完全信任他们，很难让自己依赖他们。当有人离我太近的时候，我会感到神经紧绷。伴侣常常要求我们更亲密一些，而这往往超出了我能承受的范围。”（Hazan & Shaver，1987，p.515）

菲尔·谢弗和他的同事马里奥·米库利茨（Mario Mikulincer）将这三种依恋模式整合到以下依恋行为模型中（Mikulincer & Shaver，2007a）。当你感到被威胁或痛苦时，依恋系统将被激活，你的自动（本能）反应就是向依恋对象寻求亲近（即去找你爱的人）。这是你的**主要依恋策略**，由进化决定。当你和伴侣拥有一段安全的依恋关系，这个伴侣是可及的、会给予回应的时，亲近可以为你提供舒适感和安全感。反之，如果关系是不安全的，你将退而采取以下两种**次级策略**中的一种：1）**矛盾策略**——焦虑地表达并吸引对方注意你的依恋需求，2）**回避策略**——抑制你的依恋需求并尽可能管好自己。

经初步研究，成人恋爱关系中不仅存在与婴儿期相同的依恋模式，而且依恋类型的比例也大致相同：55% 安全，20% 矛盾，25% 回避（Hazan & Shaver，1994）。但请记住，类型和比例相同并不意味着同一种依恋类型会从婴儿期一直延续到成年期。相反，在儿童时期，发展的特点是稳定性与变化性之间的平衡，稳定还是变化取决于一系列环境条件。成年后也是如此。

在本章接下来的几节中，我将总结成人依恋研究中关于三个主要原型的关键发现。这三个原型是我们亲密关系的重要模型，无论是在成年期还是在童年期。我将通过对原型人物的描写来突出重点，读者还可以参考更多的文献来了解更多细节（Feeney，2008；Hazan & Shaver，1994；Mikulincer & Shaver，2007a，2008）。需要注意的是，像我那样解释各种类型会有形成刻板印象的风险，不能忽略在这种理想化的分类中仍存在丰富的个体差异。然而，大量的研究为这种概括性分类提供了支持，一旦理解通透，我们就能在我们的治疗工作中清晰地看到这些类型，但是在临床实践中，我们对个案的解读绝不能仅限于这些固定的分类。

在这些关于安全和不安全依恋的章节中，我将直接以“你”称呼读者，忽略患者和治疗师之间的差别。我相信我们所有人都在与不安全感做斗争，无论是患者还是治疗师。完全拥有安全感是一个理想状态，但充分拥有安全感肯定是可以实现的。我不认为我是治疗师中唯一一个持续与自己长期的不安全感做斗争的人，在我为写这本书而做研究准备的过程中，我更加敏锐地意识到自己的这些不安全感。我个人的经验至少有一点借鉴意义：安全感的建立是一项持续的工作。我承认每个人都有不同程度的安全感和不安全感，因而用“你”来鼓励读者识别所有的安全和不安全模式。换言之，我认为我们都可以（至少是可能）在安全型、矛盾型和回避型中找到自己的影子。通过通篇使用“你”，我想鼓励你尝试对号入座，至少进行想象。

安全依恋

无论是在成年期还是在童年期，安全依恋的本质都是确信：当你处于痛苦中时，你所依恋的人将会出现，并在情感上对你的需求做出回应。在本节中，我将更详细地回顾安全依恋关系的性质，然后讨论安全依恋的内在工作模式，即基于过去的经历，你对人际关系有着什么样的期待。为了给探讨创伤做铺垫，我最后讨论了以依恋作为本书重点的原因：安全依恋在成人的情绪调节中也发挥作用。

因此，对于治疗师和患者来说，在脑海中有一个安全依恋的理想图景是很重要的，尽管理想无法完全实现。在我看来，创伤会带来非常极端的痛苦情绪，因此增加亲密情感关系中的依恋安全性是创伤治疗的首要目标。心理治疗可以提供相当大的帮助，因为在患者 - 治疗师关系中逐渐增强的安全感可以提供一个安全依恋的模型，患者可以将安全依恋扩展到其他关系。不过，我接下来的重点将放在安全的恋爱关系模式上。理想情况下，情感上亲密的伴侣关系可以提供安全港和安全基地。

关系

关于成年期安全依恋关系性质的研究结果并不令人惊讶。当你的依恋安全时，你的人际关系的特点是具有信任和承诺，交流中有高水平的自我表露和情感表达，以及表现出促进合作和依存的平等意识与互谦互让。相应地，如果你结婚了，你的婚姻满意度可能会很高。此外，安全依恋关系还明显表现为稳定性相对较高，例如离婚的可能性相对较低。

这种稳定伴随着你和伴侣之间相互信任，这使你们能够坦率地处理问题和冲突，并共同解决它们。这是一个关键点：虽然安全的依恋关系是相对积极和稳定的，但并非没有冲突。没有哪一段亲密关系是没有冲突的。但是情感上的信任有助于你解决问题和修复关系。因此，我认为，促成稳定的不是没有冲突，而是伴侣们对冲突能够得到解决有信心。你和伴侣倾向于认为对方的意图是好的，同时你也是宽容的，这一基础支撑了你的信心。当然，安全依恋并不意味着绝对不会分手和丧失，但即使这种情况发生，你也具有更强的心理弹性：安全依恋可以缓冲情绪压力，也能让你在其他关系中更好地利用情绪支持。

正如本章开头所讨论的，恋爱关系是复杂的，性和依恋在恋爱关系中是可以分开的不同方面。不过，刚刚描述的安全关系的性质表明，安全依恋将促进健康的性行为，研究结果也与这一预期一致。安全依恋为探索提供了安全基地，其中包括性探索。因此，如果你具有安全依恋，你会发现和伴侣之间就性欲和偏好进行交流以及维持性亲密和性愉悦是相对容易的。安全并不一定意味着单配性行为，因为安全意味着能舒适地进行探索。不过，在安全依恋的环境下，性关系更有可能持久。

正如性和依恋是分开的，照顾和依恋也是分开的。在成年后，照顾不仅关乎抚养孩子，还关乎为成年伴侣提供安全港和安全基地。在成年期和在童年期一样，如果你的依恋类型是安全型，你就会更容易共情，能够理解情绪，并且对痛苦的情绪有较高的耐受力。你的共情能力将提升你的情绪可及性和照顾能力，表现为你关心他人的幸福，愿意为正在受苦的人提供关爱。在恋爱关系之外，你可能也是富有同情心的人和利他主义者。简言之，基于你本身所拥有的模式和在这些安全的依恋－照顾合作关系中进行的情绪方面的学习，你会将曾接受的照顾提供给他人。

正如我所指出的，依恋理论区分了性、爱情、探索、照顾和依恋。尽管它们各不相同，但依恋安全性有助于将它们结合在一起，将爱情与性、照顾和探索**整合**在一起。依恋的黏合作用会随着时间的推移而逐渐形成，如前所述，至少会需要几年时间，成人和儿童依恋都是如此。在生活中的任何时候，你都需要大量时间才能和一个值得信赖的伴侣建立起稳固的信任。

内在工作模式

如果你在依恋关系中受到创伤，你将面临一个基本的悖论：要疗愈和丰盛，就必须培养相互信任的关系，但是你已深陷不信任之中无法自拔，这成为阻碍你培养信任的障碍。信任和不信任源于你内在的人际关系工作模式。这种工作模式有两个方面，即认为自己值得（或不值得）关心的自我模式和认为他人在情感上可靠（或不可靠）的他人模式。工作模式的概念巧妙地捕捉到了稳定性和变化性之间的平衡。你可以使用工作模式来形成对人际关系的期望，从而指导行为，也可以根据新的经验来修改和更新它们。童年时的真相在成年后依然成立：根据你的经验（如他人可靠或背叛），你可以修正你的模式，向更安全或更不安全的方向调整。

如果你的依恋是安全的，那么在你的工作模式中他人是值得信赖的，并且这种模式很可能嵌入一个相对普遍的积极的人性观中，这种人性观也适用于你的亲密关系。你会认为别人是亲善的，有良好的意图，会认为伴侣是可靠且具有支持性的。当伴侣的行为没有达到这些期望时，你很可能对伴侣的解释表现出宽容，只有当你有确凿的证据时，才会认为伴侣怀有敌意。因此，如前所述，当你和你的伴侣之间出现问题时，你的预设是这些问题可以得到解决。你和他人积极的相处模式是建立在早期模式的基础上的：安全依恋使你很可能会把父母内化为温暖、亲切、有求必应、尊重他人、关心他人、包容和热情的人。

在童年期及以后，安全的依恋关系帮助你塑造了关于自己的工作模式：你是有价值感且值得被爱的。这种对自己的积极感受为接收他人的批评和对自我进行批评都留出了空间。这一点是显而易见的：在一个整体包容的氛围中，你更可能容忍批评并从中受益；如果你总体上自我接纳，那么你也能更多地从自我批评中获益。安全依恋与拥有更加平衡的自我观、能同时看到和接受事情的积极面和消极面是联系在一起的。因此，你不会出现防御性和僵化，而很可能对他人的影响持开放态度，并且能够做出相应的改变。如果你缺乏安全感，你就不会那么愿意改变。

依恋的安全基地也帮助你感到胜任，并形成自立和自主的能力——探索中的安全感（Holmes，2010）。因此可以说，安全的依恋让你保持**自我效能感**，即觉得自己能有效地影响事情的进展，并做出积极的努力，发挥你的影响力。与之形成对比的是，如果你的依恋不安全，那么你将会感到无助、失控和被动。自我效能感让你能够应对挑战和解决问题，包括解决人际问题：你感到有能力影响他人的思维和行为，包括有信心在需要帮助时从他人那里获得帮助和关怀。这份信心使你能够对新鲜事物保持好奇心和开放的心态，事实上，它能提供勇气，让你在面对焦虑和恐惧时向前迈进。

情绪调节

现在我们来讨论与创伤相关的依恋难题：安全感与**情绪**方面的信心和胜任感有关。也就是说，有了安全感，你就能对自己的情绪敞开心扉，同时也有信心能靠自我或者在他人的帮助下调控痛苦的情绪。你能意识到自己的情绪，识别出自己的感受，理解它们，并在它们之中找到意义。反之，如果你没有安全感，你会对痛苦情绪感到措手不及，困惑不已。毫无疑问，当你对他人和自己总体上有积极感受时，你更有可能体验到积极的情绪和情感，比如对事物的兴趣、兴奋感、快乐感和满足感。你认为世界（包括你的内在世界）总体上是安全的，而不是充满威胁或危险的。因此，在面对挑战和威胁时，你会相对平静和自信，不害怕被自己的情绪压倒，并且确信别人会给予你情绪上的支持。你可以容许自己情感脆弱，也就是说，允许自己去体验和表达痛苦，从别人那里获得帮助和安慰。从这个意义上说，情感脆弱并不是一种弱点，而是一种力量，一种促进成长的情绪资源。

内在安全基地

在创立心理教育小组之初，我有时会让患者列举他们认为理想关系具备的特征。他们会列举许多安全依恋的属性：信任、关心、关怀、共情、宽容、可靠、爱、陪伴、诚实，等等。然后我问：“**和你们自己有这样的关系**会是什么感受？”与自己建立关系的想法乍一看可能有点不可思议，但请考虑一下：如果你像我和我问的大多数人一样，你会体验到你一直在与自己进行对话。而且，有时你甚至会出声对自己说话。当我疲惫不堪，需要让自己回归正轨的时候，我就会这样做。通常，这种自我对话是情绪化的，充满了负面情绪：当你处于抑郁的痛苦中，你可能会用批评来痛斥自己——你也可能会习惯性地自我批评。最坏的情况就是你走向自轻自贱、自怨自艾。

当我读到新西兰哲学家克里斯汀·斯旺顿（Christine Swanton，2003）的作品《美德伦理》（*Virtue Ethics*）时，我突然意识到，安全依恋提供了一个和自己的理想关系的模型（Allen，2005）。斯旺顿说，自爱是一种美德，需要与自己建立**联结**。“联结”这个词让我自然而然想到了依恋。杰里米·霍姆斯（Jeremy Holmes，2001）恰当地将这种与自我的安全依恋关系称为拥有一个**内在的安全基地**。当有了这样的内在安全基地时，你就可以处在充满关怀的心理对话中，其中具备安全的两个方面——当你对自己的痛苦表达关怀时，你为自己提供了一个安全港，这在你的内部对话中是显而易见的：“当一场争论爆发时，感到焦虑是很自然的。”当你面对挑战时，你可以为自己提供安全的探索基地，并鼓励自己：“虽然很难，但我以前做到过，我可以再做一次。”

霍姆斯提出，稳固的内在安全基地不仅体现在自我安慰和自我支持的心理对话中，还体现在自我照顾的实际行动中——通过在痛苦的状态中**做**些事情来安慰自己，比如去公园里散步、洗个热水澡、听音乐或者进行任何其他放松活动。正如这些例子所示，你在安全依恋关系中建立了一个内在的安全基地，你学会在自我对话和行动中做别人曾经为你做的那些事情。

米库利茨和谢弗（2004，2007a）通过实验证明了内在安全基地的潜在作用。他们提出，激活安全依恋关系的心理表征（仅仅是回想、想象或思考这些心理表征）就可以起到与和依恋对象互动相同的作用，即唤起**安全感**，从而缓解压力。他们的研究（Mikulincer & Shaver，2004）表明，当受到威胁时，安全依恋的人会想到他们与依恋对象的关系以及和自己这些关系相关的积极特征。因此，当他们受到威胁时，他们的情绪不那么痛苦（例如，在实验情境中，面对失败会表现得更从容）。正如两位研究者所说，对于那些具有安全依恋的人：

> 在有需求时，依恋系统的激活可以唤起1）在与原有可及的、反应敏感的依恋对象之间的互动中形成的自我心理表征（包括性格和感受，即与能增强安全感的依恋对象相联结的自我）；2）由认同一个或多个有爱的支持性依恋对象的特征形成的自我心理表征（自我照顾的表征）。（Mikulincer & Shaver，2007a，p.35）

值得注意的是，安全依恋表征可以通过阈下的安全启动（例如，让参与者观看一幅母亲抱着婴儿的图画或诸如“关心”或“爱”之类的字眼约1/50秒）来无意识地唤起。此外，这种阈下的安全启动会影响那些不安全依恋的人，使他们的行为更像安全依恋的人，至少暂时如此（Cassidy，Shaver，Mikulincer，& Lavy，2009）。尽管心理治疗一定会唤起焦虑，但治疗性关系同时也为在意识和无意识（内隐）层面上进行长期的安全启动提供了充足的机会。

重申一件事：**你要学会在你的心里，为自己做别人曾为你做过的那些事。**在我看来，米库利茨和谢弗（2004）的研究为我们理解安全依恋如何促进探索和自力更生做出了重大贡献。正如他们所说，“一个被善待的孩子会将最初安全依恋对象所给予的保护、抚慰、赞同、鼓励和指导功能融入他或她自己的心理过程之中”（Mikulincer & Shaver，2007a，p.152）。因此，想起一个你可以安全依恋的人物形象，或回想与这个人的舒适互动，会给你一种安全感，并增强你的价值感和胜任感。因此**我们治疗师在关注患者糟糕的关系的同时，还要关注他们身边积极的关系**。正如阿莉西亚·利伯曼（Alicia Lieberman）和同事（Lieberman，Padron，Van Horn，& Harris，2005）所说：天使和魔鬼同在。

我在一定程度上扩展了内在安全基地的概念，认为自我价值感和自尊不是你**拥有**的东西，而源自你在**做**的事：你根据自己曾经被重视和尊重的经验来重视和尊重自己。有了安全的内在基地，即使自尊受到威胁，你也能够珍视自己（Mikulincer & Shaver，2004）。不过，自我接纳和自我关怀在提升安全感方面可能比自尊更有价值（Neff，2009）。因此，你可以试着更加充分和更加频繁地关注和关怀自己。正如米库利茨和谢弗（2007a）所总结的，“安全的个体可以**调动自我关怀的品质**，即以他们的依恋对象为原型的品质，以及被这些对象所爱和珍视的表征，这些表征在压力时期提供真正的安慰”（p.162）。他们的实验研究证实了这些假设：激活这些可以带来安全感的心理表征能够激发积极的情绪并缓解压力。此外，他们认为激活你的内在安全基地也可使你更关心他人。

当我在心理教育小组提出一个人需要带着关怀和自己的痛苦情绪共处时，很多患者会一脸懵地表示他们从来没有过这样的体验，也完全不知道该怎样做。一个常见的治疗策略是想象你如何安慰一个身处痛苦的朋友，然后以这种方式来安慰自己。一些治疗师主张用给朋友写信的口吻给自己写一封关怀信。小组中的一位患者说，写这样一封信对他来说很困难，但是，写完之后，他发现这封信的内容比较容易理解和最终内化。

我提倡修正**心理安全**的概念（Grossman，Kindler，& Zimmerman，2008）：不仅包括依恋安全、探索安全，还应包括内在安全基地——自我的安全感。

不幸的是，我很容易想象出内在不安全基地，即基于不安全依恋激活的对应物，尽管这个概念还没有被正式提出。就像你在受伤的时候可以照顾自己，同样可能会批评和惩罚自己；在遇到挑战时你可以鼓励自己，同样可以让自己泄气。极端的情况是你和自己保持一种情感虐待的关系，而且无法逃脱。此外，正如你可以关注情绪痛苦一样，你也可以忽视或轻视自己的痛苦（“别再像个孩子了！”），就像一个回避型孩子的父母可能会做的那样。如果内部基地不安全，面对残酷的内在虐待或忽视，你可能会无法自处（感到前景一片灰暗），产生焦虑、怨恨、内疚和羞耻感。一些人试图通过酒精或药物来逃避，在最坏的情况下，自杀被视为逃避与自己无休止的痛苦关系的最终途径（Baumeister，1990）。

内在安全基地的概念强化了依恋理论中看似存在的悖论：安全依恋促进自力更生。当你可以依赖内在安全基地来调节痛苦情绪时，你就不那么需要依赖外部的安全来源了。当然，安全依恋也可以使你在需要时依赖他人，从他人那里获得安慰和安全感，这对依恋者和被依恋者都是有益的。内在安全感使你能够以最佳方式依赖他人，也就是说，不会过度依赖他人。因此，内在安全基地是关联和自主相互促进的一个极好的例子（Blatt，2008）。内在安全基地和源自安全依恋的自力更生还能够让你为伴侣的探索提供一个安全基地，促进伴侣的自立和自主性。因此，安全依恋需要两个人在**安全圈**中平衡安全港和安全基地，支持彼此有效的依赖和独立。

矛盾型依恋

沙琳比她的哥哥马修晚 18 个月出生，马修被诊断出患有自闭症，童年时曾患过很多疾病。回顾童年，沙琳说母亲照顾马修的方式让她看上去简直就像一个“圣人”或者“殉道者”，她还把母亲描述为“厌世者”，时常处在崩溃的边缘。沙琳珍视自己与父亲的关系，感到自己对他来说是“宝贵的”，但父亲却是高高在上的霸道总裁，而且时常不在家。父亲在时，她感到“太阳都在照耀着她”；而多数父亲不在的时间里，她感到“世界都变得黑暗了”。

沙琳记得在她上学的头几年，她因感到被母亲忽视而怨恨和嫉妒马修。她说自己在学校里“闷闷不乐”，被同龄人“孤立”，只有邻居家的男孩内特和她玩，而他同样是“被排斥者”。她在安慰他和被他需要的感受中找到了一些满足感。她记得在上学期间生病在家时得到了母亲对哥哥一样的“溺爱”。她生动地回忆了一个对她有影响的事件：参加一位自杀同学的葬礼。她承认她很享受一些哀悼者在葬礼上表达他们因未曾更加关注这位同学而感到内疚和痛苦。

在她后来的学校生活里，沙琳容易被一种男性吸引并和这类男性形成“依赖共生”关系。正如她对内特所做的那样，她在母亲这种角色中寻求满足感，同时察觉到她表面上表达出来的关心有助于他们进一步依赖她，而不会离开她。然而在这一系列充满冲突的关系中出现了相反的情况，她形容那些男人是“穷困的”和“不稳定的”。奥斯卡，她最近的也是最长久的一任男朋友，看起来很无助，无法掌控自己的生活；沙琳“接管”了他的生活，但他对她令人“窒息”的控制行为感到愤怒，并拒绝了她，她也因为他是一个“忘恩负义者”而怨恨他。沙琳对奥斯卡缺乏感激之情的严厉斥责，只让他更加远离她，当他对其他女人表现出兴趣时，她变得异常“愤怒”。

沙琳发现她可以通过把自己置于危险境地的方式来挽留奥斯卡。她开始沉迷喝酒，在酒吧买醉，最终在深夜狂欢后被人侵犯。她记得奥斯卡在她被侵犯后对她表达出令人难以置信的关怀，但这次感情上的复合是短暂的，她很快就感到被他忽视和厌恶，感到不被他欣赏。沙琳开启了过量服药的模式，正如她所说，这种行为好比在“与自杀调情”。最初，奥斯卡的反应是更加关注她，而沙琳认为，这只是因为他担心失去自己的“生活管理者”，全然忽视了他对此的不满以及她管理自己生活的能力也在不断下降的事实。最终，两人的关系彻底崩溃，沙琳感到坠入万劫不复的深渊。更糟糕的是，沙琳与父母疏远了，这不仅是因为她长期以来对母亲的忽视感到愤恨，还因为她父亲由于她的恶化开始批评和控制她，她因为让父亲失望而感到羞愧并渐渐对他产生恐惧感。

面对不断升级的抑郁症和药物滥用，沙琳寻求住院治疗，她的父母介入并参与治疗。她开始接受心理治疗，说她需要“改头换面”。她在病友的支持下开始逐渐恢复，这得益于向两位有类似问题的女性倾诉，同时倾听那些在恋爱关系中受挫的年轻男性的看法。其中很有帮助的是，在她开始与一位患者慢慢陷入过往那种同病相怜、怨气冲天的模式时，她借助心理治疗看到了这种内在模式，并逐步建立起“健康的边界”。她表达了在令她倍感受挫和剥夺的亲密关系中所经历的长期的孤独感和羞耻感。此外，她还认识到自己内心深处的无助感，她曾试图通过“接管”众多无助的男友而与之抗衡，但均以失败告终。

通过家庭治疗，沙琳开始在与父母的关系中获得更多的平衡，承认长期以来对她以前理想化的父亲的愤怒，因为他的关注总是“稍纵即逝”，并对她的母亲在危机中的可依赖性表达感激。她开始欣赏母亲的“奉献”能力，尽管这种能力主要是针对她哥哥的，她也认识到自己的奉献和关心他人的能力，这在她与病友的关系中是显而易见的。正如她所说，“适度才是最好的”。保持克制也大大有助于恢复自尊。她总结说，她不再需要彻底改变，而是开始了一个漫长的“微调”过程。

你可能会在沙琳的经历里或多或少找到自己的影子。我将继续使用第二人称“你”(假设你对这种不安全感并不完全陌生)，并引起你的共情关注。

无论在成年期还是童年期，矛盾型依恋都明显与不安全感有关。重复一遍，矛盾型是一种过度激活的模式，它会激活你的依恋需求，让你表露自己的痛苦，期待引起他人的反应和关心。不幸的是，正如沙琳的经验所证明的那样，这种模式在短期内可能会引起反应和关心，但长远来看则会削弱它们。安全依恋体现了有效的依赖，矛盾型依恋体现了无效（或效果不一致）的依赖。以安全圈的模型来讲，矛盾型依恋的天平倾向于以牺牲探索为代价换取依恋，抓住了安全港而失去了安全基地。

关系

如果你的依恋属于矛盾型，那么你容易很快进入一段亲密关系：迅速并强烈地爱上对方，最糟糕的情况就是随意选择伴侣。在这种依恋关系中，激情之爱所特有的强迫性专注表现得尤为明显。你也许会把你的伴侣理想化，例如幻想出一段完美的爱情，最后让你自己的幻想破灭。你高估了自己与伴侣的相似性，却忽略或最小化了差异。例如，基于有限的共同经历，你可能会把你的伴侣看作一个受伤的灵魂。快节奏恋情的一个特点就是急于自我表露：你说得太多、太快。

你在矛盾依恋中的不安全感表现为对拒绝的敏感，以及对分离、抛弃和丧失的高度焦虑。因为焦虑，你会寻求对方过度的安慰，但你反而往往不容易得到安慰。你寻求安慰但最终让伴侣的努力受挫：不知不觉中，你拒绝了所寻求的安慰。感到被拒绝和无助，你的伴侣可能会退缩，也可能会加倍努力试图让你安心。你的成人行为镜映了童年的模式：你的依恋策略旨在和伴侣保持亲密，但是行为却最终可能会把伴侣推开。此外，因为害怕被抛弃，你不愿意给予伴侣自主性，不给伴侣足够的空间。因此，一方面，对被抛弃的恐惧会导致你为了避免冲突而变得屈服和顺从；然而，另一方面，恐惧会导致控制性行为，比如要求你的伴侣更爱你或者不要经常外出。此外，为了获得对方持续的支持，你可能会低估自己的胜任力和解决问题的能力而宣称无助，这种策略是出于担心：如果你表现出自己的能力，你的伴侣便不会再支持你。最糟糕的情况是，这种策略会阻碍你发展更强的能力（包括自力更生的能力），使你一直处于被动依赖的地位。

和在婴儿期一样，矛盾是冲突的表现。在我们的心理教育团体中，我的同事海伦·斯坦因（Helen Stein）将矛盾型依恋称为“踢开－求抱”依恋模式，这是一种生动的描述**敌对依赖**关系的方式，这种关系中存在着愤怒。为了更好地理解矛盾中的愤怒，我将强调其中的挫败感。挫败感源于被剥夺感，即更可靠、更细心、更深情的照顾的可望而不可即。你的愤怒被包裹在巨大的冲突中：你压抑自己的愤怒，害怕表达出来会导致拒绝和被抛弃；然而你的挫败和怨恨会累积起来，导致间歇性的爆发。因此你的关系中往往存在情绪上的风暴和不稳定性，一种极端的情况便是反复分手和努力和解。

在矛盾型依恋中，你可能利用性爱来满足对爱和安全的需求，以此来诱导伴侣变得更加可及和对你充满爱意。你可能更看重能带来依恋感的拥抱和爱抚，这比性更重要。事实上，为了亲密的身体接触，你可能不会拒绝性爱。你也可能用性爱来衡量关系质量。因此，性生活被注入了焦虑：你对自身的吸引力感到焦虑，对自我表现感到担忧，对被拒绝和不被喜欢感到忧愁。你可能会依赖药品和酒精来缓解这些焦虑。对被拒绝的恐惧也会导致你牺牲自己的情感需求而屈从伴侣的偏好，这种顺从可能与危险性行为有关。性方面的担忧也可能是妒忌的一个支点，尽管你的妒忌可能更多地集中在情感上，而并非性不忠。总而言之，与在平衡各种需求的基础上获得性满足的安全依恋不同，矛盾型依恋往往凌驾于性欲之上，破坏对性爱的自信探索和享受。

矛盾型依恋也会干扰对伴侣的照顾行为。伴侣高度的焦虑和痛苦带来的情绪传染会让你感到被压倒。由于缺乏信心，你会对自己帮助伴侣的努力感到焦虑并进行自我批判。此外，正如沙琳的行为所表明的那样，你的照顾行为可能会变得具有侵入性，你可能会陷入一种强迫性的行为——为了获得认可和保持与伴侣的亲密而去帮助对方。你的焦虑和冲突会导致过度投入和失去边界感，妨碍你的共情能力，因为共情需要在情感投入和承认伴侣的独立性之间取得平衡。

内在工作模式

矛盾依恋建立在这样一种工作模式的基础上：照顾者可能具有情感反应能力，但在提供情感反应方面并不可靠——信任和不信任、高期望和失望相互交织。你的挫败感和被剥夺感来自不稳定和矛盾的期望，这种期望是由你感觉到的爱和拒绝的交替诱发的。你总是在寻找不一致或背叛的迹象，你的焦虑与过度警觉有关。你很可能会看到你所寻找的。当不可避免的失望发生时，他人不值得信任的信念得到证实："我就知道会这样！"因此，与安全的关系相比，矛盾关系中的冲突和破裂更难修复。

和安全依恋相比，矛盾型依恋中的自我工作模式是非常消极的。你会产生一种自我批评：觉得自己不被爱，也不值得被爱，弱小、无助。这种自我批评倾向也可能与对别人的批评敏感有关。为了克服这种消极的、自我批评的感受，你可能会不遗余力地寻求认可，然而这只会增强你的依赖性和软弱感。因此，即使在最好的情况下，你的自尊也是不稳定的，取决于他人的反应性。遗憾的是，在童年时期，你太渴望停靠在依恋的港湾，安全基地的缺乏阻碍了你的探索，因此你无法发展出胜任感和自力更生的感受，以及构建一种更为积极的自我内在工作模式。

情绪调节

矛盾型依恋明显与情绪调节问题有关，这些问题表现为高度的痛苦易感性，受到持续激活的依恋需求的驱动。在矛盾型依恋关系中，痛苦只有不断向他人表露，才不会被忽视。焦虑将你的注意力引向潜在的威胁，不仅包括外部的威胁（比如怀疑伴侣不真诚），还包括内部的威胁（比如自己身体的感觉），这些都可能是焦虑的信号。这种焦虑性敏感会加剧痛苦。你越注意那些让你焦虑的事情，你就越焦虑。最坏的情况是焦虑性敏感会升级为恐慌。

在矛盾型依恋中，痛苦情绪远远胜过愉快情绪。情绪上的过度反应会伴随着低水平的痛苦情绪调节能力，无论是自我调节还是在他人帮助下的调节。结果是，你很容易感到不知所措或被情绪淹没。当情绪汹涌而来的时候，你会莫名地感到“心烦意乱”，很难识别并理解为什么会产生这些情绪。在安全依恋中，仅仅是伴侣的在场即可缓解情绪痛苦，而矛盾型关系冲突可能出现相反的情况：伴侣的在场可能增加而不是减少你的情绪压力。在矛盾型依恋中，挫败感和被剥夺感战胜了被抚慰感。

我不想夸大矛盾型依恋的消极一面而完全忽视它的积极特性。矛盾型依恋模式在一个关键方面具有积极的适应性：你不会放弃将依恋关系作为一种舒适和安全的来源。你之所以坚持，是因为无论在过去还是现在，依恋既带给了你挫败的体验，也带给过你积极的体验。你一直在依恋关系里挣扎，怀揣着你的依恋类型最终会从矛盾型转变为安全型的深层期望。因此，矛盾正是对希望的表达。事实上抗议正是希望的象征，鲍尔比（1973）将其称为“希望之愤怒”(p.246)。

回避型依恋

回避型依恋与矛盾型依恋是截然相反的（至少从表面上看是这样的）：在安全圈的模型中，你以牺牲依恋为代价，将天平向探索和疏远的一方倾斜。与过度激活的矛盾型模式相反，你采用了一种失活模式，降低了你对依恋的需求。

道格因重度抑郁而寻求住院治疗。第一次抑郁发作来得有点猝不及防。追溯童年，道格觉得自己特别独立。他说“有其父必有其子”，他的父亲是一名工厂厂长，道格认为他“为人刚强，受人尊敬”。他的父亲在家里也像在厂里一样，是一家之主，如果家人不像“经营良好的工厂”中的工人那样行动，那就要付出“地狱般的代价”。道格承认他父亲在家里表现得像个“无情的暴君”，但那丝毫没有影响他对父亲的钦佩之情。道格说他小时候是个野孩子，父亲对他的严加管教是有帮助的。他还说，他的母亲“无可救药地缺乏秩序感”，如果他的父亲没有让她“规规矩矩”，家里就会一片混乱。

道格讲述了自己失去爱犬的经历，以此说明父亲冷酷的作风。这只小狗髋关节发育不良，走起路来越来越跛。他的父亲在某一个周六宣布，他要带它去“看兽医”，让它“摆脱痛苦”。道格哭了起来，他父亲却奚落道：“得了，别哭了，你早就知道会这样。下周末我们会再弄来一只。”道格记得自己当时发出了抗议：“是！我们去狗厂再弄一只就是了！”这种抗议明显不太符合他的性格。最后父亲没有回应，只是摔门而出。

道格的婚姻情况也在意料之中。他选择佩妮是因为她有魅力而且令人钦佩。她直截了当地告诉他，她更喜欢“强壮的男人”，她曾表达对自己父亲的蔑视，嘲笑父亲是一个“多愁善感的傻瓜”，经常没有节制地喝酒。佩妮还明确表示自己偏爱有野心的男人，她被道格想去医学院上学的那股劲所吸引。后来道格成为一名外科医生，认为自己在手术室如鱼得水。尽管同事告诉他需要“低调点”，但他仍然会让护士们觉得他是一个可怕的、傲慢的人。

道格惊奇地发现女儿竟然是他的“软肋”。他对女儿很亲切，对她的保护欲很强。他回忆起当初女儿因为肺炎而住院时他产生的恐惧感，那感受简直要命。当了母亲后，佩妮惊奇地发现，她需要的不仅仅是一个坚强而成功的男人，而且是一个支持她的伴侣。她讨厌道格一心扑在工作上，也讨厌当他们好不容易聚在一起时，他却对女儿很热情而对她很冷漠。道格驳斥了佩妮的声讨，任由他们的感情越来越疏远，而佩妮对他的钦佩之情也越来越弱。正如他父亲一样，他希望自己的家能像工厂一样运转，一切都要井然有序，所有的任务都需要像“手术一样精准”完成，各项需要做的工作要顺利开展并使他满意。佩妮与他产生了严重的分歧，尤其是在抚养女儿方面。

当佩妮签署离婚协议时，道格感到“震惊”，因为他完全忽视了她在提出抗议时的情感需求，即使在她不时要求共同寻求婚姻咨询时他也没有意识到问题。他说，在她带着他们的女儿一起搬出去后，他“崩溃”了，当汽车绝尘而去时，他简直不敢相信自己竟流起了眼泪。他试着继续工作，但过了几个星期，他就变得越来越沮丧，只能告假回家，常常在沙发上一坐就是几个小时。他在大学时曾是个“酒鬼”，这次又开始酗酒。他知道自己需要帮助，于是打电话给同事，三个同事把他送到了医院。

当道格从急性抑郁症发作和酗酒中逐渐缓过来时，他又恢复了原样，对医院一个劲儿地批评，毫不留情地指出了一些工作人员的工作缺陷和“懒散”的态度。他还批评一些同事喜欢怨天尤人，常常以“受害者”自居。然而，随着时间的推移，他开始感激他的同事——那些和他一样有能力的、成功的人对他表现出的宽容态度和对他的处境的理解。他开始看到自己“温柔”的一面，尽管这样做好像会把他放在一个弱者的位置上。他的温柔表现在他对小狗的爱和失去它时的痛苦、他对女儿的爱和在她生病时的恐惧和担忧，以及他在妻子开车离开时的失落。他也承认他对父亲的尊敬和钦佩中夹杂了恐惧。他想起了一件尘封的童年往事：父亲让母亲伤心欲绝，道格试图安慰却无能为力。他看清了自己的防御性，例如当佩妮向他面质感情需求从未被满足时他所表现出来的漠不关心。尽管他们的这段婚姻已无力回天，但是他在情感上逐渐表现出来的坦诚态度让他可以和佩妮发展出一种更友好的关系，这赋予了他继续与女儿维系爱的希望。

关系

回避型依恋的故事很简短：亲密、亲近度较低，承诺和情感依赖程度也较低，此外几乎没什么好说的。回避型依恋者的原型是自给自足的孤独者。如果你的依恋模式是回避型，你会投入更多的精力在活动而非关系中。正如童年期所发生的一样，这种依恋模式并不会阻碍关系（包括依恋关系），但确实会阻碍在这种关系里的亲密感。作为一个回避型依恋者，你可能会在社交中表现得外向、机智且充满魅力。但这种社交是肤浅的，因为你的关系缺乏亲密感，尤其是你会发现自己很难在情感上依赖他人。这种对比说明了社交能力的高低和依恋之间并无关联。在这种情况下，社交能力与对探索的关注是一致的，只是探索中不包含依恋。

安全依恋者坚持更有建设性地解决矛盾和冲突，矛盾型依恋者则为了保持亲密感而投入了很多努力，有些甚至是令人痛苦的。而在回避型依恋中，你可能会对伴侣情感需求的表达或解决问题的尝试视而不见甚至表达轻蔑。和在童年期的表现一样，成年后的回避型依恋往往表现出明显的敌意。

与安全依恋相反，在回避型依恋中，由于情感上的亲密感很少，所以性和爱是脱节的。也就是说，你更可能对随意性行为持积极的态度，对相对无感情的性行为感兴趣，比如和陌生人发生性行为或者一夜情，甚至可能利用性来提升自我形象或社会声望，比如大肆吹嘘自己在性方面的成果。在一段关系中，你可能通过性来实现权力感和控制感，在性爱中，你很可能是强势的一方，相比于伴侣的需求和欲望，你更加关注自己的。与矛盾型依恋者相反的是，你会发现性行为比拥抱和亲吻更有吸引力。同样地，你的妒忌感更可能来源于伴侣和他人发生肉体关系而非和他人产生感情。同时，你的亲密关系中也有可能存在明显的性回避，例如保持较低的性生活频率。

回避型依恋与照顾无法兼容：如果你在情感上和伴侣保持距离，那么你对伴侣的痛苦进行的回应将是有限的，极端情况下你可能会在情感上完全忽视对方。此外，伴侣的痛苦和对安慰的需求可能会激起你的愤怒和敌意，在这样的情况下，你可能会在伴侣最需要的时候收回你的支持。回想一下，在婴儿期，回避型依恋是在面对照顾者情绪回应持续的不可及时，为了保持关系而形成的一种应对策略，童年期的经历映射到成年期的照顾模式中，即拒绝他人的需要。你会倾向于重复你所观察到的和学到的模式，而你可能早在生命的第一年就学会了这个模式。

内在工作模式

显然，回避型依恋与对他人情绪反应的消极期待有关，这种消极性延伸到了更广泛的领域，即以怀疑的眼光看待他人，做最坏的假设。例如，作为一个回避型依恋者，你可能会把他人看作充满敌意的或认为他人对伤害行为缺乏悔恨。这种归因方式建立在你将自己的消极情绪完全投射到他人身上的基础上。有时候，这样的投射可能与否认消极特质有关——你把责任外化到他人身上，而不是采取自我批评的立场。矛盾型依恋者会高估自己和他人的相似之处（夸大亲密度），而回避型依恋者则过度估计自己和他人的差异性（夸大距离感）。

回避型依恋在自我保护方面明显是防御性的，也就是说，你不打算依赖那些你心中认为会拒绝你的人。回避型依恋的防御性也可能与自我扭曲的工作模式联系在一起，也就是说，与防御性的自命不凡联系在一起。总之，安全的依恋与平衡的自我形象相关联，平衡的自我形象同时允许消极和积极的特质存在；矛盾型依恋偏向自我批评（你感到失落）；回避型依恋则偏向通过批评他人而得到自我提升（你觉得胜人一筹）。

情绪调节

重申一下，作为回避型依恋者，你试图冻结依恋需求，淡化情绪痛苦。你轻描淡写地描述你感受到的威胁和脆弱，抑制你的忧虑和需求，并否认任何想要得到支持和安慰的愿望。你将体验和承认痛苦视为一种软弱，这会威胁到你自立自强的个人形象。因此，当你在伴侣的陪伴下去看医生时，你会倍感压力，与其寻求安慰性的对话，你更有可能通过阅读杂志来分散注意力。你倾向于隔离对一切痛苦情绪的感知：焦虑、恐惧、愤怒、羞耻、内疚、孤独和悲伤。当然，这并不意味着你对情绪是脱敏的，相反，别人很容易窥见你被压抑的情绪，它们显而易见，如果让心理学家来测试你的生理唤醒水平，测试结果将一目了然。

逃避，在某种意义上是一种有效的控制痛苦的策略。在某种程度上，回避模式是你自身优势和智慧的结晶：你可能在自我管理方面非常成功。但当你遇到巨大的压力时，这种机制可能会崩溃，过去看似成功的策略会成为你致命的弱点。这时，和那些矛盾型依恋者一样，你面对着严重的冲突：寻求所需的情感帮助会使你面临被拒绝的风险。因此，面对不断升级的压力，你可能会依靠求助于物的策略来调节无法控制的情绪——常常会借助酒精和药品或其他上瘾行为。但这些策略会进一步削弱情绪调节能力，最终让你不得不在绝望中寻求帮助。然而，当你被迫寻求帮助时，你的回避型模式使你很难被帮助，也很难得到迫切需要的安慰。

当然，允许自己寻求帮助是通往安全感的唯一途径。你会情不自禁地感到这条路充满了危险，因为你的回避是建立在感受到情感需求被拒绝的过往经历基础之上的。因此，寻找这种安全感是需要勇气的。

伴侣匹配

我一直在讨论安全或不安全依恋作为一种个体特质是如何被带入人际关系中的，本章介绍的研究证明了个体特质的重要性。但是，依恋是一种二人的关系，人们会很自然地猜想一方的依恋模式如何与另一方的依恋模式相互作用。依恋关系的研究人员研究了伴侣之间的匹配以及不匹配（Feeney，2008；Mikulincer & Shaver，2007a），研究结果很复杂，原因有两个：第一，不同依恋模式之间有六种可能的组合；第二，性别可能也起到一定的作用（例如，一个矛盾型依恋的女人和一个回避型依恋的男人的结合可能不同于一个矛盾型男人和一个回避型女人的结合）。

安全型的人倾向于彼此合作，双方都有安全感的关系会带来更大的满足感和更好的调适。一些研究还表明，在不匹配的夫妇中，安全型的伴侣可能会缓冲另一个不安全伴侣带来的消极影响。事实上，从不安全依恋过渡到安全依恋的一个途径便是与一个安全型的个体形成依恋关系。理想情况下，随着时间的推移，两个伴侣可以利用自身依恋中的安全感来增强关系中的安全感。每一方都会去试探另一方的情绪反应，我们不应该为相互的试探感到羞耻：我们在人生的第一年就开始学习试探，到最后，我们的依恋模式显示出无数次日常试探后的结果。

然而，尽管安全和不安全依恋的个体都同样更容易被安全型个体所吸引，但也有一些证据表明，矛盾型个体相对容易被矛盾型个体所吸引，而回避型个体相对容易被回避型个体所吸引。矛盾型依恋个体对他们的关系相对不满意。很容易想象得到的是，如果矛盾型和回避型伴侣进行配对，那么所制造的麻烦会更多，矛盾型的妻子对回避型的丈夫尤其不满。这些不匹配的关系往往能够持久但并不快乐。丈夫的回避证实了妻子的观点，即依恋关系是不具有支持性的；妻子的要求证实了丈夫的观点，即过于亲密是不明智的。因此，这种关系的特点是陷入了权力斗争和“你追－我跑”的不断循环升级。最糟糕的情况是冲突上升至暴力。正如前面所讲，不安全依恋可能在行为上会表现出与性别刻板印象相关的特质，但类似的冲突也可能会在矛盾型男人和回避型女人的关系中发生，还可能在不匹配的同性关系中发生。最坏的情况是，两个不安全型伴侣会陷入不安全感的恶性循环。

厄尔和厄尔琳是彼此的一面镜子，他们渴望从彼此那里获得安全感，但同时又在破坏对方的安全感。厄尔害怕厄尔琳会为了另一个男人而离开他，他有很强的占有欲。由于不满他的占有欲和控制欲，厄尔琳会用在外熬夜或者在他面前和其他男人调情的方式来报复他。对此，厄尔以酗酒来回击，同时这也能够缓解他的嫉恨情绪。他还毫无顾忌地酒后驾车，并让厄尔琳知道此事。她惊慌失措地告诉他，这会要了他的命。他回答说：“那又怎样？你最好滚开。”厄尔琳心烦意乱，开始反复暴食并催吐，试图平息自己的愤怒，却让自己更加讨厌自己。她变得更加孤僻和沉默寡言，部分原因是她的羞耻感。她渐渐陷入抑郁，感到越来越孤独。

厄尔和厄尔琳都在试图控制自己的不安全感，但他们的方式都错了，从而加剧了彼此的不安全感，进而加剧了自己的不安全感。两个人都感到害怕、愤怒、无助和失控。厄尔想靠近厄尔琳，但行为上却把她赶走了。他鲁莽的行为其实是他迫切需要帮助的一种表现，但他的行为使厄尔琳太害怕和愤怒，无法提供任何支持和安慰。同样地，当厄尔琳陷入暴食、催吐和抑郁时，厄尔也没有在情感上给予回应。

依恋安全性的稳定性和变化性

鲍尔比（1973）对成年期依恋的稳定性做了有力的断言："对依恋客体可及性的信心（或缺乏信心）会在不成熟的那些年里逐渐形成——包括婴儿期，童年期和青春期……这些年里形成的感受在余生可能都将保持相对不变。"（p.202）

鲍尔比的说法在一定程度上得到了后来成人依恋研究的证实：依恋安全性的个体差异在成人中比在儿童中更为稳定，对依恋模式稳定性的研究（时间跨度从1周到25年）表明，平均而言，大约70%的人表现出一致的模式（Mikulincer & Shaver，2007a)。内在工作模式倾向于维持稳定（Feeney，2008）：个体选择与其信念一致的伴侣，他们关注与这些信念一致的关系事件，他们的行为方式强化了内在工作模式。简言之，依恋模式倾向于自我延续。在安全依恋中，信任促进信任，冲突得以解决。矛盾型依恋者对反应不敏感或拉锯式的关系模式表现出高度敏感，会导致伴侣退缩，加剧自身的不安全感。回避是一种相对僵化的情感疏远模式，使得个体无法相信他人是可依赖的、会有回应的。

我们应该对安全依恋的相对稳定性感到欣慰，对不安全依恋的稳定性更加关注。不过成年期的稳定性是在一定程度上的，变化也是可能的。正如在童年期一样，安全性可以由生活经验改变。重申一下，内部模式是**工作**模式，在某种程度上也是可以修改的。米库利茨和谢弗（2007a）总结道：

> 一些研究探索了成年期依恋类型的变化是否由于与依恋相关的经历改变了过往的内在工作模式。对于那些以一种安全的依恋方式进入成人世界的人来说，动摇安全依恋的经历包括拒绝、反对或批评、阻断依恋的纽带、和依恋对象分离或丧失依恋对象。对于不安全型的人来说，与伴侣建立稳定、安全的依恋关系，良好的人际交往，美满的婚姻生活，成功的心理治疗，成为一个充满爱心和关怀的父母，遇到一个可及的、敏感的且具有支持性的个体可以改变他

> 们之前的消极自我和他人模式。正如在儿童期和青春期一样，这些不断变化的生活环境可以带给人们反思，让他们重新评价自己的依恋行为和工作模式。(p.143)

但是并非所有的研究发现都是一致的，有研究者指出，安全性的一些波动似乎与重大关系事件无关，这可能反映了内部核心的不安全。研究结果表明，关系的安全性和稳定性往往会带来更多的安全和稳定的感受，治疗关系是实现这一目标的一条途径，但绝不是唯一的途径。

安东尼娅·比富尔科（Antonia Bifulco）和杰拉尔丁·托马斯（Geraldine Thomas）对儿童虐待、依恋安全与成年精神障碍之间的关系进行了艰苦的发展研究，他们并未发现虐待与成年精神障碍之间存在直接联系。相反，精神障碍与持续的不安全依恋有关。相当一部分有被虐待史的人后来在家庭之外发展了相对安全的依恋关系。值得注意的是，青春期往往是改变发生的时期，同伴关系和成功在学校里建立自尊感都会促成改变。这项研究指明了我们在治疗中需要努力的方向：良好的关系可以治愈患者。

依恋安全性的代际传递

早期依恋研究有一项令人震惊的发现：在 20 分钟的实验室环境中观察婴儿与照顾者的依恋行为（即安斯沃思的陌生情境实验）可预测（尽管不能完美预测）成年后的依恋模式和适应性。还有一项同样令人惊讶的发现：对一位准妈妈进行早期依恋关系访谈的结果能够预测她的婴儿出生一年后在 20 分钟实验室情境中的依恋安全性（Fonagy，Steele，& Steele，1991）。

根据在陌生情境下进行观察、依恋分类以及照顾的丰富经验，玛丽·梅因和同事开发了 AAI 和一种将参与者的反应编码的方法，旨在将父母的依恋模式与婴儿的依恋模式相匹配（Main & Goldwyn，1994；Main，Hesse，& Kaplan，2005）。在这一节中，我将介绍 AAI，然后总结与婴儿的安全型、矛盾型和回避型依恋对应的父母依恋模式。梅因和同事成功地找到了父母和婴儿之间依恋安全性的匹配，这一事实证明了代际传递的存在：依恋安全性往往会一代一代地传递下去，无论安全与否。因此，依恋模式可以代代相传——通过经验而不是通过遗传，也就是说，这种传递基于无数依恋 - 照顾相互作用形成的内在工作模式。

在这一节，我的关注点会向成人依恋倾斜：在本章前面部分，我重点关注了成人恋爱关系中的依恋和照顾。现在我的关注点转向成年人与上一代父母的依恋关系，因为这关乎他们下一代婴儿的依恋安全性。这实际上是在不同的关系背景下考虑相同的安全和不安全依恋模式（即亲子关系 vs 恋爱关系）。此外，评估这些关系的方法——成人恋爱关系的自评问卷与童年经历访谈是不同的。因此，不同的评估方法在依恋分类上不具有一致性，这让像我一样喜欢每件事都整齐划一的心理学家非常受挫（Crowell，Fraley，& Shaver，2008；Mikulincer & Shaver，2007a）。但是，这一领域的依恋研究应该引起我们的注意，因为这样一个事实：父母的早期依恋在他们成年后思想中的表现，强烈地影响着孩子对他们的依恋。

成人依恋访谈（AAI）

梅因和同事开发的 AAI 与安斯沃思的陌生情境实验在两个方面产生了共鸣。第一，这两种评估方法共同形成依恋研究的基础，它们的结合带来了引人瞩目的发现。第二，和陌生情境实验一样，AAI 的问题旨在评估情绪压力环境下的依恋安全性，依恋的重要性正体现在这样的环境下。也就是说，访谈有可能唤起痛苦的回忆和强烈的情绪。我曾接受一位具有高度敏感性的专家（玛丽·塔吉特）的访谈，可以证实的是我当时陷入了一种悲伤的情绪中。参与者需要在情绪唤起的过程中对那些复杂的过往经历进行有意义的描述，能完成这种挑战是具有安全依恋的标志。

访谈由 20 个与依恋相关的生活史问题组成，平均需要 1 个小时来完成（Hesse，2008；Main，Hesse，& Goldwyn，2008）。以下是访谈中的问题概要。在你（受访者）向访谈者介绍你成长过程中的家庭系统后，访谈者会要求你描述和父母的关系，一直追溯到你有记忆的那一刻。具体来说，你要用五个形容词来描述你的母亲，然后是你的父亲（例如：充满爱的、令你心烦意乱的、严厉的、感情深厚的、令你困惑的，等等）。然后，对于每个形容词，你要提供具体的记忆来说明（例如描述一件父亲曾让你感到“困惑”的童年事件）；为了调查特殊情况下的依恋经历，你会被问及你感到自己与父母的亲密性；当你难过、受伤或生病时，父母是如何回应的；你与父母分离的经历；以及你是否曾感到被父母拒绝或威胁。你还会被问及与其他成年人的依恋关系，以及你一生中丧失亲密依恋对象的情况。所有这些经历都要落实到具体细节，以你对特定事件的记忆为基础。

访谈还会让你**反思这些早期经历的意义**以及你对这些早期依恋关系对你产生的长期影响的理解。例如，你会被问及这些经历是如何影响你的个性发展的，你是如何理解父母行为的原因的，你与父母的关系从童年到成年是如何变化的，以及你和他们目前的关系情况如何（如果他们还在世）。此外，你还会被问及与孩子的关系（如果你没有孩子，你对这段关系有怎样的猜想），你与孩子分开的经历，你与父母的关系如何影响你与孩子的关系，以及你对孩子的未来有着什么样的期望。

在很多方面，长达 1 个小时的 AAI 与心理治疗非常相似，都探索了童年期可能存在的痛苦依恋关系。访谈鼓励情感表达和对情感经历的意义进行反思。因此，AAI 可以作为一种评估方式无缝衔接到心理治疗过程中。这些问题“提醒患者当前的问题可能源于早期经历，或者源于基于早期经历而产生的思维、感受和行为方式”（Steele & Steele，2008，p.12）。因此，AAI 可用于评估患者是否适合探索性治疗过程、能否建立治疗联盟、能否认识到核心关系的问题，并评估他们能否从治疗中受益（Jacobvitz，2008；Jones，2008）。

显然，AAI 的临床相关性是它对依恋研究做出重大贡献的主要原因。根据鲍尔比的观点，内在工作模式相当精确地反映了和照顾者之间真实的情感体验，因而访谈者会对早期关系的质量做出判断。除了记录人生重大丧失外，AAI 还会评估负面经历，例如父母拒绝你的依恋需求、虐待或忽视你、强迫你实现目标或改变你的角色（例如让你扮演知己或照顾者的角色）。然后，访谈者会对父母二人对你爱或者不爱的程度做出全面的判断。尽管你对实际经历的记忆很重要，但它们**并不是**决定你依恋安全性的主要依据。在这些经历当中，积极的童年经历不一定转化为安全依恋，消极的经历也不一定转化为不安全依恋。

比你描述的实际经历更重要的是你**当下关于依恋的心理状态**，它反映在你谈论这些经历的方式和你对依恋的态度上。访谈的形式比内容更重要。正如梅因和同事（Main，Hesse，& Goldwyn，2008）所说，访谈要求你兼顾两项任务："1）回忆并反思与依恋史相关的关系和经历，同时 2）与访谈者保持连贯的对话"（p.35）。因此，你面临的挑战是如何有效地回想、反思和交流这些充满情感的经历。访谈的设计和结构"旨在减少个体在回应关于依恋的问题时，在深层内化的情绪和注意力调节策略方面的差异"（p.37）。梅因利用自己的语言学背景，在访谈的四个准则基础上对沟通质量进行评价（pp.39-40）。这四个准则构成了"理想的理性、合作式谈话的必要条件"，包括：

> 质量："诚实的，有理有据的"；
> 表达量："简洁且完整的"；
> 相关性："与所呈现的主题相关"；
> 方式："思路清晰，表达有序"。

在 AAI 中能遵循这些沟通准则是安全依恋的一个重要标志，值得注意的是，父母与访谈者谈论自己依恋的能力可以预测他们的婴儿与他们的依恋的安全性。在任何谈话中坚守这些准则都可能是一种挑战，在谈论痛苦或可怕的依恋经历时尤其如此。

父母－婴儿依恋原型配对中的术语与成人依恋文献中其他领域使用的术

语略有不同；这些差异有助于我们记住指的是父母还是婴儿：

- 婴儿的“安全型”依恋和父母的“安全 – 自主型”依恋相匹配；
- 婴儿的“矛盾 – 对抗型”依恋和父母的“纠缠型”（preoccupied）依恋相匹配；
- 婴儿的“回避型”依恋和父母的“轻蔑型”（dismissing）依恋相匹配。

安全 – 自主型依恋

如前所述，在成人依恋访谈中，安全 – 自主型依恋模式的特点是**叙述连贯性**，也就是说，能够讲述一个关于你早期的依恋关系的可理解的、情感投入的、可信的故事，包括作为例证的记忆和经历。这种叙述连贯性正是我们在心理治疗中努力达成的目标。在成人依恋访谈中，父母的叙述连贯性最能预测婴儿的依恋安全性。叙述连贯性意味着与依恋相对应的**思维的连贯性**，包括前面讨论的内在安全基地。正如“安全”一词所暗示的，参与者对讲述他们的依恋历史和关系感到很轻松。

梅因及其同事（Main，Hesse，& Goldwyn，2008）将叙述连贯性描述为：

> 受访者表现出一种稳定的、不断发展的关于依恋的意识流动。这个人可能会反思，说话很慢，有一些停顿和犹豫，也可能说得很快，思路很快。不过，总的来说，这个人似乎对谈论这个话题很轻松，而且讨论往往具有新鲜感。（p.53）

叙述连贯性的一个重要方面是，对父母的一般描述（即形容词）和在情感上真实可信的特殊回忆之间的匹配。梅因和同事举了一个描述母亲“有爱”的例子。

> **回　应**：啊……当然，好吧，在我很小的时候做噩梦时，她会走进我的房间坐在我的身边，和我聊一聊，直到我感到恐惧消失不见。如果我生病了，或者把事情搞砸了，她总是在那里，我觉得她有点

溺爱我。

访谈者：好吧，我想知道你是否记得一个让你感到她爱你的特定时刻或事件。

回　应：这很难……哦，我记得有一次我对班上一个惹我生气的孩子很凶，我把他的化学实验搞砸了，老师惩罚了我。老师这么做也是对的。当我到家的时候，妈妈问我怎么了，我们聊了起来。她说我应该向那个孩子道歉，她替我打电话给他的父母，不知为何，**有她在旁边**，道歉对我来说也不是一件难事。（Main，Hesse，& Goldwyn，2008，pp.42-43）

在这种安全–自主型访谈中，新鲜感表现在参与者是站在自己的立场上思考的，往往会提出新的观点和见解。新鲜的对立面是陈腐、死记硬背或陈词滥调的叙述——几乎不需要思考，更不需要积极的情感参与。和这种新鲜感一起呈现的是**反思能力**。参与者发现并评论他们陈述中的矛盾之处，并意识到他们记忆中不可靠的地方。他们也认识到自己的偏见和不同观点的存在，比如兄弟姐妹对一段关系的看法不同。事实上，在没有接受过依恋理论教育的情况下，他们认识到自己是在谈论他们的依恋**工作模式**，这些模式是心理的表征，多多少少存在不准确之处，而且可以被修改。事实上，即使在接受成人依恋访谈的过程中，参与者也可能重新评估他们的想法（例如，"现在回想这些经历，也许我父亲对我来说比我意识到的重要得多"）。这种安全–自主型访谈的反思性体现了依恋的安全基地一面，即**探索**人际关系所需要的心理自由。

最后，安全–自主型访谈的特点是对依恋持积极态度，即重视依恋关系。这种态度包括对依赖的接纳，明显表现为关于思念他人以及需要和依赖他人的表述。这种积极的态度也包括宽容、原谅、接受和关怀——不仅是对父母，对自己也是如此。因此，安全–自主型的人在谈到他们自己和父母的不完美时会表现得比较轻松，观点更加平和、现实。

如果访谈者评估受访者的父母双方都是充满爱的，则受访者可以被归为安全 - 自主型（Main，Hesse，& Goldwyn，2008）。然而，正如前文所描述的，决定你的依恋安全性的不是你的实际经历，而是当下你如何看待这些经历（即当下你脑海中关于依恋的看法）。你可能会讲述一段不幸的历史，包括创伤性依恋的经历，但这也会向访谈者表明你已然接受了这些经历。也就是说，尽管身处逆境，你依然可以连贯地叙述与父母的关系，同时高度重视当下的依恋关系。如果你提供了连贯的叙述，而访谈者认为你的父母在童年时并不爱你，那么依恋安全性就是你“后天赢得”的。在这种情况下，有一种（未经仔细检验的）假设是，你可能在童年时依恋不安全，但在以后的生活中仍然设法实现了安全依恋（Hesse，2008）。心理治疗是一种可以“获得”这种安全性的方法（Levy et al.，2006），也就是说，心理治疗朝着获得安全依恋这一方向努力。如前所述，其他安全关系也能使你获得安全感（Bifulco & Thomas，in press）。

获得安全感是阻断不安全依恋代际传递的一种方式。由于和父母的依恋关系史是不安全的，安全感只能通过其他关系来实现。正如雅各布维茨（Jacobvitz，2008）所报告的：

> 在那些回忆说在童年期缺乏父母双方关爱的女性中，能够从其他依恋对象处获得高水平情感支持的女性在 AAI 中更常被归类为安全 - 自主型，他们的婴儿也在陌生情境实验中被评估为安全型。（p.480）

这些依恋对象包括老师、邻居和治疗师。因此，正如苏劳菲和同事所指出的，依恋理论中暗含着面对逆境的弹性。对于那些描述与父母曾有消极经历但仍在 AAI 中被编码为安全 - 自主型的个体：

> 如果只能看到前瞻性的信息，那么我们会认为这些人不太可能在婴儿时期就属于焦虑型依恋，也会认为他们能获得和自主型个体同等的父母支持……那些人之所以可以克服逆境，是因为他们

在后来获得了一个积极的平台或者很好的支持。（Sroufe，Egeland，Carlson，& Collins，2005，p.138）

纠缠型依恋

婴儿期矛盾 - 对抗型依恋对应的成人期依恋模式是纠缠型依恋，即“纠缠于早期依恋或与依恋相关的经历”（Hesse，2008，p552）。因此，纠缠就意味着在讨论依恋时明显**缺乏轻松感**。

纠缠型的访谈是漫无边际、含糊不清、过于详细的，受访者会陷入无关紧要的话题中。由于缺乏连贯性，访谈的特点是经常出现语法混乱的句子，很难跟上受访者的表达，如以下案例所示。

访谈者：你能告诉我你为什么用“亲密”这个词来形容这段关系吗？

回　应：好吧，我妈妈，你知道的，她好像试图把我和她融为一体。我记得早上我跑去和她一起走……然后狗狗在拉着她，狗绳就像一条长长的大皮鞭，我不知道你还能不能买到那种，我从很小的时候开始就再没见过的那种。从那以后很多东西都变了，你知道的，想想去市中心，看看店面和东西，看看招牌，还有灯光，这个，那个，还有其他，就像一个不同的世界……（Main，Hesse，& Goldwyn，2008，p.53）

除了漫无目的、离题之外，纠缠型的访谈也可能是矛盾的，并且缺乏调和矛盾冲突的努力，例如，“伟大的母亲——好吧，不是真的。她不善于做母亲。不，我是说真的很感激她……”（Main，Hesse，& Goldwyn，2008，p.58）。

纠缠型的访谈也可能充满持续的愤怒、对父母的抱怨、对错误小题大做，以及充满责怪——责怪父母和自责。如果你太过于沉浸其中，会发现很难反思过去，你会沉浸在回忆中，把过去的情绪带到现在。这种沉浸可能包括对你不在场的父母讲话，就像他们在场一样。当受访者被要求举个例子来说明他为何用“麻烦”来形容母亲时，他的回答如下。

> 我还只是用了一个比较轻描淡写的词。她总是喊着：“你为什么不做这个，为什么不做那个？”好吧，妈妈，那是因为你一直在我身边，就像上周我们请你吃饭的时候，你开始对你唯一的孙子大喊大叫。生气吗？她生我的气，生她最新一任“丈夫”——一场电视连续剧的气，现在她生邻居的气，因为一棵树挡住了她的视线，等等。她不仅仅是麻烦，她还挑起一些事端，就像我说的上周在晚餐上，而且……（Hesse，2008，p.560）

这个回应体现了本章前面描述的矛盾型依恋中的“踢开－求抱”模式。受访者无法放下这段关系，却又感到怨恨和愤怒。这就是过度激活的模式，情绪很容易受依恋影响而波动。这种对自己的依恋历史的情绪沉浸可能（至少会间歇性地）干扰你对他人依恋需求的敏感性。你可以这样理解父母的纠缠型照顾和婴儿的矛盾－对抗型依恋之间的对应关系：纠缠型的照顾者容易对婴儿的依恋需求没有反应或反应不一致，导致婴儿采取类似的过度激活策略，试图得到照顾者对这些需求的关注。要让纠缠型的照顾者保持情感上的投入，婴儿可能需要运用愤怒的抗议。

轻蔑型依恋

婴儿回避型依恋对应的成人依恋模式为轻蔑型，即“不理会、贬低或切断与依恋相关的关系或体验”（Hesse，2008，p.552）。与纠缠型的访谈形成鲜明对比的是，轻蔑型的访谈是简明的——过于简短。如果你处在驳回的状态，你可能会停留在抽象的描述，无法用证据来支持你给出的形容词。然后，你的回答缺乏细节，或者你可能会坚持说你记不得那么久远的事情。你的访谈回答强调事实而不是人际关系的情感性。例如，你可能会用父亲给你很多生日礼物来证明父亲是有爱的。一个认为母亲有爱的轻蔑型说法是：“我猜想，当然，你知道的，她非常漂亮，她花了很多时间去整理她的妆容。每当

她开车送我上学时，当我们在操场上停下时，我总是为此感到骄傲。”（Hesse，2008，p.558）

处于轻蔑的状态，你可能会理想化或贬低你的父母。举个例子，可能尽管你告诉访谈者你的母亲缺乏爱心，你还是会把她描述成“特别棒的”或者是“最好的妈妈”。例如，一位青少年说他的母亲多次威胁要把他逐出家门，她最终也这样做了，但他还是坚持说父母从未抛弃过他，并把他的母亲描述为“非常棒的”，他给出了这样的解释。

访谈者：怎么理解“非常棒的”？你用这个词来形容你和你母亲的关系。

回　应：嗯，我妈妈是个非常棒的人。她知道我脑子里在想什么，她比世界上任何人都能更好地理解我，她只是，嗯，怎么描述呢？她一直在我身边，我确实觉得她很棒。（Main，Hesse，& Goldwyn，2008，p.50）

或者，你可能会以贬损的方式谈论你的依恋关系，也就是说用一种冷酷和轻蔑的态度，就好像这些关系简直不值得你去思考或关心，完全是在浪费你的时间。正如一位受访者回答说：“我妈妈？一个不值一提的人。我和她没有关系。下一个问题？”（Hesse，2008，p.565）另一位受访者被问及在与母亲的关系中最令人满意的事是什么，她回答说：“当她不在我身边的时候。”（Main，Hesse，& Goldwyn，2008，p.51）或者轻蔑的态度更加明显：“好吧，从 6 岁起，我就认为她（母亲）是一头怪兽，我恨她。”（Main，Hesse，& Goldwyn，2008，p. 51）

你传达出不需要依恋和关心，很可能会让自己表现得坚强和独立。你将痛苦的情绪或负面的经历轻描淡写，甚至到了用积极的眼光去诠释负面经历的地步。例如：

父母在抚养我的过程中非常严苛，有时会用皮带抽我，但不会这样对待我的弟弟。因为挨了不少鞭子，所以我比我弟弟坚强多了。我发现在工作中我能比他更好地处理压力，而且我更加独立了。（Main，Hesse，& Goldwyn，2008，p.57）

如前所述，成年期轻蔑型依恋是一种失活的模式：将依恋需求和痛苦经历埋藏。因此，不足为奇的是，轻蔑型父母的婴儿很可能会回避与他们的关系：他们倾向于拒绝婴儿的需求和情绪痛苦，就像他们对待自己那样。因此，在陌生情境实验中可以很明显地观察到的现象是，婴儿在痛苦的时候不会向他们寻求安慰。

依恋原型：条件和限制

到目前为止，我一直在宣扬依恋分类的价值，现在我要引入几个限定条件。第一，分类也许可行，但程度也很重要。继哈赞和谢弗（1987）的开创性研究之后，研究者已经开发了大量更精确的问卷来测量成人依恋（Crowell，Fraley，& Shaver，2008）。和“自己动手完成”（即让你选择一段最符合你的依恋倾向的描述）的方式相反，问卷分维度评估依恋的安全性，对安全依恋和不同形式的不安全依恋按照程度来进行评估。在这些多项目评估中，有两个显著的维度：亲近感与距离感、舒适感与焦虑感（Brennan，Clark，& Shaver，1998）。在不同程度上，安全意味着亲密且带来舒适，矛盾意味着亲密但带来焦虑，回避意味着（相对的）距离感但带来舒适。

第二，尽管将个体划分为单一依恋类型方面的研究结果卓著，但依恋模式仍具有关系特异性（Bretherton & Munhland，2008）。在儿童期和成年期，你可能和父母其中一方保持相对安全的依恋，但和另一方依恋不安全（例如矛盾型或回避型）。同样，你在一段恋爱关系中相对安全，但可能在另一段关系中相对不安全。在不同的友情中也会有这样的差异。

第三，在一段既定的关系中，不同形式的不安全依恋可能掺杂在一起。

例如，回避的背后常常是矛盾，也就是说，渴望安慰伴随着害怕拒绝。这种混合并不奇怪：正如上一章所述，在不同的混合中，两种形式的婴儿不安全感都可能与照顾中的侵入和无回应有关。同时，在某种程度上，依恋在每一段关系中都是流动的，无论是在亲子关系还是恋爱关系中。例如，背叛会造成不安全感，而和解会使关系回到安全感中。此外，在一段关系中，想要从回避型的立场转变为安全型的立场，很可能需要通过矛盾型来实现转变，因为回避源于之前的拒绝，而走向亲密必然会引发焦虑。

第四，到目前为止，我们主要集中讨论了三种典型的有序依恋策略，而拓展到创伤的背景下，依恋研究者在婴儿身上发现了第四种模式：紊乱型依恋。婴儿紊乱型依恋不仅与虐待有关，还与父母未解决的创伤和丧失有关。婴儿期和成年期的这种创伤性依恋模式并不独立于三种有序的依恋类型，相反，种种迹象表明创伤性依恋和有序的模式有所重叠（可能包括安全依恋）。第 4 章将会围绕着第四种模式展开论述。

第五，我特别喜欢米库利茨（Shaver & Mikulincer，2011）在一次讲座中提出的一个概念——“**安全岛**”。这一概念是令人充满希望的，而且是正确的：即使是那些因创伤性关系而饱受不安全感困扰的人，也有过一些积极的依恋经历，这给他们提供了安全岛。我们必然会在安全岛的基础之上来加强安全感。如果没有安全岛，患者永远也不会来到治疗师的门前，或者，即使他们被强制进入治疗室，他们也不会开启治疗的旅程。在对患者进行创伤性依恋方面的教育时，我通常强调安全岛是建立信任的基础。米库利茨和同事建议针对依恋安全性的工作需要首先立足在这些安全岛之上。值得注意的是，当我在一个教育小组中提出这个想法时，一个病人很有先见之明地提出在总体安全的关系中也可能存在危险岛。这个想法听上去也很正确，冲突或者羞耻感也可能妨碍理想的安全感。安全岛和危险岛的存在提醒我们依恋安全性存在程度问题，不同的依恋模式可能在关系中混合出现。总之，尽管分类很有用，但它们代表的是理想化的分类类型，而现实情况要复杂得多。

第六，正如本章的组织结构所表明的，成人依恋研究可分为两个阵营：

一个是注重对恋爱关系进行问卷测量的社会心理学研究，另一个是通过结构化的访谈，侧重成人对儿童期依恋状态进行的叙述的临床心理学研究。这两条研究路线都对临床实践有很多启示。不过，在我看来，**深入评估患者当前依恋关系网中的情感支持应该是我们要优先考虑的临床任务**。比富尔科和同事开发的依恋访谈就是一个例子（Bifulco，Jacobs，Bunn，Thomas，& Irving，2008；Bifulco，Moran，Ball，& Bernazzani，2002；Bifulco & Thomas，in press）。该访谈不仅评估了与伴侣的依恋质量，还评估了与一个或两个“非常亲密的其他人”的依恋质量以及与父母的依恋史。因此，该访谈评估了人际关系中以及构成社会支持的人际关系网络中依恋风格的普遍性。虽然访谈的目的是得出一个整体的依恋分类，但是评估也考虑了双重分类的可能性，即 1）同一情感关系中存在着不同的依恋类型，2）不同的情感关系中存在着明显不同的依恋类型。

比富尔科的分类方案与我讨论过的其他分类方案有相当部分的重合：她区分了安全型、缠绕型（矛盾 – 痴迷型）、回避型和恐惧型四种依恋类型，最后一种与依恋创伤显著相关。不过，在回避型中，她有效地区分了愤怒 – 轻蔑型和退缩型两种依恋方式，两者都包含高度的自立。**愤怒 – 轻蔑型**反映了愤怒的回避，以及以敌意、不信任和拒绝他人为特征的关系。相反，**退缩型**反映了一种对情感距离和个人隐私的偏爱，倾向于和他人保持一种相对冷静、理性和实用的关系。这种区别值得注意，因为愤怒 – 轻蔑型与临床症状有关，退缩型则并非如此。这一发现并不奇怪，因为愤怒 – 轻蔑型与高度的压力和关系冲突有关；相比之下，尽管没有达到理想的安全状态，但退缩型可以自我保护。值得注意的是，比富尔科的研究结果也强调了程度问题：轻微的不安全感（即使与儿童期虐待有关）未必会导致临床上的心理障碍。

临床意义

尽管到目前为止我已经讲述了很多内容，但我刚刚阐述的警告强调了一个事实，即我在识别典型的安全和不安全依恋模式方面的论述过于简单化了。在心理治疗中，我们不治疗类型，而是治疗个体。我们应该注意艾伦·苏劳菲和同事（Sroufe，Egeland，Carlson，& Collins，2005）在他们的明尼苏达纵向研究中所得出的里程碑式的结论："我们当然知道发展是复杂的，但事实证明它的复杂程度超出了我们的想象。"（p.301）当治疗师把过于简化的理论强加给病人时，就是在帮倒忙。然而，我们需要借助理论来建构对患者的理解，指导治疗的实施。治疗师在治疗中建立起对待患者的内在和外在工作模式以及与他们的关系，他们也对治疗师做着同样的事。依恋理论揭示了这些模式并认为：作为工作模式，它们是开放的，可以不断被修正。治疗师必须对复杂性保持开放，因为我们不断发展的对待患者的工作模式会影响他们的内在工作模式。最重要的是，我们应该提倡思想开放性。

前两章为理解创伤打下了基础。依恋与包括飓风、袭击、战争在内所有类型的创伤都有关系，原因很简单：创伤压力与濒临危险以及与一系列痛苦情绪做抗争有关。正如我将继续阐述的，从婴儿期到成年期，你通过依恋学习情绪调节，依恋一直是你缓解情绪痛苦的主要方式。此外，你在安全的依恋关系中能够得到最好的学习，在不安全的依恋环境中，你对于情绪调节的学习会受到不同程度的阻碍。创伤性依恋关系会带来最大的困难，因为它让你对缓解恐惧所必需的依恋产生了恐惧。

我喜欢亚里士多德（Bartlett & Collins，2011）的观点，即如果你有明确的目标，你更有可能实现你的目标。依恋理论和研究提供了这一目标，即实现安全的依恋关系。为了描绘这一宏伟的目标，我用了相当长的篇幅来描述从婴儿期到成人期的安全依恋。这个目标有助于指导我们建立从亲子治疗到成人心理治疗的各种治疗中需要达到的目标。在对于依恋创伤的治疗中，实现增强依恋安全性的目标最为重要，也最具挑战性。我提出了建立心理安全的三个关键因素：1）依恋中的安全感，即当你感到痛苦时，依靠安全港来获得舒适和安全感；2）探索中的安全感，即依靠依恋的安全基地，在探索世界时，包括在人际关系的世界中变得更自立；3）发展出内在的安全基地，也就是说，以一种关怀、关心和鼓励的方式与自己联结，实际上是在你自己的心中与自己发展一种安全的依恋关系。当然，正如依恋研究表明的那样，你无法仅靠自己获得心理安全，需要借助安全的依恋关系。

我发现不仅要在安全依恋中有一个明确的目标，同时也要懂得如何达到目标。不安全依恋的基本模式非常简单，两种模式截然不同。在焦虑－矛盾型（纠缠型）的依恋中，当你的依恋需求得不到可靠的满足时，你会采取更加努力的策略。你让痛苦和沮丧显露在外，希望唤起更多的情感回应，从那些你所依赖的对象那里获得舒适感和安全感。在回避型（轻蔑型）依恋中，你感到自己在处理痛苦方面无依无靠，所以你转移了注意力，远离了情绪上的痛苦，不向他人表达。矛盾型和回避型是为了适应不太理想的照顾方式所采取的策略，这些策略在人生的第一年就已经成形。显然，在生命早期，这些策略并非基于有意识的决定，它们是相对自动的程序，根据你所依赖的人的反应方式来管理你的依恋需求。

从婴儿期开始，此后的一生中你将根据自己的经历和对这些经历的解读发展出依恋关系的内在工作模式。这些模式包括你对他人反应的期望，以及你对自己的看法，例如自己是否值得被爱，是否有能力；还包括与你所依赖的人互动的方式，也就是说，以安全的、矛盾的还是回避的方式互动。你的模式或多或少以准确和有用的方式地指导着你的人际关系。作为工作模式，它们始终起着作用，如果你愿意接受新的经验，就有可能在以往经验的基础上进行修改。因此，工作模式的概念非常契合依恋安全性的稳定性和变化性，安全或不安全，取决于你重要关系的走向。你依靠工作模式和过往的经验，使关系具有一定的可预测性。通过与可靠的、有回应的、值得信赖的伴侣培养关系，你能改变这些模式，让依恋更安全。

我希望你已经发现，依恋理论和其研究结果并不悖于常识。从你所依赖的人的反应中，你学会了对舒适感和安全感抱以何种期待。你倾向于重复你所学到的，并将你从过往经历中学到的推广到当下的关系中。根据依恋的稳定性，依恋研究构建了安全、矛盾和回避策略的代际学习模式。可能对于每一个模式，你都可以想象到下面链条中的关联：1）父母当前关乎自身依恋史的心理状态，关乎 2）父母与婴儿的互动方式，进而关乎 3）婴儿对父母展现出来的安全性模式，又关乎 4）孩子在儿童期、青少年期和成年期的适应性，包括成人依恋模式和照顾行为。可以想象，如果以上每一环都始终保持稳定，那么这些模式可能会一代又一代地传递下去。

到目前为止，我一直在为依恋关系中的创伤搭建舞台，因为它会导致最深层的不安全感。不安全依恋的稳定性是一个需要解决的重大问题，因此我关注的是促进改变。为此我一直寻找在提升安全感的同时加强情绪调节能力的方法。我已将安斯沃思的反应敏感性概念作为发展依恋安全性的基础。正如彼得·福纳吉对依恋理论和研究所做出的开创性贡献中所提出的，反应敏感性的产生需要心智的相遇。在我看来，如果不考虑心智相遇方面的失败，我们将无法完全理解依恋创伤，这会是下一章的主题，我将随之搭建完成为理解依恋创伤而建的舞台。

第 3 章

在头脑中抱持想法

现在你已经较好地掌握了依恋理论，我希望你对反应敏感性这个概念还有印象。照顾者的反应敏感性对安全依恋的发展至关重要。同时，在与自己的关系中，你对自己痛苦情绪的敏感性对维持内在安全基地也至关重要。玛丽·安斯沃思发现，母亲的反应敏感性是安全依恋的关键，这极大地推动了发展性研究的进展。但是，反应敏感性仍然是一个宽泛且有些模糊的概念，在依恋安全性的代际传递研究中，反应敏感性与安全依恋究竟有着什么样的关联仍然值得商榷，留给我们的是一个“传递的缺口”（van Ijzendoorn，1995）：父母的安全性到底是如何传递给婴儿的？这个问题没有单一或简单的答案，但这一章将讨论这个难题最重要的一部分。下一章（依恋创伤）中将会讨论在传递过程中缺失的内容。

对婴儿、伴侣或自己的反应敏感性需要心理上的调谐：用福纳吉的一句令人难忘的话来说，就是在头脑中抱持想法（holding mind in mind）。在本章中，我希望你们将另外两个概念铭记于心：正念和心智化。我认为，要理解心理调谐和反应敏感性的机制，我们需要用心去体会正念和心智化。尤其值得注意的是，心智化这一概念正是作为填补代际传递缺口的一种方式而被提出的（Fonagy & Target，2005）。

为了让你用心体会的过程更加顺畅一些，不妨先做一个概览：你可以把正念理解为专注觉察当下的体验。你可以对一朵花、你的呼吸或者洗碗的过程正念。因为当下的体验还包括你头脑中正在发生的事情（所想、所感），所以你也可以对你的心智正念。通常，正念练习不仅可以培养你对自己心理状态的觉察，还可以扩展至对他人心理状态的觉察——你可以对别人和你自己的心理状态正念。

心智化不仅需要有意识地留意自己和他人的心理状态，还包括对与心理状态相关的行为进行更复杂的解读。如果你在读这本书的时候突然感到焦虑，你会很自然地试图找出原因，这个时候你就是在心智化。如果你和一个朋友坐在一家咖啡店里时，他突然无缘无故地大笑起来，你会奇怪于他为什么会这样，问他："有什么好笑的？"此时你就是在心智化，而当你的朋友解释自己时，他也在心智化。

本章的内容可以简单概述为：对心理状态的正念注意是心智化的基础，心智化即从背景和历史的角度，对这些心理状态的成因进行更为复杂的解读。鉴于心智化在依恋、创伤和心理治疗方面的作用，我在这本书中非常重视心智化。我也在这本书中给予了正念应有的地位，原因有三。第一，丰富的关于正念的文献阐明了心智化的基础：有意觉察。第二，正念（对当下的有意觉察）是一项极其宝贵的技能。正念根植于佛教的思想和实践，有着悠久的历史。它在心理学家中很受欢迎，正在获得广泛的研究，并被广泛地纳入心理疗法中，包括创伤疗法。它与创伤的联系很简单：正念能促进减压和情绪调节，因此，正念练习已被证明能减轻压力、焦虑和抑郁——普遍的创伤相关问题。第三，如果你已经熟悉正念，你可能在我提到心智化的时候会好奇："它跟正念不是一回事吗？"正如我说过的那样，这两个概念相似但不同。我认为要理解依恋和创伤，这两个概念我们都需要。我将从正念开始，它更简单一些，也更基础一些。然后，在讨论心智化之后，我将对这两个概念进行整合。

正念

我的一位导师彼得·诺沃特尼（Peter Novotny）以他的好奇心和开放的态度闻名，他在几十年前就向我介绍了正念。我加入了他带领的一个冥想小组，并根据他的建议阅读了一行禅师的一本书，题为《和平就是每一步》(*Peace is Every Step*)。这本书堪称一部优雅简约的艺术杰作，同时也是一部正念的典范著作。在书的开篇，他便提醒读者活着是一份珍贵的礼物，并敦促我们记住这个礼物：

> 我们很擅长为生活做准备，却并不擅长生活。我们懂得如何为了一纸文凭而牺牲十年的时间，也懂得如何拼命获得一份工作、一辆车、一栋房子，等等，却很难记住我们活在当下，只有这一刻我们才是活着的。在这一刻我们可以微笑、呼吸、走路和吃饭，这让幸福触手可及。我们的每一次呼吸，我们的每一步，都可以充满平和、喜悦和宁静。我们只需要醒着，活在当下。(Hahn，1991，p.5)

听起来是不是很有吸引力？当然，当心理学家接受一个看似简单的概念（如正念）时，他们会使它复杂化，研究它，并对它持不同意见（K. W. Brown，Ryan，& Creswell，2007；Davis & Hayes，2011；Mikulas，2011）。自我第一次接触正念以来的 20 年里，人们对正念的兴趣呈爆炸式增长，这在很大程度上得益于它对一系列健康问题（包括心理健康问题）的明显益处。快速增长的研究文献促使一群专注于正念的专家召开了一系列会议来达成某些共识。他们这样做的方式，我觉得既令人信服又高雅大方（Bishop et al.，2004；S. L. Shapiro，Carlson，Astin，& Freedman，2006）。他们在乔·卡巴金（1990）的领导下达成了这些共识，是卡巴金点燃了正念研究的星星之火，为患有慢性疾病的患者开发了一种情绪干预的手段，即正念减压。关于正念的工作定义，卡巴金提到："觉察产生于有意识地关注当下，不带任何偏见地体验当下。"（p.145）这一定义为我的综述撰写提供了指引。

与卡巴金的定义一致，毕晓普及其同事（Bishop et al.，2004）认为正念由两个基本部分组成，分别是**专注**于当下的体验，并培养对体验非批判性和**接纳的态度**，即使它在情感上是痛苦的。所有这些研究者一致认为，正念练习还有第三个方面，即它的意图或者目的，我们也可以将其视为正念练习的理想结果。我将从伦理学的视角来看待正念的第三个方面。从一开始，正念就是在一个坚实的道德背景之下发展的，在许多实践中，它也包含一个精神维度（Aronson，2004；Wallace，2009）。在回顾了正念的这三个方面之后，我将说明在冥想和心理治疗中培养正念的一些方法，最后我将简要介绍一些关于正念的治疗效果的研究。

专注于当下的体验

在海瑟顿（Hazelden）中心的一次讲座上，有位患者向我讲述了他的经历。海瑟顿是美国的一家治疗中心，以专门治疗那些与酒精和药物滥用做斗争的人而闻名。他说，有一天一位老师走进来，在黑板上用粗体字写下："注意，注意，注意。"不得不说注意是再重要不过的了，它不仅是意识的前提（Dehaene & Naccache，2001），也是"意识的主要结构特征"（Shallice & Cooper，2011，p.447），因此是我们所有有意行为的基础。尽管我早已深知注意在精神生活中的基本作用，但从那以后，我经常向别人提起这位患者的经历。我也很高兴通过患者发现了这位老师写下的话的出处——一位禅宗大师。威廉·麦金托什（William McIntosh，1997）在一篇文章中曾引用他的话。

> 这天，尽管大师正在闭关修行，但一位旅者还是专程造访，想要祈求一句金玉良言为其人生指点迷津。大师和蔼地点点头，拿起一张纸，在上面写了两个字——"注意"。旅者很困惑。"那太简短了。请你再详细说明一下好吗？"大师把纸拿回去，写下："注意，注意，注意。""可是这些话是什么意思呢？"旅者无可奈何地说。大师伸手拿过纸，写道："注意，注意，注意意味着注意。"（p.47）

正念的核心是**纯粹的注意**（Mace，2008），也就是说，注意你的感知或感受，而不做思考或判断。因此，毕晓普（Bishop）和同事（2004）认为正念是调节注意焦点的一种技巧，即对此时此地正在发生的事情保持警觉。正念不仅需要持续专注的技巧（例如努力专注于你的呼吸），还需要在发现自己失去正念时灵活地转移注意力。通常情况下，你会因为沉溺于对过去或未来的思考而远离当下、失去正念。例如，当你试着对当下保持正念时，你可能发现自己在反思一场令你后悔的争吵和一段糟糕的关系。或者你可能开始担心第二天要处理的冲突，以及所有可能出错的地方。这样做只会让自己沉浸在痛苦之中无法自拔。正如一个世纪前威廉·詹姆斯（William James）所写的，“与一种不好的感受做斗争只会让我们把注意力固着在其上，让不好的感受挥之不去”(Richardson，2010，p.132)。

一行禅师（1991）认为，“大多数时候，我们想得太多”，而且“很多想法都是无用的”。他接着说：

> 这就好像，我们每个人脑海中都有一卷磁带日夜不停地播放着。我们想这想那，很难停下来。对于盒式磁带录音机，我们只需按下停止键，然而我们的思维没有任何按钮。(p.11)

从技术上讲，要保持正念，你必须培养“抑制对想法、感受和感觉进行二次加工的能力”（S. L. Shapiro，Carlson，Astin，& Freedman，2006，p.376）。即使你下定决心正念走路，你也可能会想“这很无聊”，然后继续想“我不擅长这个”，更进一步你会想“我永远无法控制我的思想”，不断进行诸如此类的加工。这看似矛盾：要避免自己陷入沉思，你反而需要保持警觉！重申一下，你必须**对心灵保持正念**，就像你可以对自己的呼吸或一朵花保持正念一样——“用心灵……观察心灵”(Kornfield，2009，p.37)。当你试着用心正念的时候，你会很快发现，正念**既简单又困难**。简而言之，“正念就是 100 次失去你的注意力，然后再第 101 次把它拉回来”（Roemer & Orsillo，2009，p.137）。

对体验的接纳态度

现在，我将从既简单又困难的部分进入更困难的部分，即培养一种对体验的接纳态度。正念需要保持开放的心态，对**所有的**体验保持**好奇的态度**和**不加评判的接纳态度**。鉴于接纳在正念中的基础作用，我们讨论的治疗方法可以归结为以正念和接纳为基础的行为疗法（Roemer & Orsillo，2009）。我倾向于从依恋理论的角度来看待正念中的接纳，认为对痛苦情绪采取接纳的态度是一种与安全依恋相一致的与自己相联结的方式。因此，接纳痛苦的情绪是内在安全基地的支柱。

和正念一样，接纳也是一个古老而复杂的概念，根植于许多宗教传统中（Williams & Lynn，2010）。半个多世纪以来，心理学家和心理治疗师一直非常关注自我接纳和对他人的接纳，以及它们之间的联系。接纳被视为正念的一个关键方面，与心理状态有关；在这个背景下，回避是接纳的对立面。然而，对体验保持一种好奇、接纳的态度看似容易，但意识到对痛苦的情绪也必须如此时你才会发现这并非易事（Bishop et al.，2004）。对于与创伤经历有关的恐惧和痛苦的感受，你也需要持这样的态度。试想一下要对自己恐惧、愤怒、嫌恶、羞愧和内疚的感受感到好奇，同时对来自过去的困扰你的创伤后图像感到好奇会有多么困难，你就会明白：道理都懂，但做起来真的极难。

关于面对创伤性情绪，我必须对“接纳”进行充分的说明。为此，我将首先在接纳和回避之间进行对比，接下来讨论两种接纳策略：第一，对内部的心灵世界和外部的现实世界之间的区别保持正念；第二，愿意在经历痛苦情绪的同时从事有价值的行动。

正如斯蒂文·海斯（Steven Hayes）和其同事（Hayes & Strosahl，2004；Hayes，Strosahl，& Wilson，1999）开发的“接纳承诺疗法”这一名字中所显示的，接纳在命名中的首要位置体现了它的重要性。海斯指出，回避是接纳的对立面。众所周知，受过创伤的人倾向于回避创伤性情境，从而屏蔽与创伤记忆有关的痛苦感受、图像和感觉。回避是创伤后应激障碍的诊断核心，部分原因在于回避（而非应对）会让你一直无法摆脱困境。

海斯和同事有效地区分了情境性回避和经验性回避。**情境性回避**是直截了当的：如果你在酒店房间被侵犯，那么你可能会避免在酒店睡觉。**经验性回避**要复杂得多：

> 当一个人不愿意与特定的个人经历（如身体感觉、情绪、想法、记忆、行为倾向）保持联系，并采取措施改变这些事件发生的形式或频率，以及引发这些事件的情境时，经验性回避就出现了。（Hayes，Strosahl，& Wilson，1999，p.58）

因此，在陷入经验性回避时，你可能会努力避免回忆、想象、思考或谈论创伤性经历，从而避免与之相关的痛苦感受。然而，回避特定的情形是一回事，回避自己的想法却是另一回事。对心理过程的研究表明，经验性回避往往适得其反（Roemer & Orsillo，2009；Wegner，1994）：为了避免那些不想思考的事情出现在脑海中，你必须时刻保持警惕；但奇怪的是，你的警惕反而会让那些想要回避的想法、感受和记忆留在你的脑海中。试想一下，当有人告诉你，如果你在接下来的五分钟内想到一只老虎，就会受到痛苦的电击。你会想到老虎吗？

进行情境和经验性回避完全是自然而然、情有可原的；没有比逃离痛苦更强的奖赏了。回避当然可以让你远离疼痛，不过只能在一定程度上远离。用麻醉剂来止断臂之痛并不能代替看骨科医生。回避情绪痛苦会让你无法直面问题并处理问题；在最坏的情况下（如创伤后应激障碍），你会生活在对自己心灵的恐惧中。它还会限制你过上自由的生活。避免住旅馆是一回事，避免独自外出则是另一回事。

因此，正念练习的一个主要目标是通过**经验性接纳**来对抗经验性回避，也就是说，不管你的想法、感受和感觉多么令人痛苦，都要敞开心扉接受它们。如果你能避免陷入反复思考，如反刍、纠结、担心或内疚，那么接纳会更容易。这种正念注意可以使令人不安和痛苦的想法和感受变得短暂，从而更容易被接受。如果你克制自己，不去反复想它们，就会发现它们只是在你的脑海中一闪而过。因此，正念练习的精妙之处就在于此：让想法在你的大脑中来去自如。（Hayes，Strosahl，& Wilson，1999）例如，你可以想象站在河岸边，看着溪流中漂过的树叶，让你思想的文字写在漂过的树叶上。

现在我来谈谈正念和心智化的一个基本原理：**你脑中发生的事与现实是分开的**。你对痛苦经历保持接纳态度的能力的高低取决于能否进行这样的区分。我的同事、认知治疗师汤姆·埃利斯（Tom Ellis）的办公室里有一幅用粗体字写的标语："不要全盘相信你的每一个念头！"一位冥想老师曾估算"普通人每天有七万多个想法"（Kornfield，2009，p.139）。我不知道这个估算有多准确，但它至少给我们带来了这样的疑问：这些想法中有多少值得认真对待？你所担心的事情有多少实际发生了？据说马克·吐温曾打趣道："我的生活充满了可怕的不幸，其中大多数从未发生过！"（Kornfield，2009，p.294）思维是富于想象的——是具有创造性的，同时也是忧虑的、害怕的和愤怒的。你可以想象所有可能出错的事情，从而使自己陷入疯狂。用认知治疗师的行话来说，草木皆兵会让你的头脑一直处于惊恐状态。当你小题大做、焦虑发作时，就失去了内心世界和外部世界的界限，从而会让自己变得杯弓蛇影、草木皆兵，酒不醉人人自醉，会变得身未死而心先亡。正念会为你创造一个空间，让你从思维（自杀的想法）和现实（自杀的行为）中抽身，意识到它们是不一样的（J. Holmes，2011）。

因此，保持内在世界和外在世界的区别感是正念的核心。这需要你一定程度上有意识地与头脑中的想法分离，观察它，接纳它作为你的经验，而不过分地看重或是相信它。认知治疗师使用两个术语来指代维持心灵与现实之间的分离：去中心化（decentering）和去融合（defusion）。我将斗胆对这两个术语进行阐述。西格尔和同事（Segal，Ma，Teasdale，& Williams，2007）使用**去中心化**来指代"一个人将自己的想法和感受视为暂时的、客观的事件，而不是自我真实状况的反映的能力"（p.234）。去中心化捕捉到了**感到无价值**和**无价值**这二者之间的区别。与**认知融合**——无法区分心理事件和现实（相信你头脑中的一切）相对，海斯和同事（Hayes，Strosahl，& Wilson，1999）

使用了“认知去融合”这个术语。从技术上讲，认知融合源于未能意识到产生心理内容（想象到的危险）的心理过程（担忧），从而不带疑问地接受表面上的内容，简而言之，即一种“符号与事件的融合”（Hayes，Strosahl，& Wilson，1999，p.73）。这种融合导致了经验性回避，因为心理事件被体验得太真实了，往往不容置疑。如果想法或记忆让你感到恐惧，你就不再愿意去思考或回忆。因此，接纳承诺疗法的干预方法旨在促进认知去融合，将注意力从心理内容转移到心理过程：

> 临床上，我们希望教会患者把想法看成想法，把感受看成感受，把记忆看成记忆，把身体上的感觉看成身体上的感觉。就事论事的看待问题方式并不会从本质上危害到人类的福祉。反而是将经历看作有害的、不健康的、不好的并对其加以控制和消除会危害到人类的福祉。（Hayes，Strosahl，Bunting，Twohig，& Wilson，2004，p.8）

当你启动正念并运用去中心化或去融合时，就能够在想法和现实中间留有一些空间，不会把想法过于当真。认为自己是失败者和自己就是失败者是不一样的；渴望赌博并不意味着你必须去赌场。当然，有很多想法你需要去相信，例如：如果你开车撞到墙上，你就会受伤；如果一个让你感到害怕的人会对你构成真正的威胁，你必须采取行动。事实上，你需要与这样的一些想法进行“融合”。但是大部分心理活动，尤其是你对自己和他人的想法和感受，与现实的联系要松散得多，你最好不要太沉迷于其中。有时候，仅仅稍加有意识地接纳，就会有帮助。

> 我曾与一名抑郁症住院患者进行工作，他在第一次心理治疗期间，承认自己一直被亵渎宗教的性本质思想困扰，而他从未与任何人谈论过这种思想。我们不知道是什么引发了这种侵入性思维。“不要紧”——我没有直接使用这个词，而是建议他对这些想法采取一种正念的态度，鼓励他允许这些想法存于并流经脑海而不做过多的思考。在之后的治疗中，他报告说，这些想法对他的困扰有所减轻。

> 我想我自己的好奇心和接纳的态度已经让他有所松动。我还告诉他我的人生信条：每个人都有感到羞于示人的想法，我向他保证我确实有。这使他感到惊讶，因为他认为自己在这方面很不寻常。然后我建议他在病友中间做一个小调查，看看他们是否有让自己感到羞耻、不想告诉任何人的私人想法。他带着调查结果来到下一次治疗，表示绝大多数同龄人也承认自己有这样的想法。在对这些想法采取了一种更接纳的态度之后，侵入性思维出现的频率大大减少了，他也不再那么受它们支配了。

如前所述，进行经验性回避是情有可原的，而要采取经验性接纳却有悖常理。进行这种心理转变需要许多人进行 180 度的大转弯。促进正念接纳的方式除了练习分离（去中心化和去融合）外，还可以通过**行动**。我看到很多患者希望治疗能帮助他们摆脱焦虑，这是可以理解的。他们受到了精神创伤，经历过严重的焦虑，这也难怪。对焦虑的恐惧会加剧焦虑本身（最坏的情况是，诸如心跳加速一类很轻的焦虑征兆都会诱发惊恐；Craske & Barlow，2008）。焦虑变成了童年时床下的怪物，避免往床下看反而会让怪物变得更加真切。矛盾的是，回避焦虑反而会加重焦虑。那些有学期论文任务压身的大学生，因望而生畏而变得拖拖拉拉，又会随着论文提交时间节点的日益临近而变得越来越恐慌。从另一个方面来说，做一些让你焦虑的事情会在短期内增加你的焦虑，但从长期来看会减少你的焦虑，这是暴露疗法的基础。

接纳承诺疗法的核心原则（Hayes，Strosahl，& Wilson，1999），是激发人们采取行动的意愿和承诺，目的在于改变优先次序：进行有价值的活动比避免痛苦的感受更为重要。在做你想做或需要做的事情时，体验并接纳你的感受。你想加薪，但一想到要向老板提出要求，你的焦虑就会增加。你想约会，但又担心打电话会被拒绝。最好的策略是在感到焦虑的同时要求加薪和打电话。我把这种策略称为**在焦虑的同时行使功能**。如果曾经在酒店被人攻击过，焦虑时就睡在类似的酒店房间里（在安全的情况下）。如果有演讲焦虑那就在焦虑时演讲，面对那些让你焦虑的人。如果感到羞耻，就带着焦虑在心理治疗中谈论羞耻感。接纳别人会注意到你的焦虑的事实。他们很可能会接纳，不会因此而谴责你。同时，也要接纳他们可能不会接受的事实。你可以把在焦虑时可能需要做的所有事情列一个清单。同样的道理也适用于在愤怒、沮丧、内疚等情绪中行使功能。

通过行动来改变你的感受，这是行为疗法的基石。威廉·詹姆斯在 1899 年写道：

> 在一个人的行为准则中，最广为人知也最有用的一条，就是首先去关注我们所做和所表达的事，而不要太在意我们的感受。行为似乎发生在感受之后，但实际上二者是并行的。行为实则是在意志更直接的控制下，而感受则不是，通过调节行为，可以间接地调节感受。（Richardson，2010，p.131）

综上所述，正念意味着对当下经验的注意，包括对内在世界和外在世界的正念觉察。正念需要觉察以及一种态度，一种支撑内在安全基地的接纳态度。这种接纳的培养是通过不把想法看得太重，不把内在和外在的现实混为一谈，不让感受阻碍你做想做和需要做的事情来实现的。很明显正念在应对创伤中起着重要的作用。但正念不仅仅是一种技巧或应对策略，理想情况下，它是一种生活方式，内含于一种伦理价值体系。

正念的伦理目的

许多心理治疗师既不想改变患者的宗教信仰，也不想冒犯他人，因此煞费苦心地强调正念教育的世俗性（Roemer & Orsillo，2009）。抛开精神上的起源不谈，正念练习的确有完全实用主义的运用方式，例如，用于促进患者对一般疾病的应对或减少焦虑。接纳有一个“相当有趣的复合悖论：我们通过接纳（内部事件）来摆脱它们，通过放手来控制它们”（Williams & Lynn，2010，p.11），其中内含着实用主义的目的。

尽管如此，我们不应该忽视正念的伦理和精神维度。我同意肖娜·夏皮罗（Shauna Shapiro）及其同事的观点：

> 当西方心理学试图从原始宗教/文化根源中提炼出正念实践的精髓时，却在某种程度上失去了佛教中开悟和关怀众生的意图。将这一部分明确地带回我们的模型中似乎很有价值。（S. L. Shapiro，Carlson，Astin，& Freedman，2006，p.375）

开悟是一种崇高的愿望，关怀（compassion）的获得要更容易一些。在佛教和世俗的正念文献中，培养关怀是一个普遍的主题，而在创伤领域，最需要的莫过于关怀，因为创伤会带来极大的痛苦。我们不能把关怀和怜悯（pity）混为一谈。玛莎·纳斯鲍姆（Martha Nussbaum，2001）将关怀简单地定义为"一种痛苦的情绪，这种情绪是由于觉察到另一个人不应该遭受的不幸而产生的"（p.301），她将关怀与怜悯区分开来，后者需要纡尊降贵，即俯视受难者。对自己的痛苦经历形成一种接纳和不评判的心理态度，为自我关怀提供了基础，这对创伤的疗愈至关重要（Allen，2005）。作为主流宗教的一个基础（Armstrong，2010），促进对自我和他人的关怀在心理健康文献中正越来越流行（P. Gilbert，2010；Neff，2011）。

包括慈爱冥想在内的一些正念修习可以很好地增强关怀，慈爱不仅适用于自己，还适用于他人。卡巴金（1990）以邀请参与者有意识地唤起对自我的爱和仁慈作为冥想的开始："愿我免于愤怒，愿我免于仇恨，愿我充满关怀，愿我对自己感到仁慈。"（p.183）然后将冥想延伸到你所关心的人身上："愿他（她）快乐，愿他（她）免于痛苦和折磨，愿他（她）体验爱和快乐。"（p.183）接着将冥想扩展到一个与你关系不好的人、一个你并不关怀的人身上。最后将这种感受延伸到所有正在受苦的人或需要仁慈或关怀的人，实际上延伸到了地球上所有的生物。

以安全依恋为背景，从接纳到关怀再到爱，截至目前我们已经在这条道路上绕了很大一圈，我认为这是恰当的。在工作中我们应该直言不讳，不要羞于谈及爱。话虽如此，我们不能简单地从自我关怀滑向对他人的关怀，从自爱滑向对他人的爱，而不注意中间的转变过程。毫无疑问，正如你可以对自己的情绪状态保持正念一样，你也可以对他人的情绪状态保持正念——而且应该如此。但是值得注意的是，总体上来说，正念研究偏向对自我的关注，忽视了对他人的关注（Mace，2008）。实际上，正念疗法和研究中对自我觉察的主要强调是具有讽刺意味的，因为佛教强调自我超越（Wallace，2009），也就是说，放弃我们对“自我”的强烈执着。

我发现艾丽斯·默多克（Iris Murdoch）的作品很是鼓舞人心，我曾用她的作品来阐明心智化的伦理维度（J. G. Allen，2008b；Allen，Fonagy，& Bateman，2008）。我意识到自己此刻正在不知不觉中把正念的伦理引向心智化。不过，默多克的思想确实通过吸引人们注意他人的心理状态（反应敏感性的基础），架起了正念和心智化之间的桥梁。默多克对**注意**给予了极大的重视，注意她是如何描述的：“我用‘注意’这个词……来表达对个人现实公正而又慈爱的凝视。”（Murdoch，1971，p.33）简单地说，“爱是对个体的体认”（p.27）。默多克还非常重视**想象力**，认为想象力在对他人保持正念上至关重要。想象力是“描绘完全不同事物的能力，尤其是真实地描绘和认识他人的存在的能力”（Murdoch，1992，p.322）。此外，默多克认为保持“无我化”是我们在感知他人真实存在时面临的核心挑战。她描述了“自我保护性焦虑中常见的自我中心”（p.174），并断言，“自我中心的焦虑遮蔽了世界”（p.244）。她珍视无拘无束的想象力，认为它是“对世界自由和创造性的探索，朝着表达和阐明（以及艺术性地颂扬）真实和深刻之事的方向迈进”（p.321）。正如她所认识到的，运用注意力和想象力来克服自我中心绝非易事：“我们平常的意识充满了幻想。我们的‘领会’常常是肤浅的。焦虑、恶意、嫉妒、贪婪、各种自私的想法和本能的依恋，可能会扭曲或掩盖我们所面对的东西。每时每刻，我们都在‘注意’或未能注意。”（Murdoch，1992，pp.295-296）这句话很像来自佛教的正念文献。

默多克（1971）将“现实”解释为“慈爱的耐心之眼所见的”（p.39），从而引出了正念的伦理和道德问题：“意识是一种道德活动形式——我们注意什么，我们如何注意，我们是否注意。”（Murdoch，1992，p.167）更详细地说：

> 显而易见，善与知识有关：不是普通世界的客观的、准科学的知识（不管那是什么），而是对真实情况的精炼、诚实的感知，对一个人所面对的问题耐心、公正的识别和探索。这不仅是睁开眼睛的结果，还是一种我们十分熟悉的道德纪律的结果。（Murdoch，1971，p.37）

因此，默多克（1992）认为，心理治疗的实践者“不可避免地会被卷入道德判断、道德反思和广义的洞察中”，因为“我们是在对心灵进行工作”（p.307）。在创伤治疗方面，她的这一提法再恰当不过了。毫无疑问，肯定正念的这种伦理维度会使我们陷入一个不可避免的困境：我们必须找到一种方式，在不以狭隘的评判方式进行道德说教的情况下，参与这种不可避免的道德活动（J. G. Allen，2008b）。正念所信奉的价值观并不狭隘（Armstrong，2010），我也并不羞于承认我所倡导的价值观。在教育团体中，我经常承认：“接下来我的教学会有布道色彩。”我相信我们所有的治疗师都在布道，却并不总是愿意承认这一点。

对治疗师来说，没有什么是比跟随默多克的指引，立志于对自我和他人的现实性保持正念更为明智的做法了。正如默多克（1971）所说，正念注意是一个远大的抱负：

> 爱带来了正确的答案，是对公正与现实主义的实践，而且是真正地去观察。困难在于要把注意力集中在真实的情况上，防止以自怨自艾、幻想和绝望的方式来安慰自己，从而一厢情愿地回到自我……认识世界的本来面目是一项任务……当‘时机成熟’时我们做出正确行动，不是出于意志的力量，而是出于我们日常依恋的质量，以及我们所拥有的能量和洞察力。与此相关的是我们全部的意识活动。（p.89）

现在我希望你能看到，我从对自我保持正念推进到对他人保持正念，再到对爱这一领域的讨论——这条道路直接通向了依恋的领域。用默多克的话来说，安斯沃思的反应敏感性来自正念注意：对个人现实公正而又慈爱的凝视。显然，抚养孩子是一项道德性的努力。我同意杰里米·霍姆斯（2001）所说的依恋理论中的“隐性道德色彩”，以及他提出的关于安全和不安全依恋模式不仅是发展模式，还是“道德地图”（p.xiii）的观点。在这一章后面的部分，我在讨论依恋和正念、心智化这些概念之间的关系时，将再次回到这些主题上。

培育正念

我们必须小心区分正念注意的活动和旨在促进它的练习，其中最主要的是冥想（Davis & Hayes，2011）。正念文献对专注冥想和内观冥想做了重要的区分。**专注冥想**需要将你的注意力引导到一个单一的焦点上，比如你的呼吸。专注时，您会发现失去焦点（100 次），然后轻轻地将焦点移回（101 次）。相反，**内观冥想**对培养对心灵的正念特别有帮助。戈尔茨坦和康菲尔德（Goldstein & Kornfield，1987）指出顿悟冥想促进了对心理状态的注意，并举例说明了前面讨论过的接纳和去中心化的原则。他们将冥想者的注意力引向关注心理状态的持续变化，同时追求“避免对它们过分认同”（p.35）：

> 保持一种开放性和警觉性，让任何呈现的想法都成为觉察的对象，并让所有身心的对象自行产生和消失。我们的做法是简单地靠在椅背上，记录下每时每刻出现的想法，不做判断，不做评价，不做解释。很简单，仅仅注意正在发生着什么即可。（p.36）

大量的文学作品中也涵盖了无数培养正念的策略。卡巴金（1990）开发了一种独特的减压干预方法，它不同于正念在各种心理疗法中的应用，在这些疗法中，正念与既定的实践相结合。我将提供一次快速的旅行，从介绍卡巴金开创性的减压计划开始，然后到正念如何被纳入抑郁症的认知治疗、边缘型人格障碍的辩证行为治疗，再到接纳承诺治疗，以及焦虑症的元认知治疗（它直接结合了正念和心智化）。鉴于大量与压力相关的问题及精神障碍都与依恋创伤有关，所有这些干预方法都与本书的主要关注点相关。我吸取了所有对我的论述有帮助的资源。

卡巴金（1990，2003）于1979年开始发展基于正念的门诊减压团体，为期8周，干预的对象是身患一系列一般疾病（如心脏病、肺病、癌症和慢性疼痛）却从标准医疗护理中受益有限的患者。正念干预不是为了取代，而是为了补充标准护理。干预包括关于压力和压力管理策略的教育，但侧重于以身体为主的各种正念练习（例如专注于呼吸、专注于扫描全身、专注于瑜伽和步行运动）。此外，还有针对想法和情绪的正念练习，以及在本节前面描述过的接纳的态度。为了给正式的培训提供补充，卡巴金写了一本《多舛的生命》（*Full Catastrophe Living*），指导读者使用该干预计划，以及《正念：此刻是一枝花》㊀（*Wherever You Go, There You Are*）来指导读者进行更多非正式的练习。马萨诸塞大学医学院的正念中心提供各种视听材料来支持正念练习。

津德尔·西格尔（Zindel Segal）和同事开发了抑郁症的正念认知疗法（Segal，Teasdale，& Williams，2004；Segal，Williams，& Teasdale，2002），着眼于预防慢性复发性抑郁症患者的进一步复发。该方法采用小组治疗，为期8周，每次2小时。这种干预运用正念减压方法的核心部分以改变消极思维。与在卡巴金的项目中一样，患者接受关于抑郁复发和正念知识的教育，但干预的核心是通过练习和日常实践来培养正念技能。而标准形式的抑郁症认知疗法（Beck，Rush，Shaw，& Emery，1979）仅通过帮助患者学习识别自动的、不切实际的、令人沮丧的想法（例如“我不能做任何正确的事，我永远不会做任何事！”），挑战它们的有效性，从而帮助患者调整并培养出更合理的想法（例如“当我努力工作时，我在很多事情上都取得了成功”）。

如前所述，正念不同于认知疗法：它不关注想法的**内容**，而是关注你与想法**联结**的方式。只要你不当真，“我做不好任何事”的想法就不是问题：你要观察这个想法，接纳它，然后放手。记住这句箴言：不要全盘相信你的每一个念头。众所周知，抑郁症患者倾向于反刍自己的问题，他们会认为自

㊀ 两本书的中文版已由机械工业出版社出版。

己这样做是在解决问题，而实际上反刍会导致更糟糕的应对，加剧抑郁情绪（Nolen Hoeksema，2000）。因此，抑郁情绪和抑郁思维是自我延续的。我喜欢这句话："当你陷入困境时，首先要做的是停止刨根问底。"通过正念，患者学会从令人沮丧的思维模式中解脱出来，这样他们就可以感受到悲伤或接受令人沮丧的想法，而不必在事情变糟时重复令人沮丧的想法，使自己重新陷入全面的抑郁状态。因此，正念技能与其他预防复发的策略一起，使患者能够将抑郁症的复发扼杀在"萌芽状态"（Segal，Teasdale，& Williams，2004）。

玛莎·莱恩汉（Marsha Linehan，1993）开发了辩证行为疗法，这是一种得到广泛研究支持的疗法，针对具有复发性自杀和非自杀性自伤倾向、被诊断为边缘性人格障碍的患者，这种障碍通常以依恋创伤为核心。自伤行为，如自我割伤，在某种程度上可以被看作相对绝望和无效的痛苦情绪管理和表达策略（Nock，2009）。辩证行为治疗法中的辩证是指平衡**接纳**事物本来面目和**改变**的需要。莱恩汉的治疗方法将个体治疗和团体技能训练相结合，是复杂的、包含多个层面的。尽管正式的冥想练习不是治疗的一部分，但就像一些其他临床人员一样，莱恩汉认为正念是康复的核心技能。她将正念引入辩证行为疗法中所谓的"什么"技能和"如何"技能之中。三种"什么"技能是：学习正念**观察**事件和情绪，即使它们令人痛苦；学会用语言**描述**事件和个人反应，以便沟通和个人控制；学会在不自觉的情况下集中注意地**参与**活动。三种"如何"技能是：对经历采取一种**不带评判**的态度；专注于**当下**，一次专注于一件事；在实现目标的过程中采取**有效的行动**。与对经验采取一种正念的态度相一致，莱恩汉教授"痛苦容忍技术"，并提倡**彻底的接纳**：

> 彻底的接纳是完全开放的体验，进入现实，就在此时此刻。完全开放的接纳没有限制，没有扭曲，没有判断，没有评估，没有试图保留或摆脱经验……另一种思考方式是，彻底的接纳就是彻底的真理。换句话说，接纳是去体验一件事，完全抛去想要或不想要它变成什么样的想法带来的阴霾。它是无与伦比的进入现实的状态。（Robins，Schmidt，& Linehan，2004，p.39）

接纳承诺疗法（ACT；Hayes，2004；Hayes，Strosahl，& Wilson，1999）是一种整合的治疗方法，建立在认知行为疗法的基础上，但不能简化为一套技术。事实上，它远远超出了方法，“它提供了一种关于人类状况的基本理论和哲学”（p.16）。正如海斯和同事总结的那样，“简单地说，ACT 是一种治疗方法，它使用接纳和正念过程，以及承诺和行为改变过程，以产生更大的心理灵活性”（Hayes，Strosahl，Bunting，Twohig，& Wilson，2004，p.13）。如前文所述，ACT 与其他方法一样重视正念接纳，更具体地说就是，努力从经验性回避转向经验性接纳。但是，正如海斯（2008）所指出的，在强调接纳的同时，对承诺的强调是 ACT 对传统认知疗法的重大贡献，我想在这里强调这一点。扩展一下前面提到的观点，避免情绪痛苦会让你付出生活受限的代价。ACT 特别重视识别核心价值观并参与有价值的行动，即使这样做会让人在情绪上感到痛苦。因此，ACT 强调了承诺的根本重要性，承诺即采取行动的意愿。简言之，“你可以选择控制你的感受而失去对生活的控制，或者放弃对不适感的控制而获得对生活的控制”（p.135）。海斯和他的同事总结道：

> ACT 的核心是一种行为治疗。它的最终目标是帮助来访者在生活中发展和保持一个有价值的行为轨迹。所有的 ACT 技术最终都被用来帮助来访者按照他们所选择的价值观生活。尽管 ACT 具有情绪唤起性，但 ACT 不同于一些以情绪为中心的方法，这些方法出于自身的考虑，不关注直面痛苦和自己选择逃避的个人体验。相反，在 ACT 中，接纳消极的想法、记忆、情绪以及其他个人事件，只有在服务于来访者所重视的目标的情况下，才是合理且被提倡的。帮助来访者确定有价值的人生目标……并在面对情绪障碍的情况下依然努力去实现它们……这既是 ACT 的指导思想，也是 ACT 的可贵之处。（Hayes，Strosahl，& Wilson，1999，p.205）

元认知疗法是一种认知治疗方法，与正念和心智化有着特殊的理论联系，由阿德里安·韦尔斯（Adrian Wells，2009）开发。元认知狭义上是指对思考的思考，广义上说，是指“任何与对认知的解释、监控或控制有关的知识或认知过程”（p.5）。与心智化一样，治疗的关键目标是保持心理状态和真实事件之间的区分（例如，区分记忆和当前现实）。元认知疗法促进了一种超然的正念态度：

> 一种对内部事件的觉察状态，不对其做出持续的评价，也不试图控制或抑制它们，或对它们做出行为上的反应。举例来说，当一种侵入性的想法出现时，人们决定不去担心，而是放任这种想法占据其应有的心理空间，不采取进一步的行动，也不做进一步的解释，因为他们知道，它只是头脑中的一个事件。（p.71）

治疗上，除了促进对消极思维及侵入性症状的正念外，元认知疗法还通过注意力训练来促进这种超然的正念。

正念的益处

正念已经有上千年的历史了，但是直到最近它的益处才引起了心理健康专家的注意，他们对正念进行了系统的研究。正念练习，比如冥想，最初是为了提升正念**状态**，最终是为了增强正念的**特质**，即持久的正念倾向（Garland，Gaylord，& Fredrickson，2011）。在实际应用中，正念已经被用于治疗广泛的精神障碍，不仅包括焦虑和抑郁，还包括边缘性人格障碍、物质滥用、进食障碍和精神病症状（Roemer & Orsillo，2009）。综合评估正念干预的有效性是很难实现的，因为治疗方法各不相同（K. W. Brown，Ryan，& Creswell，2007）。虽然每种疗法都包含很多方面，但其中一些更关注冥想练习（例如正念减压和正念认知疗法），而另一些则将正念纳入更为整合的干预措施中（例如，辩证行为疗法和承诺接纳疗法）。

对正念干预效果的近期研究的综述揭示了它所带来的种种益处（K. W. Brown，Ryan，& Creswell，2007；Davis & Hayes，2011）。正念与基本的心理逻辑能力提升相关，包括注意力、认知灵活性、情绪调节能力增强，压力反应减少，从负面情绪中恢复得更快，反刍倾向减弱，以及能更好地觉察、理解和接纳。因此，正念与幸福感和积极情绪增加，身体健康和疼痛改善，以及焦虑、抑郁和冲动减少有关。对 39 项研究结果、1140 名患者的元分析显示，从正念治疗开始到结束，患者的焦虑和抑郁水平显著下降（Hoffmann，Sawyer，Witt，& Oh，2010）。此外，其中 19 项研究包括了随访评估（平均 27 周），这些评估显示了正念持久的益处。总体的研究评估了焦虑、抑郁及一系列其他症状的变化，包括一般的疾病，不过结果显示正念对精神疾病患者的益处最大，也就是说，可以减少焦虑症患者的焦虑和减少抑郁症患者的抑郁。

应用正念以治疗慢性抑郁症特别值得注意，因为治疗效果引人注目，并且有依恋创伤史的患者普遍存在抑郁相关的问题。西格尔及其同事（Segal，Williams，& Teasdale，2002）针对抑郁症设计的正念认知疗法已被证明可以防止抑郁症复发，尤其是高危患者，即有多次抑郁症发作病史的患者。注意，这种心理治疗干预是在患者从急性抑郁期恢复后实施的，此时患者有能力进行正念练习。让人印象深刻的是，正念干预已被证明可以像继续服用抗抑郁药物一样有效地预防复发（Segal et al.，2010）。

再想想威廉·詹姆斯一个世纪以前的观察发现：与一种不好的感受做斗争，会让它牢牢地留在脑海里。在我看来，这就像一种反射，当事情变得糟糕时，感到沮丧是完全自然而然的。但是正念可以阻止从感到低落到患上抑郁的螺旋上升过程，二者之间有很大的区别（Allen，2006a）。正如前面所讨论的，从消极思想中去中心化：只是观察它们而不相信它们，这在治疗中起着重要的作用。西格尔和同事（Segal，Ma，Teasdale ，& Williams，2007）指出，去中心化与较低的焦虑和抑郁水平以及较弱的反刍倾向有关。此外，去中心化与较少的经验性回避相关。这些研究者注意到，新的研究结果表明，与那些接受抗抑郁药物治疗得到缓解的患者相比，通过接受认知－行为治疗得到缓解的抑郁症患者表现出更多的去中心化。这一发现具有特殊的意义，因为治疗后高水平的去中心化与更持久的治疗效果有关。

研究进一步探索了正念干预发挥作用的心理机制（Kuyken et al.，2010）。

参与者是有三次或三次以上抑郁发作史的患者，他们曾得到有效的抗抑郁药物治疗。一半的患者被随机分配到继续用药组；另一半则停止药物治疗，开始接受正念认知治疗。所有患者均进行了为期 15 个月的随访，每 3 个月随访一次。之所以选择这些患者，是因为他们有多次复发病史，而且复发率很高：正念组有 47% 的人复发，而持续药物治疗组为 60%（二者间的差异没有统计学意义）。但研究人员主要对随访时抑郁症严重程度的决定因素感兴趣。不出所料，他们发现，与药物治疗相比，正念组在治疗结束时表现出更高的正念和自我关怀水平。15 个月时，增强的正念和自我关怀让抑郁程度减轻。

研究人员除了将正念与抑郁联系起来，还让参与者接受一项挑战：检查他们对短暂抑郁的反应。也就是说，研究人员通过让参与者在回忆悲伤记忆的同时听悲伤的音乐来诱发低落情绪，然后研究这种诱导对参与者抑郁思维的影响。对于坚持服药的那组患者，悲伤中抑郁思维的增加预示着 15 个月后的抑郁水平和复发率更高。相反，对于正念组，抑郁思维的增加明显是短暂的，与随后的抑郁无关。我并不是说对悲伤的心理诱导会导致某些参与者抑郁。可以假定，他们在实验室的反应是他们在日常生活中应对抑郁情绪的典型表现。现在，最有趣的发现是，虽然正念组在悲伤时会产生抑郁思维，但他们也表现出了自我关怀的增强；而且，不断增强的自我关怀似乎阻止了他们陷入抑郁思维，从而避免了抑郁症复发。

依恋关系中的心智化

我想我已经逐渐让你对“心智化”这个技术性的名词脱敏了，现在是充分了解它的时候了。我将从全面解释这个词，并阐明它的复杂性开始，就像我对正念所做的那样。然后，我将概述心智化在依恋关系中的发展方式，这相当于回答了一个非常有趣的问题：你是如何形成心智的。对这个深奥的问题我很难做出恰当的处理，但我希望至少能激起你对这个问题的兴趣。这本书中之前所有的材料都是为了引出这一节的最后一个关注点，即依恋关系中心智化的代际传递。这一过程为下一章充分探讨依恋创伤的本质奠定了基础。

定义心智化

我们的同事杰里米·霍姆斯（Jeremy Holmes）还算言语有度，他把“心智化”称为一个不太好用的词。而我的一位患者就毫不嘴下留情了，她称它为英语中的可憎之物。因为我已经说了很多遍，读了很多遍，写了很多遍，以至于“心智化”对我来说就像一个再普通不过的词。在我家，它已经人人皆知。整个门宁格诊所的工作人员都知道它，我们的患者如果不接触这个词就无法接受治疗。但教育团体中的许多患者还是反馈说，需要几周的时间才能“明白”这个词的意思。

如果你坐在书店里翻阅字典查找“心智化”（mentalize），你很可能会无功而返。我在我信任的《牛津简明英语词典》中没有找到它，直到我订购了 CD-ROM 版本。令我惊讶的是，当我输入“心智化”，它仅仅出现在主条目“心智”（mental）下面的小字里。定义：在心理上发展或培养某事物（就像我们希望在治疗中所做的那样），或赋予某件事某种心理性质（例如看到配偶脸上的愤怒）。这个 CD-ROM 的发现促使我联系了《牛津英语词典》的工作人员，向他们了解这个词的来源，凯瑟琳·康纳·马丁（Katherine Connor Martin）帮了大忙。虽然“心智化”不是一个常用的单词，但是它已经在字典里出现了两个世纪了，而且已经被收录进牛津英语词典一个世纪了。法国精神分析学家使用“mentalisation”这个词已经有几十年了（Lecours & Bouchard，1997），1989 年有两份出版物将“mentalizing”（心智化）引入了英国专业文献。约翰·莫顿（John Morton，1989）指出，持续的心智能力受损是自闭症的核心和普遍问题，彼得·福纳吉（1989）在边缘性人格障碍患者中，发现了更多与依恋创伤有关的小型、短暂的心智能力损伤。

与正念一样，心智化也是一个包含多个层面的概念（Allen，Fonagy，& Bateman 2008；Fonagy，Bateman，& Luyten，2012），会造成一些混淆（Choi-Kain & Gunderson，2008）。我们认为“心智化”是一个概括性术语，因为它涵盖了广泛的心理活动。在最基本的层面上，它与正念重叠，是指**对心理状态的觉察**。当然，心理状态的种类是繁多的。我们可以大致区分对认知的心智化（例如想法和信念）和对情绪的心智化（例如感受和情绪表达）。然而心理状态是相当多样的，包括感觉、知觉、想法、感受、欲望、冲动、幻觉、梦境、创伤后的闪回、解离体验等多种状态。心智化还包括对自己和他人心理状态的觉察。当它指向对他人心理状态的觉察时，心智化包括外部和内部两个层面。在外部，你可以看到一个愁眉不展的面部表情或隐约可见的姿势；你也可以从外部推断出内心的状态，比如愤怒、批判或敌对的想法。

我们还在外显和内隐的心智化之间做了一个更微妙但十分关键的区分（Allen，2003），外显心智化和内隐心智化一起组成了这个术语的核心部分。**外显心智化**最容易理解，因为它是一个更加有意识的过程。大多数情况下，我们使用语言进行外显心智化。当你说出一种感受或你头脑中发生的任何其他事情时，你就在进行外显心智化（例如“我很生气”“我想喝一杯”“我在想象法国里维埃拉的海滩”）。当你有意识地解释你的行为时，也是在进行外显心智化（例如“我想我之所以对你发火是因为我对你的迟到很生气”“当你没有回我的电话时，我以为你对我失去了兴趣”）。我们的大部分外显心智化都是以叙事性的故事形式出现的。事实上，我们每个人都有自己的生命故事，这是一种心智化的创造，总是可以修改的。正如我们在前文中所提倡的“不要全盘相信你的每一个念头”，我们也建议“不要全盘相信你创造的每一个故事”。正如成人依恋访谈所倡导的，我们都有自己的依恋故事。我将在本节进一步讨论依恋故事，并结合依恋创伤进行讨论。

外显心智化是一个有意识的过程，是你刻意去做的事情，而且常常需要付出努力。想象一下这个想法：你需要描述一次严重的越轨，而这件事是冲动的，对你爱的人是有害的（例如戒酒后的复饮）。相比之下，**内隐心智化**是一个相对自动、轻松、无意识的过程，就像开车一样，学会了之后，你就会自然而然地去做，不需要思考。你不需要考虑为了避免路上的一个坑要把方向盘往哪个方向转，你只管去做。内隐心智化的例子有：在谈话中轮流发言，或者在解释某事时考虑到对方的背景信息（例如，如果你的谈话对象不认识安妮，在没有解释她是谁的情况下，不要提到她）。然而，内隐心智化更多与我们的情绪相关。我们自然地在情绪上对彼此产生共鸣，而不必刻意去想它（Iacoboni，2008），我们可以把这个过程想象成情绪传染（Hatfield，Cacioppo，& Rapson，1994）。当你的朋友垂头丧气地进来时，你会很自然地改变你的姿势（身体前倾，表示有兴趣），调整你的声音（变得柔和、舒缓）。当觉察到朋友的心理状态时，你在进行心智化，但是你的行为反应是自动的，是基于直觉的、本能的反应。如果你试图刻意地调整你的行为，看起来就会既木又呆、适得其反。当然，如果你的朋友垂头丧气地来找你，你也会进行外显心智化，你会好奇他气馁的原因并且询问他。

就像对待正念一样，我们可以把心智化当作一种技能。除了严重的自闭症患者，所有人都在学习心智化。我们中的一些人比其他人更善于心智化，我们所有人的心智化能力也有时很好，有时却很差。例如，当受到惊吓、生气或羞愧时，我们不能很好地进行心智化，而是开始防御。心智化能力的可变性将是这本书的一个主要关注点。但你也应该意识到，心智化就像智力一样，你可以在其中某些方面比别人做得更好。我们有些人擅长动手而不擅长学术，其他人则恰恰相反。同样，与他人相比，你的心智化能力可能更好，也可能更差。通常，发现别人的缺点比发现自己的容易。你也可能对自己的一些感受（例如悲伤）比对其他感受（例如愤怒）更加敏感。我们都在对某人产生直觉的情绪反应时进行了内隐心智化，却未必能够在理解自己反应的原因上进行外显心智化。

与正念一样，心智化也不是一种全有或全无的现象：你可以或多或少地进行正念，你也可以或多或少熟练地运用心智化。仿效法国精神分析学家（Lecours & Bouchard，1997），我们可以**从心理加工的角度**来考虑心智化的程度，例如，考虑对情绪的心智化。心跳加快是焦虑的反映，然而如果你没有意识到这一点，而只注意到心跳加快，你就不会心智化。识别出你的焦虑是心智化的第一步。理解焦虑的原因是一种更高层次的心智化，这种理解甚至可能结合了一些历史背景（例如，觉察到由于早期创伤关系，你对支配或控制非常敏感）。

最后一个关于定义的问题：有许多概念和心智化有所重叠，比如本章大篇幅讨论的正念。另外一个有重叠的概念是共情。共情需要对他人的情绪状态进行心智化，不管是内隐的还是外显的。也就是说，当你对他人感同身受时，你不仅会直觉地与他人产生共鸣，而且会努力去理解对方的经历。此外，在产生共鸣的同时，还要在别人的经历和你自己的经历之间保持一种分离感。因此，共情需要复杂的心智化。共情比心智化的范围狭窄一些，只关乎理解他人的心理状态。有时候为了简略地解释心智化，我会说心智化就是共情，如果共情也包括对自己的共情的话。然而，共情只是众多与心智化重叠的术语之一（Allen，Fonagy，& Bateman，2008），其他的术语还包括心理感受性、观察性自我、内观、元认知、读心、心理理论、社会认知和情绪智力。

如上所述，除了心智化之外，我们还有很多词可以使用。那么为什么要选择这么一个不寻常的词呢？我承认，这个词有很多我不喜欢的地方。我不喜欢的主要原因是，包括我的同事和患者在内的许多其他人不喜欢它！我经常发现自己为此感到抱歉。我不喜欢的另一个方面是它听起来的专业性，正如霍姆斯所主张的那样，是“令人不愉快的”（J. Holmes，2010，p.9）。我觉得这一专业口吻是不必要的，因为我深信心智化是我们人类的基本能力。类人猿、家犬和海豚尽管有很强的社会智能，但心智能力远远比不上我们，这是我们与其他动物最不同的地方。“心智化”听起来太像心理学术语，无法抓住人性的本质。更确切地说，我不喜欢“心智化”的智力或认知内涵：心智化（这个命名）似乎更多与思考有关，而不是感受。“心智”甚至可能与“情绪”相对立，然而我主要关注的却是在依恋关系中对情绪的心智化。心智化是一种情绪过程，它既需要直接的情绪体验，也包含反思思维。最后，我发现那些一开始被心智化这个词吓到的同事们总结说，一旦他们理解了这个词的意思，他们就知道了全部的意思，也就没有什么要学的了。其实恰恰相反，我们有很多东西需要学习，越来越多的关于心智化的文献证明了这一点。而且，正如我们在教育小组中反复说的，所有人都会心智化，但我们所有人都可以做得更好，这里的所有人包括我们临床医生和我们的患者。

对于心智化这个术语，我有什么喜欢的地方？首先，使用一个不常见的词有一个好处：它能吸引注意力。与其他任何技能一样，我们可以部分通过更多地关注自己是否做到来提升我们的心智化水平。因此，有一个吸引注意力的词是很有帮助的！尽管心智化这个术语也有缺点（Choi-Kain & Gunderson，2008），但我喜欢它的广度。作为一个内涵丰富的术语，在追求自我觉察、与他人和谐相处以及良好沟通方面，心智化丰富的内涵十分适用——所有这些追求都是通过心智化相互联系的。我也相信，虽然有许多相关的概念，但心智化没有同义词。例如，当我们使用正念、共情或心理感受性这些词来取代心智化时，它们与心智化看似差之毫厘，实则千里，没有一个是与心智化等同的。

最后，一个看似吹毛求疵的观点：我坚信我们需要一个动词，这是我喜欢“mentalizing”这个词，而不是在文献中被大量使用的“mentalization”的原因。心智化是我们“做”（或者应该做得更多更好）的事情。从这个角度来说共情是一个很好的词，因为我们可以去共情。正念和许多其他非常好的术语，如心理感受性、观察性自我和社会认知没有动词形式。我们可以处于正念状态，我们可以正念性地注意，但我们不能正念化。可是我们可以心智化，正念性地心智化。

心智化的发展

正如我在讨论正念时所强调的，对痛苦经历采取一种接纳的态度，就是不对你的想法和感受太过认真，不轻易相信你的每一个想法，通过观察头脑中正在发生的事情，使你与自己保持一定距离，并且使你从自己的心理状态中去中心化和去融合。我们所有人都有这种能力，当然这并不是说我们总是在运用它。你是如何发展出这种能力的？回答这个问题就相当于理解你是如何发展出对于“什么是心灵，以及你有心灵，他人也有心灵”的直觉。这种发展在本书中看似是一个无关紧要的哲学问题，然而恰恰相反，它是一个核心问题，因为答案在于依恋安全——我们以正念的方式（我一直称赞的方式）进行心智化的能力的关键。

在讨论分离正念时，我一直对区分心理状态与现实的关键——我们对心理状态的表征性质的直觉避而不谈（Perner，1991）。一个简单的类比：我们必须区分地图（一个表征）和领土（实际的地形）。同样，我们必须区分肖像和主体。对于心智化，我们至少直觉地意识到，我们不断创造的自我和他人的心理画像只是画像、是表征，或多或少有些粗略，只是大致准确。总而言之，心智化意味着要记住这种心理状态的表征性质——当一切顺利的时候把它放在心底，当意识到你的解释可能错误的时候把它放在心上。

你不是生来就有成熟的依恋关系，也并不是生来就有一种关于什么是心灵、拥有心灵的直觉，或者懂得用心灵与他人联系。就像通往依恋的道路一样，通往成熟心智化的道路漫长而复杂，需要不断的研究和理解（Gergely & Unoka，2008）。在这条发展道路上有一个里程碑式的试验，即对儿童进行的错误信念测试（Wimmer & Perner，1983），实施方式如下。

> 马克西正在帮妈妈打开购物袋，他把巧克力放进绿色的橱柜里。马克西清楚地记得他把巧克力放在了什么地方，这样他就可以之后回来吃一些。然后他出去了。他不在的时候，妈妈从绿色的橱柜里拿出巧克力，用其中的一些做蛋糕，然后放回了蓝色的柜子里，而不是绿色的柜子。她离开去拿鸡蛋，马克西从外面回来了，肚子很饿。
>
> 测试问题："马克西会去哪里找巧克力？"（Perner，1991，p.179）

在理解心理状态的表征性质之前，孩子会回答说马克西会去蓝色的柜子里找，因为孩子知道巧克力在哪里。而在孩子具有了心智化的能力之后（意识到心理状态会歪曲现实），他会回答绿色的橱柜，因为马克西会错误地认为巧克力还在他放的地方。

大多数孩子在3岁之前不能通过错误信念测试，4岁时就能通过了（Wellman & Lagattuta，2000）。值得注意的是，要通过这个测试，需要具备成熟的外显心智化（对想法进行陈述），有证据表明，孩子在15个月大的时候就能内隐地或直觉地领会错误的信念（Onishi & Baillargeon，2005）。接下来，我将带你走上一条心智化发展的高速公路，而福纳吉和他的同事早已在这条路上设置好了路标（Fonagy，Gergely，Jurist，& Target，2002）。婴儿在生命的最初几个月，学会了自己和其他人是施事者，是行动的发起人，对世界施加影响。作为物理施事者，他们影响物体（例如移动手机、摇动拨浪鼓和听到声音）；作为社会施事者，他们影响他人（例如唤起母亲的微笑）。在大约9个月大时，他们发展出一种直觉——他人是目的性施事者，也就是说，他们预期他人的行动是理性的、具有目标导向的，一项巧妙的实验可以证明这一点（Csibra & Gergely，1998）：9个月大的婴儿预期，一个电脑动画人物将采取一条直线路径走到另一个人物身边，或者在必要时跳过一个障碍物；在没有障碍的情况下动画人物进行毫无必要的跳跃时，婴儿会感到惊讶。

从生命的第2年开始，婴儿开始对他们的目的性理解进行心智化，也就是说，他们开始直觉地认识到目标导向的行为与心理状态相关，比如欲望和感受（Gergely，Nadasdy，Csibra，& Biro，1995）。然而，他们未能通过错误信念测试的事实表明，内部状态和外部现实之间的界线仍然很模糊（Fonagy，2006）：他们把另一个孩子对现实的理解和他们自己的混为一谈。在生命的第3年和第4年之间，借助语言的发展，孩子能够更加充分地对目标导向行为进行心智化，他们意识到，行为可以建立在与现实不同步的心理状态之上（一个我一直都在复述的正念主题）。以下是专家的表述：

> 表征不仅是心灵的一个方面，而且为解释心灵是什么提供了基础。换言之，通过将心灵概念化为一个表征系统，孩子从行为的心理作用理论（心理状态作为解释行为的概念）转变为表征性心理理论（心理状态作为表征功能）。我们可以认为“表征”的概念在儿童重新对心灵进行概念化的过程中起着催化作用。（Perner，1991，p.11）

心智化能力会在童年之后继续完善，尤其是当你创造并不断修订你的自传体叙事的时候；通过自传体叙事，你解释了你对自己、他人和人际关系的理解。注意：正是通过心智化能力，你在依恋关系中发展、修正了自己和他人的内隐和外显的工作模式——这是心理治疗努力的主要方向，在对依恋创伤的治疗中最为重要。正如福纳吉总结的：

> 心智化使孩子能够构想他人的信念、感受、态度、欲望、希望、知识、想象力、伪装、计划等。在对他人的行为进行解读、预测的同时，他们也能灵活地从多种自我 – 他人表征中激活最适合于特定人际环境的表征。探索他人行为的意义与孩子为自己的经历贴上标签并赋予意义的能力有着至关重要的联系。这种能力可能同时对情绪调节、冲动控制、自我监控和对自主性的体验产生重要影响。（Fonagy，2001，p.165）

正如我在其他作品中详细回顾的那样（Allen，Fonagy，& Bateman，2008），我们发展对心灵的理解的方式是非常反直觉的，因此要搞懂这种方式颇具挑战性。作为一个高心智化功能者，你了解自己的心灵，部分通过模仿他人的体验来产生共情，例如通过设身处地地为朋友着想，来直觉地感受他的情绪状态（Goldman，2006）。因此，我们可能很自然地假设一个孩子首先认识到他拥有心灵（欲望、感受和想法），然后推断其他人也是相似的：他们也有心灵。这个自然的假设是落后的：我们对心灵的理解不是由内而外发展的，而是基于我们的社会经验由外向内发展的（Gergely & Unoka，2008；Vygotsky，1978）。彼得·霍布森（Peter Hobson，2002）在《思想的摇篮》（*The Cradle of Thought*）一书中说得很明确："如果婴儿不与他人接触，就不会开始思考"（p.xiv）。此外，这种早期的发展主要是情绪上的："这些联结可以将一个人的心灵与其他人的心灵连接到一起，尤其是起初的情绪联结，它是我们的思想产生的源头。（p.2）简而言之，正如霍布森和在他之前丹尼尔·斯特恩（Daniel Stern，1985）所解释的那样，我们通过社会参与，从根本上说是在依恋关系中，发展我们的自我感知和对心灵的理解。

唐纳德·温尼科特（1971）提出婴儿的自我意识从照顾者的"镜映"反应发展而来。通过社会参照（其中婴儿是共同注意的对象），婴儿得以由外向内了解自己的感受。也就是说，母亲在她自己的情绪（表情和声音）中镜映了婴儿的情绪状态，比如悲伤或沮丧。我们的同事乔治·杰尔杰伊（George Gergely）将这个过程称为社会生物反馈（Gergely & Watson，1996）。在生理生物反馈（Green & Green，1986）中，你可以通过监测皮肤温度或肌肉紧张程度来判断自己的焦虑程度或放松程度。而有了社会生物反馈，你可以通过他人对你的情绪的情绪反应来了解自己的情绪状态，只要他人的情绪和你的情绪是同调的。

一个关键点是：母亲的情绪镜映不是直接的；相反，她通过自己对婴儿情绪状态的表达，将婴儿的情绪状态进行表征并反馈给婴儿（Fonagy，Gergely，Jurist，& Target，2002；Gergely，2007；Gergely & Unoka，2008）。也就是说，她不仅仅是以恐惧回应恐惧，以悲伤回应悲伤，以兴奋回应兴奋，以沮丧回应沮丧。这样的直接反应容易使婴儿的情绪升级，而不是调节它们。相反，她在与婴儿情绪的共鸣中掺入了一些线索，暗示她是在表达婴儿的情绪，而不是她自己的。因此，她可能在镜映悲伤或模仿婴儿的沮丧时表现出安慰和关心；或者她可能会扬起眉毛来向婴儿表明她的情绪表达是为了引起婴儿的注意。她也可以用情绪语言："哦！太可怕了！"归根结底，这种反应性将使孩子通过将自己的内在体验与母亲对这种感受的外在表征匹配，从而能够以表情或语言的方式将内心的感受体验表达出来。理想情况下，母亲也会谈论自己的情绪体验。在家庭内外进行的对心理状态的讲述，使我们能够发展出一种关于心灵的语言，最终形成传记和自传体叙事，这两者是心理阐述能力的顶峰。

心智化的代际传递

我希望我已经讲得足够清楚了，心智化实际上是对我们作为有意识的存在的感觉，是在依恋关系的背景下发展起来的。现在，我将试着揭开一个谜团，这个谜团可能在早些时候没有被注意到：当时我回顾了一项了不起的研究，研究表明，父母的依恋安全性和他们的上一辈有关，就像成人依恋访谈中呈现的那样，即使是在婴儿出生前进行的访谈，也能预测婴儿在出生后12个月时的依恋安全性。这一发现既适用于父亲（Steele，Steele，& Fonagy，

1996）也适用于母亲（Fonagy，Steele，& Steele，1991）。神秘之处在于：父母的安全性是如何传递给婴儿的？我们现在就要进入传递的缺口（Fonagy & Target，2005）。答案之一正是这本书最基本的原则：**心智化促生心智化**。

如前一章所述，AAI 中的叙述连贯性是依恋安全的标志。玛丽·梅因（1991）认为元认知监控有助于叙述连贯。元认知是众多与心智化重叠的术语之一，简而言之，它指的是对认知的认知或对思考的思考（Smith，Shields，& Washburn，2003）。沿着这一思路，梅因区分了表征和元表征，他们之间的区别就像是"思考与对想法的思考之间的区别，或者在更深层次上，像是对经验的心理表征与反思其有效性、性质和来源之间的差异"（p.128）。倘若你还记得叙述连贯性能体现出反思早期依恋经历的意义及其对发展的影响的能力，就不难理解元认知监控的作用也应该是明显的。例如，如果你要重新评估你的想法，你将会这样进行元认知监控：我常对父亲感到愤恨不平，因为他对我批评居多，这让我焦虑不已，但我现在发现，他可能对我表达了比我对自己更强的信心（并以我自己的经历为例）。

福纳吉和同事（Fonagy，Target，Steele，& Steele，1998）进一步完善了梅因对元认知监控的理解，他们将其应用于 AAI 的**反思功能**测量中，这是对与依恋关系相关的心智化能力进行评估的一种方法。这一测量表明了，心智化能力不是一种全有或全无的现象，而是一个程度的问题。AAI 中体现出的反思功能的主要组成部分如下：

- **意识到自我和他人的心理状态的本质**，包括承认你不能确定对他人甚至你自己的感受、想法、意图的判断或推断是否正确；承认你有能力欺骗和掩饰你的心理状态；承认你可以通过心理防御来阻止或扭曲你对心理状态的觉察。
- **致力于梳理行为背后的心理状态**，包括对自己和他人的行为给出合理的解释；认识到不同人对同一情况有不同的看法；觉察到你的心理状态（例如感受或偏见）对你的知觉和判断的影响；认识到自己的行为对他人的影响；觉察到别人对你的看法；能够很快修正你对心理状态的思考，并以新的方式看待事物（例如在成人依恋访谈过程中）。

- **认识到心理状态的发展性**，包括理解早期依恋关系对你当前心理状态的影响，以及觉察到父母的心理状态是如何受他们成长史影响的；理解自己小时候对父母行为的影响；觉察到家庭的动态，即家庭成员之间的关系；根据最近的理解来修正你对童年的想法和感受；认识到你的观点会随着时间而改变，不仅你现在的想法和感受与过去不同，而且你的观点在未来也会发生改变。
- **在与访谈者互动时对心理状态的觉察**，包括考虑访谈者的观点，帮助访谈者理解（例如看似矛盾之处）；提供足够的背景信息；在回答访谈者的问题时抓住要点；觉察到你的叙述对访谈者的影响（例如访谈者听到你的创伤经历会有多痛苦）。

福纳吉的研究表明，反思功能和叙述连贯性是高度相关的。不过，在有母亲创伤史的背景下，与叙述连贯性相比，反思功能与婴儿依恋安全性的相关度更高。因而，叙述连贯性可以归入心智化的范畴：

> 在AAI使用的大约18个标准评分量表中，文字记录的内在连贯性是进行AAI分类和儿童依恋状态评估的最佳指标。父母对他们的过去进行叙述的连贯性源于他们不受阻碍地观察自己的心理功能的能力，以及对他们自己和他人有恰当的看法，认识到每个人都有思考、感受、希望、信仰、需求和欲望的能力。因此，我们认为，连贯性可能是反思能力的一种衡量标准，而正是照顾者的这种特质直接影响着他们与婴儿的关系。（Fonagy，Steele，Steele，Moran，& Higgitt，1991，p.215）

因此，孩子心中依恋安全性的关键在于预期“他的心理状态将得到适当的反应和准确的回应”，如果有这样的预期，“他将对自己的心理世界感到安全”（p.215）。

现在，一系列研究将父母自身的依恋安全性和心智化能力与父母对婴儿进行心智化的能力以及婴儿的依恋安全性联系起来（Allen，Fonagy，& Bateman，2008；Fonagy，Gergely，& Target，2008）。在安全依恋的背景下，心智化促生心智化。这一发现是符合常理的：婴儿何必要从一个缺乏心智化，也就是说无法进行心理和情绪上的调适，无法对婴儿的情绪状态保持正念的父母那里寻求安慰？作为原初的心智化者，婴儿会根据父母的心智化能力，直觉地与父母进行互动。

阿列塔·斯莱德（Arietta Slade）及其同事（Slade，2005；Slade，Grienenberger，Bernbach，Levy，& Locker，2005）将福纳吉对反思功能的评估改编为父母对孩子进行心智化的能力评估，与其在 AAI 中对自己的依恋史进行心智化的能力形成对照。这些研究人员通过一个 90 分钟的“父母发展访谈”来评估父母的反思功能，该访谈旨在捕捉父母对其与孩子的关系的内在工作模式。与在 AAI 中类似，父母也会用形容词来描述他们与孩子之间的关系，并举日常生活中的具体例子来证明。因此，访谈能获得母亲对孩子的行为、想法和感受的理解。该访谈特别关注情绪性互动，例如，“‘请描述上周你和你的孩子合拍的一次经历’，然后描述‘你和你的孩子不合拍的一次经历’”（Slade，2005，p.276）。例如，当父母不注意孩子的感受时，低心智化就会很明显：“‘她把我搂得紧紧的，但她很好’，‘她在夜里醒来，不停地尖叫，但并没有什么事真的困扰她’。”（p.278）糟糕的心智化也表现为父母认为孩子怀有恶意（例如认为孩子简直就是一个恶魔），以及在养育孩子时缺乏对自己情绪的意识（例如否认愤怒、内疚或快乐）。更高层次的心智化表现为父母能识别孩子的情绪状态，尤其是能将自己的心理状态与孩子的心理状态联系起来：“和丈夫的争吵让我感到非常悲伤和害怕（心理状态）。我完全不是我自己了（行为），这让我的孩子感到如此迷惑（暗示对孩子的心理状态的影响）。”（p.279）

斯莱德（Slade，2008b）在一个我们很容易理解的假想场景中比较了母亲高水平和低水平的心智化：一位母亲下班后，从托儿所接她两岁的孩子回家，由于家里没有食物了，她回家路过杂货店时停了下来。当她把车开进停车场时，孩子开始吵闹起来。心智化的母亲意识到她的孩子很烦恼，因为他白天时很想念她，而且他又累又饿，急于回家，也感受到了她需要购物的痛苦。她承认他的感受，在他的要求下给了他一些吃的，并且缩短了行程。假使她尽力进行心智化而他却仍然发脾气，她会提供身体上的安慰，评论他的感受，并努力平衡母子二人的需求。在这种痛苦的情境中，孩子学习着心智化。与此相反，非心智化的母亲对孩子的痛苦感到愤怒和不安，拒绝他的要求（例如索要食物），就像什么都没发生似的在过道里走来走去。当她的孩子发脾气时，她会大叫："你是故意的！你想把我逼疯！你从来不让我做我该做的事！"（p.319）。在离开商店时，母亲和孩子都不太正常。此外，孩子正在学习胁迫（非心智化）策略，以在受到胁迫时与他人进行互动。

斯莱德和同事（Slade，Grienenberger，Bernbach，Levy，& Locker，2005）研究了 40 位母亲及其婴儿的心智化和依恋水平。在母亲怀孕的最后三个月，他们用 AAI 评估了母亲对上一代父母的依恋；然后他们测量了母亲对 10 个月大的孩子的心智化（反思功能）；最后，他们评估了 14 个月大的婴儿在陌生情境中对母亲的依恋安全性。正如预测的那样，产前测出具有安全依恋的母亲在婴儿 10 个月大时对婴儿具有更高的心智化水平，更高的心智化水平与婴儿更强的安全感相关。此外，作者给出的证据表明，母亲的依恋安全性与婴儿的依恋安全性有关，是由于母亲对婴儿有更强的心智化能力。

斯莱德及其同事通过亲子关系访谈评估母亲的心智化能力，而伊丽莎白·梅因斯（Elizabeth Meins）及其同事（Meins，1997；Meins，Fernyhough，Fradley，& Tuckey，2001）则通过对母婴互动的观察评估了母亲的心智化能力。这些研究人员在母亲与 6 个月大的婴儿进行互动的过程中，研究了他们所谓的母亲"对心灵有意识的评论"，这种评论反映出母婴之间的心理协调性。对心灵有意识的评论可能涉及婴儿的知识（"你知道那是什么，它是一个球"）、兴趣（"你更喜欢什么玩具"）或思维过程（"你在想事情吗"）；它们可能涉及婴儿的心理状态，表达出无聊、担心或兴奋的感受；它们也可能涉及操纵信念的努力（"你在开玩笑"，"你只是在逗我"）（Meins，Fernyhough，Fradley，& Tuckey，2001，p.641）。母亲对心灵有意识的评论预测了婴儿在

12 个月时的依恋安全性。阿诺特和梅因斯（Arnott & Meins，2007）研究了母亲和父亲的整个传递模式，发现父母的依恋安全性和与依恋相关的心智化水平呈正相关；依恋安全性和心智化水平与父母在与 6 个月大的婴儿互动时对心灵有意识的评论呈正相关；父母对心灵有意识的评论预测了婴儿在 12 个月时的依恋安全性。研究发现了两种发展途径：父母的安全依恋通过高水平的父母心灵意识与婴儿的安全感联系在一起，而父母的不安全感通过低水平的心灵意识与婴儿的不安全感联系在一起。

在为写这本书做研究准备时，我惊讶地发现，安斯沃思（1963）在乌干达发现了我们现在所说的父母对孩子进行心智化的重要性。婴儿依恋安全的一个预测因素是母亲作为“线人”的出色表现，即她“紧扣主题，自愿提供信息，提供关于孩子的许多自发的细节，在访谈中从不显得急躁”（p.97）。当母亲们讨论具有安全依恋的婴儿时，她们表现出明显的叙述连贯性，如果她们接受过成人依恋访谈，她们也很可能在父母发展访谈或关于自己依恋史的访谈中做到这一点。思考下面这段总结时，请想想心智化的概念：

> 具有安全依恋的婴儿的母亲作为“线人”的表现往往处于中上水平，主要反映在她们对婴儿的发展具有浓厚兴趣，她们想要谈论婴儿，并对其行为进行自发和详细的描述。无依恋（不安全的）婴儿的母亲作为“线人”的表现往往处于中下水平，她们与婴儿的关联似乎相对较弱，她们更喜欢谈论其他事情，有些母亲甚至没有对婴儿进行足够密切的观察。无论如何，在这个样本中，这个变量似乎更多地反映出母亲与婴儿的真实关联程度，而不是任何表面的关爱孩子的印象。（Ainsworth，1963，p.98）

最后这句话值得再次强调：在安斯沃思最初的研究中，与依恋差异相关的是母亲的心智化水平，而不是母性温暖和情感性。如前所述，与安斯沃思的发现一致，在明尼苏达纵向研究中，艾伦·苏劳菲和同事发现安全依恋与父母的**心理复杂性**（被定义为“照顾者对婴儿的心理理解”）相关（Sroufe, Egeland, Carlson, & Collins, 2005, p.91），其中包括父母对婴儿复杂性的理解，以及对婴儿是一个独立存在的事实的理解。在这项研究中，一个相关的强有力的预测因素是“母亲对婴儿的兴趣”这一变量（p.57），由医院护士对新生儿母亲进行评分。研究结果与安斯沃思的发现如出一辙。

刚刚回顾的研究表明心智化促生心智化，父母对他们的依恋史进行心智化的能力会促生其对婴儿进行心智化的能力。其实还有另一块拼图：得到了父母的心智化的安全依恋婴儿，长大后会成为更好的心智化者。例如，梅因斯和同事（Meins，Fernyhough，Russell，& Clark-Carter，1998）发现，12个月大时的安全依恋可以预测之后在心理理论任务上的表现。例如，83%在之前具有安全依恋关系的孩子在4岁时通过了错误信念测试，而那些具有不安全依恋关系的孩子中只有33%通过了测试。随后的研究表明，母亲在孩子6个月大时的心智化水平是孩子在4岁时心智化表现的关键预测因素。同样，这些发现是常识性的：心智化的代际传递需要一个通过语言和行动进行教与学的过程（即为孩子示范心智化）；杰尔杰伊和同事准确地称之为“教学”过程（Gergely，Egyed，& Kiraly，2007；Gergely & Unoka，2008）。考虑到这种被教导和学习心智化的历程，安全依恋的孩子更有同情心、爱心和社交能力也就不足为奇了。

斯莱德（2005）有力地总结了心智化促生心智化的原则：

> 一位母亲在自己的头脑中表征孩子的感受、欲望和意图，这样的能力会允许孩子通过母亲对他的内在经验进行的表征（或再现）来发现他自己的内在经验。这种再现以不同的方式发生在孩子成长和母子互动的不同阶段。母亲对孩子心理状态每时每刻变化的观察，以及她对这些变化的再现（首先以手势和动作再现，然后以语言和游戏再现），正是敏感性照顾的核心，对孩子最终发展自己的心智化能力至关重要。（p.271）

综上所述，心智化在代际传递的链条上又增加了一个环节：安全依恋的父母，通过他们的心智化能力，能够对他们的依恋史进行连贯的、情绪真实的叙述；利用他们的心智化能力，他们能够与婴儿进行协调的互动，尤其是当他们的婴儿处于情绪痛苦中时；因此，婴儿能够依靠父母获得反应敏感的情绪支持；进而，这些安全依恋的孩子成为心智化能力较强的人，例如，能够谈论自己的情绪并对他人产生共情。

显然，如果心智化和依恋安全之间的协同作用仅限于童年期，那么它对心理治疗的影响将是有限的。在此背景下，米库利茨和谢弗（2007b）的综述研究值得一提。他们对 100 对开始约会的年轻情侣进行了评估，并在几个月后进行了随访。他们评估了这些情侣在一方揭露了个人问题时另一方解码情绪表达和提供支持行为的准确性，并研究了随后的依恋安全性变化。调查结果是明确的："倘若伴侣能够更准确地破解对方负面情绪的面部表情和非言语表达，并且在二人互动任务中被评判为更具有支持性，那么在接下来的 8 个月间，他们在关系中的依恋焦虑和回避会减弱"（p.202）。用本章的话来说，对情绪的正念注意和心智化会随着时间的推移增强依恋安全性。这一发现与儿童依恋的研究结果一致，也很符合我们的常识。

心智化受损的形式

当你不在心智化的时候，你在干什么？很多时候，你不需要心智化，例如，当你种花、画风景画或者洗碗的时候。那写书的时候呢？写作似乎是一项客观的任务，但你需要把想象中的读者的思想放在心上，所以需要心智化。一本书的可读性是对作者心智化能力的考验。那么建筑师设计建筑的时候呢？也需要心智化，就像设计任何供人类使用的东西一样。与这些不同，我们在临床实践中关注的是在特定关系中的心智化，尤其是依恋关系。不进行心智化（不考虑伴侣的感受）是关系中的一个基本问题。此外，我们关心的是与自我相关的心智化，即自我觉察和反思。不对自己进行心智化，会导致在人际关系或其他方面盲目地重复不当的行为。

我和默多克一样，认为心智化是一种关于想象的活动。共情是一个极好的例子：当你听到你朋友讲述一段痛苦的经历时，你需要想象她描述的情形，并部分通过想象你可能有怎样的感受来想象她可能有怎样的感受。从想象力的角度来看，有两种基本的出错方式：缺乏想象力和太过富有想象力（Allen，2006b）。如果缺乏想象力，你可能会变得健忘、迟钝或对心智化漠不关心，压根不努力去做。或者你的想法会过于简单或具象：我太粗鲁了，因为我没有得到足够的睡眠；她昏昏欲睡是因为她没有正常饮食。这两种解释可能都有一定的道理，但它们对详细的心理阐述意义不大。

另一方面，你可能太过富有想象力，进行了扭曲的心智化。多亏了我的女儿伊冯（Yvonne）——一位语言治疗师，我们有了一个关于扭曲心智化的俚语：**“便便心智化”**（excrementalizing)，也就是说，是在进行心智化，但是做得很糟糕（Allen，Fonagy，& Bateman，2008）。与此相关的一个问题是过度心智化（Fonagy，Bateman，& Luyten，2012），即沉浸或痴迷于自己或他人的想法。社交焦虑可能与过度心智化和便便心智化有关。例如，我曾帮助过一位患者，他害怕一个人去商场或餐馆吃饭；如果有人陪他，他就会一切正常。在一家商场里，他独自一人，过度心智化，以为大家都在看他，感到非常难为情。他也会进行便便心智化，相信别人认为他是个失败者，因为他孤身一人，没有朋友。所以他不仅过于关注别人的想法和感受，而且扭曲了自己对别人想法的感知。而且，他对这种扭曲的原因一无所知，直到我们探讨他的孤独和对孤独的恐惧。他其实是一个年轻人，却无比害怕孤独地死去。

我已经介绍了一些重要的术语，不仅有心智化，还包括过度心智化和便便心智化这两种心智化受损的形式。还有更多的术语。福纳吉和同事（Fonagy，Gergely，Jurist，& Target，2002）已经确定了 3 种**前心智化**体验模式，即在心智化全面发展之前的婴儿期和幼儿期的心理体验方式。我们所有成年人都可能退回到前心智化模式，尤其是当我们情绪激动的时候。我将在书中不同的地方提到这些非心智化的模式。

- **精神等价**（psychic equivalence)。我已经讨论过，当你进行心智化时，你能够认识到你的想法和感受仅仅是现实的某种大致准确的表征。在精神等价模式中，你把精神状态等同于现实（即认知融合）。此时你已经忘记了“不要全盘相信你的每一个念头”。做梦是精神等价最典型的例子：梦似乎完全真实。你一觉醒来会进行心智化：那只是一场梦。另一个例子是偏执狂：你确信他们想要抓住你，不管他们是否真的如此。创伤后的闪回也体现了精神等价：你难以区分创伤事件本身和对它的记忆之间的差别。当你引导自己时，你是在进行心智化：它并非发生在现在，我只是在回忆过去而已。

- **伪装**（pretend）。伪装模式与精神等价相反：心理状态并不真实，反而太脱离现实。伪装模式是心理治疗中的一个重大危险，例如心理呓语，即患者给治疗师提供过多素材。通俗地说，胡扯就是一个伪装模式的例子，也是心理治疗中的一个重大潜在危险，它给治疗师一种在做重要工作的错觉，实际上却毫无进展（Allen，Fonagy，& Bateman，2008）。
- **目的论**（teleological）。在目的论模式中，目标导向的行为代替了心智化。你坚信事实胜于雄辩。例如，自杀未遂是极度绝望的感受以及对被忽视感到愤怒的行为表达形式。虽然行胜于言可能是对的，但行为可能太过激烈，反而让人无法理解。

要是没有上面讨论的各种形式的非心智化，这本书就没有存在的必要了，事实上，也就没有必要做大量的心理治疗了。诚如是，我们就能更好地和他人及自己的想法共处，也不太可能在依恋关系或其他方面给彼此造成创伤了。

整合正念和心智化

我在本章开始的时候，邀请你们做了一个“心理杂技”：在你们的头脑中抱持两个概念——正念和心智化，它们与你在头脑中抱持想法的方式有关，包括你自己的想法和其他人的想法。我将要求你继续在这本书中反复做这个“杂技”，因为这两个概念与依恋创伤和治疗有关。在本章结尾部分，我将介绍如何整合这两个概念：总结它们的共同点、不同之处以及它们如何互补。

在与彼得·福纳吉讨论正念和心智化二者的交集时，我与他达成了一个总体的共识：二者概念的重叠反映了一种值得注意的融合，即两种截然不同的传统都开始关注对心灵的正念。正念文献由佛学、哲学和伦理学演变而来，而对心智化的关注则是从精神分析、发展精神病理学和依恋理论发展而来的（Fonagy，2001；Fonagy，Gergely，& Target，2008）。这两种传统都受到同一个关注点的启发：痛苦及其改善——这是创伤治疗的关键。

共性

我发现存在着这样一个问题：正念和心智化在广度和复杂性上都是相似的——每个概念都包含很多方面。二者有些方面相互重叠，有些则不重叠。此外，由于不同研究者对这两个概念的看法不同，重叠的程度也会有所不同。

我认为在正念和心智化之间有四个主要的重叠区域。第一，也是最基本的，这两个概念都包括对心理状态的觉察。第二，两者都强调觉察到内在心理状态与外在现实之间的分离。在关于正念的认知－行为文献中，去中心化和认知去融合被用来指代这种分离；心智化文献强调心灵的表征特性，并且将心智化模式和精神等价模式区分开来。第三，有了这种分离的意识，正念和心智化都推荐以一种接纳的和非评判性的态度来对待心理状态，尤其是明确提倡以一种开放和好奇的态度来对待头脑中正在发生的事。与正念文献一样，我们也提倡**心智化立场**（Allen，Fonagy，& Bateman，2008；Bateman & Fonagy，2006）。也就是说，我们推荐一种立足于心智化立场的探索性、不知为不知的心态：我们不知道别人的头脑里甚至我们自己的头脑里正在发生着什么。因此，强烈的求知欲是一种恰当的心智化方向。同样，正如康菲尔德（2009）在正念文献中所述，一位禅师赞扬那些在被问及心智时回答“我不知道”的学生：“保持这种‘不知’的心智。这是一种开放的心智，一种清晰的心智”（p.375）。关于这种不知为不知的态度，康菲尔德讲述了一件有趣的轶事。

> 我喜欢一位五岁小女孩的母亲讲的这个故事：那孩子从当医生的母亲包里拿出听诊器来玩。当她把听诊器放在耳朵上时，她母亲自豪地想，她似乎对医学感兴趣，也许她长大后会继承自己的衣钵。过了一会儿，小女孩把听诊器的听筒放到嘴边，大声说："欢迎来到麦当劳。请问您要点菜吗？"听了这话，母亲和女儿一起笑了起来，并对自己笑了笑，认识到我们多么容易把自己的想法投射到对方身上。（Kornfield，2009，p.375）

还有第四个重叠的领域，我将在本书后面关于治疗的讨论中详细阐述。针对心理治疗的各种疗法层出不穷的情况，文献中有一个长期的争论，即心理治疗的有效性在多大程度上来自所有不同心理疗法的共同因素（Frank，1961）。我们已经提出，心智化是心理治疗中的一个基本共同因素（Allen & Fonagy，2006；Allen，Fonagy，& Bateman，2008）。事实上，我发现在不试图理解心理状态的情况下进行心理治疗的前景是难以想象的。同样，正念也被认为是心理治疗中的共同因素（Martin，1997；Siegal，2007）。我同意：我无法想象不需要对心理状态正念注意的有效治疗。同样，自精神分析首次提出经验性接纳开始，经验性接纳就被视为心理治疗的共同因素（Block-Lerner，Wulfert，& Moses，2009）。由此可见，如果正念、心智化和接纳是共同的因素，那么在进行心理治疗时，治疗师必须精通心智化（D. Diamond，Stovall-McClough，Clarkin，& Levy，2003）和正念（Siegal，2010），并接纳患者各式各样的心理体验。

我倾向于将我们关于心智化的基本发展原则扩展到正念和接纳：正如研究表明心智化促生心智化，我期望研究也会表明正念促生正念，接纳促生接纳。治疗师通过心智化、正念和接纳来培养患者的心智化和正念技能，这两者都是应对创伤性依恋关系的核心。

区别

如果说**纯粹的注意**是正念的核心（Mace，2008），那么心智化的内涵更为丰富：心智化包括结合心理状态解释行为，反思心理状态的意义，以及在此过程中构建叙事。正如霍姆斯（J. Holmes，1999）所说，心智化包括故事创作和故事分解。相反，正念是非概念性的：“它不比较、分类或评估，也不沉思、反省、反思或基于记忆对事件或经验进行反刍”（K. W. Brown，Ryan，& Creswell，2007，p.213）。不过，请注意，反刍不是一种有效的心智化形式，因为反刍是不灵活的和封闭的。

除了包含反思，心智化也更具社会性，因此比正念范围更广。正念练习主要聚焦于增强对自身心理状态的觉察和接纳，而心智化在两种意义上是社会性的：首先，心智化平衡了对自我和他人的心理状态的觉察；其次，更为根本的是，关于依恋和心智化的发展研究强调了心智根本的社会性——心智是在依恋关系的背景下产生的。正念和心智化在某种程度上是重叠的，心智化的文献阐明了对心智的正念是如何在依恋关系中发展的。毫无疑问，正如研究表明的那样，情绪**自我调节**功能的改善是正念干预的一个巨大贡献。然而，我在本书的前两章中强调，通过依恋安全进行的**人际调节**是我们情绪调节的主要手段，实际上也是自我调节的源泉。正如依恋研究证明的那样，充分理解情绪调节需要一种发展性的思路。

在这里，定义的区分是一个程度问题。我倾向于将正念扩展到对他人和自己的心理状态的关注，将其带入心智化的社会领域。当扩展到极限，在依恋关系的背景下，我所讲述的发展故事可以换一种方式讲述，可以用正念代替心智化（Siegal，2007，2010）。尽管这是例外而非常规（Mace，2008），但新的研究确实评估了正念对人际关系的益处（K. W. Brown，Ryan，& Creswell，2007；Davis & Hayes，2011）。正念增强共情，缓解与人际冲突相关的压力，促进沟通，增强社会联结感。

詹姆斯·卡森（James Carson）和同事（Carson，Carson，Gil，& Baucom，2004）将正念应用于夫妻干预，即基于正念的关系强化。在干预后，那些变得适应良好的夫妻表现出更高的关系满意度、亲密度和接纳程度，更少的痛苦等。这种益处与布朗（Brown）和同事对正念对于人际关系的益处的总结是一致的：

> 正念的特征性表现——接纳性注意可以促进关心伴侣的思想、情感和幸福的能力与意愿，也可以提高在关注伴侣交流内容的同时，意识到伴侣的（有时是微妙的）情感基调和非言语行为的能力……同时，可能更能意识到自己对沟通的认知、情绪和言语反应。（K. W. Brown，Ryan，& Creswell，2007，p.225）

不过，有关正念在人际关系中的应用的研究模糊了两者的根本的区别：正念需要纯粹的注意，而心智化则包括反思。布朗和同事的总结将这二者都包括在内，而卡森和同事的干预措施不仅包括正念练习（聚焦于夫妻二人），还包括沟通练习，并涉及以情绪为中心和以问题为中心的关系减压方法，对更广阔的生活领域（例如工作）对关系带来的影响的探讨，以及对在互动中产生的新理解的记录。这些显然都是心智化的领域，就像丹·西格尔（Dan Siegal，2007）在成人依恋访谈研究的背景下提到的“正念的反思方面”（p.205）。

正念和心智化不仅是截然不同的，而且可能看起来是完全矛盾的：在讨论心智化时，我拥护依恋，而佛学则提倡不依恋。哈维·阿伦森（Harvey Aronson，2004）在其调和佛教正念观点与西方心理治疗实践的尝试中，对有关“依恋”的问题描述如下：“值得考虑的是，这个词怎能在一种情形下代表如此消极的东西——导致我们不断遭受痛苦的有害态度，而在另一种情形中却如此宝贵，成为人类发展的关键营养纽带”（p.156）。正如阿伦森所说，在佛教文献中，依恋意味着渴望、执着和贪婪，它可能很容易让你联想到不安全（矛盾）依恋，包括占有欲、嫉妒和对分离的厌恶。这种有问题的依恋远不只存在于关系中，还包括对财富、名望和声望的过分关注。相反，不依恋是“不固着于某事物或某观点的价值取向”（p.159）。请注意，就像在心智化的文献中一样，不依恋包括去中心化和去融合，即不过度地认同你的思想、感受和欲望。阿伦森阐明，这种对执念的不依恋并不妨碍积极的参与，包括参与富有爱与慈悲的关系。平衡是关键："我们可以投入和参与其中，却不受其困扰。"（p.172）因此，健康包括"我们以一种灵活的方式进行心理依恋的能力"（p.184）。这种灵活性是安全依恋的特征，如我所述，安全依恋在许多方面保持平衡：安全港和安全基地之间的平衡，亲密和距离之间的平衡，以及关联和自主之间的平衡。

菲尔·谢弗及其同事的研究（Shaver，Lavy，Saron，& Mikulincer，2007）明确支持阿伦森（2004）的思路。谢弗总结说，研究表明，正念和安全依恋在心理和身体健康以及关系强度等诸多方面都有类似的益处。因此，正念和依恋安全性的测量方式之间高度相关不足为奇，也就是说，正念能力更强的人表现出更少的依恋焦虑和回避。正如这些作者所总结的，"依恋焦虑越高的受试者对自己的经历保持不反应、不评判态度的能力就越弱，而依恋回避越高的受试者通常越难进行正念，包括难以注意到他们的体验并用词语标记体验。"（pp.269-270）事实上，致力于将安全依恋与佛教的不依恋这看似相悖的二者联系起来的研究走得更远（Sahdra，Shaver & Brown，2010）。如前所述，在佛教文献中，依恋具有执着、贪婪、占有以及防御性回避的负面内涵，而不依恋有着能够放手、能够认识到心理状态的建构性和无常性的积极内涵。正如研究人员预期的那样，不依恋测量的结果与安全依恋（即较低水平的依恋焦虑和回避）以及正念呈正相关。因此，或许听起来很奇怪，但安全的依恋有利于不依恋，反之亦然。两者都与关联和自主之间的平衡有关。

互补

我认为正念和心智化是一对互补的概念，值得我们在探讨情绪调节、依恋创伤和心理疗法时反复琢磨。在此，我跟随戴维·沃林（David Wallin，2007）的脚步，他非凡的著作《心理治疗中的依恋》（*Attachment in Psychotherapy*），预示了临床心理学家近来对鲍尔比（Bowlby，1988）几十年前奠基的依恋理论和研究越来越浓厚的兴趣。对于这两个概念，沃林提出了一个类似于 DNA（代际遗传基础）的有趣类比：

> 可以将心理治疗中的心智化和正念立场之间的关系比作双螺旋：一对部分重叠的螺旋，一次又一次地汇聚和发散。心智化和正念是截然不同的，但又是相辅相成、相互交织的两种了解和回应经验的方式，两者都能强化对方。（p.312）

考虑到注意和反思之间的根本区别，我认为正念是有效心智化的必要条件。正如正念和心智化文献所倡导的那样，有效的心智化必须建立在对心理状态正念注意的基础上，以接纳的态度和求知欲为支撑。我们可以认为正念与心智化不同（基础上），也可以将正念作为心智化的重要组成部分（即作为它的许多方面之一）。类似地，反思可以融入正念。如我所说，在一些研究者的笔下，每一个概念都和另一个概念有所交织。

我们心理学家有地盘之争的倾向：我很容易看到，心智化是如何从正念中抢占领地的（就像我之前在引入伦理框架时所做的那样），正念又是如何从心智化中抢占领地的（例如它与依恋关系有关）。我喜欢沃林的观点：这些概念是协同的，而不是相互竞争的。我喜欢正念的包容性，尤其是它的精神，大量正念文献探讨了我们对心理状态，特别是痛苦的感受，可以采取的理想态度。如果对心理状态的正念注意是有效心智化的必要条件，那么我们这些偏爱心智化的人可以从正念文献中学到很多东西，这也是我进行回顾的主要原因。最后，考虑到两个概念间的重叠，我很想知道正念练习是否可以作为一种促进心理治疗中的心智化的方法。但正念研究并未涉及在与依恋创伤史有关的痛苦情绪状态中进行的心智化，后者将是下一章的主题。

临床意义

我希望已经阐明，正念的临床益处不胜枚举，我无法想象有人会对治疗师应该正念地完成他们的工作这一主张提出异议。然而，我完全同意阿伦森（2004）的观点，他提出了一个令人信服的观点，即正念练习不能替代心理治疗。最糟糕的情况下，正念练习可能助长解离性脱离（dissociative detachment)，这是一种极端的逃避形式。正念更关注个人而不关注人际关系，阿伦森指出："维持一段关系的相关技能与专注于呼吸或理解现实的微妙本质之间，存在着显著差异。"（p.196）因此，"佛教冥想并不是为了明确处理普遍存在的与依恋困难有关的人际关系和情绪问题"（p.193）。他特别指出，有依恋创伤史的人可能难以进行冥想（例如，陷入创伤记忆或解离状态)，与创伤相关的问题"最好在传统冥想练习之外得到解决"（p.192）。不过，"如果应用得当，佛教的冥想可以与治疗协同工作"（p.192）。

我的偏见是显而易见的：心智化在依恋关系中发展或衰退，依恋关系中的问题必须在心智化过程中解决——在内隐和外显两个层面上。明确地说，我们培养心智化去检查和修正依恋的内在工作模式，因为它们不仅适用于人际关系，也适用于与自己相联结的方式。正如霍姆斯所描述的，外显心智化表现在心理治疗性叙事的故事创作和改写上。以成人依恋访谈为模型，我们在对痛苦的依恋经历进行叙述时力求连贯性，这体现在清晰的沟通、丰富的情绪以及包含新视角的详尽叙述上。心智化是使叙述得以完成的心理过程和主体间过程。在生命的早期，我们通过与父母的同步互动和对话来了解自己。因此，心理治疗和抚养孩子一样，内隐过程与外显过程同时发生。如杰尔杰伊（Gergely & Unoka，2008；Gergely & Watson，1996）所描述的那样，当患者对于表达和探索他们的内在体验感到越来越安全，通过治疗师复杂的镜映过程，直觉地感受到情绪上的理解时，工作模式就在内隐层面得到了修正。西格尔（1999）巧妙地阐述了适用于心理治疗和其他依恋关系的外显和内隐过程的混合：

> 一个人对另一个人的心理状态进行反思的能力，可能是许多亲密的、情感投入的关系的基本组成部分。这种对心理状态的反思不仅仅是一种概念化能力，它还允许两个个体的心灵共鸣，其中每个人都感到被对方感受到。（p.89）

总而言之，借由这种内隐和外显层面上的正念注意、心智化的互动，安全感得以在依恋关系中演化。

在早期和成年期依恋两章的基础之上，我写这一章是为了给理解依恋创伤打下基础，依恋创伤给我们的心理治疗工作带来了最大的挑战。依恋创伤（最极端的表现为虐待和忽视）是对心理状态的正念注意和反思性讲述的对立面。简而言之，依恋创伤源于对心理状态的遗忘，常常伴随着孩子的沉默不语。因此，我已经为我所认为的创伤性依恋经历的关键——在极端的心理痛苦中感到被孤立和被忽视——搭建好了舞台，我将在下一章中详细阐述。

Mentalizing in the Development and Treatment of Attachment Trauma

第 4 章

依恋创伤

在前三章中，我煞费苦心地建立了依恋和心智化的理论基础，我认为这对于理解创伤的核心——在难以忍受的痛苦情绪中感到孤独——是必要的。在这一章中，我将通过向你展现更多的依恋研究结果来帮助你深入理解这一关键点。

我使用**依恋创伤**这个术语有两层意思：一是指发生在依恋关系中的创伤，二是指这种创伤对发展和维持安全依恋关系的能力产生的长期不利影响。简言之，深层的不信任是依恋创伤的一个主要表现。不信任感会破坏关系，而创伤正是在这种关系中产生的。你也可能因为无法在其他依恋关系（包括心理治疗关系）中找到安慰和安全感而受到更大的创伤。

彼得·福纳吉和玛丽·塔吉特（1997）提到了早期生活中的依恋创伤所带来的**双重不利因素**：第一，这种创伤引发强烈的情绪痛苦；第二，它破坏了对所引起的痛苦情绪的调节能力的发展。如我所述，安全依恋为情绪调节提供了基础，通过破坏依恋安全性，依恋关系中的创伤阻碍了个体对痛苦情绪的应对方式的发展。此外，如我们已讨论的，在依恋关系中，你通过心智化来发展对情绪的调节能力，而本章将会解释，依恋创伤也会使心智化的发展受损。

所有这些准备都导向了我关于依恋创伤的主要论点，我将在本章和后面的章节中进行详细的阐述：心智化的失败会使痛苦的情绪状态变得难以忍受；治疗恢复了心智化，从而促进了依恋的安全性，使痛苦的经验能够被表达、理解和反思；这一过程使以前难以忍受的创伤经历变得更有意义和可承受。

截至目前，你可能很容易将依恋创伤与童年受到的粗暴对待（即虐待和忽视）联系起来。我刚刚提出的论点强调了虐待和忽视在某种程度上是紧密相连的：在身体、性、或情感上虐待儿童，也就是忽视了儿童，让儿童在情感上处于痛苦之中的同时感到心理上的孤独。反之，忽视一个孩子也是虐待，因为它会引发痛苦的情绪，比如恐惧或绝望。简单地说，创伤经历的本质是害怕和孤独（Allen,2001）。这里的“孤独”是指没有人把你的想法放在心里，我想受过创伤的人都会在这方面有共鸣。这种“孤独”需要得到足够的重视，它正是我对正念心智化投注的全部关注的基础。

在我所带领的紧急住院患者创伤教育小组中，我会谈论发生在住院之前的压力堆积。至今，我仍然清楚地记得，十年前，当我在黑板上写下“害怕 + 孤独”，并在“孤独”下面画几条线以着重强调的那一刻，一位女性患者眼眶中的泪水顺着脸颊缓缓淌下，她一直静静地、专心地坐在人群中。当受邀谈论自己的感受时，她讲述了童年时母亲精神病发作时自己的痛苦经历。她从前并没有意识到或承认早期孤独的经历对她之后的抑郁症易感性所造成的深刻影响。

可悲的是，正如这一章所示，在婴儿期（事实上，在婴儿期的前几个月，甚至在依恋全面充分发展之前），你便可以看到依恋创伤的种子。你现在已经熟悉了安全依恋和两种相对常见的不安全依恋形式：矛盾型依恋和回避型依恋。创伤带给我们第四种形式：紊乱型依恋。因此，我将从婴儿期的紊乱型依恋开始，因为它是在陌生情境中被发现的。我将采用同我对三种有序模式的描述一致的方式，分别描述婴儿紊乱的行为以及照顾者使婴儿紊乱的行为。接下来，着眼于依恋创伤的代际传递，我将讨论成人依恋访谈评估中与婴儿紊乱相对应的成人紊乱，即未决－紊乱型依恋。在前几章搭建起的背景下，对紊乱型依恋的探讨将帮助你理解本书的一个中心主题：心智化失败在依恋创伤代际传递中的作用。我对代际传递的回顾为之后探讨紊乱型依恋的发展性影响（即紊乱在婴儿期之后持续存在的方式，以及它对问题行为和后来的精神障碍的影响）奠定了基础。这些讨论也会让我们明白，依恋紊乱会使人之后更容易受到虐待和忽视的伤害，这也是我如此关注紊乱的原因之一。继这部分之后，我会讨论各种传统形式的虐待和忽视。可悲的是，正如我将在本章后面描述的那样，依恋创伤既发生在童年期，也发生在成年期。

在继续详细说明个体发展过程中可能出现的所有问题之前，我需要引入两个警告，类似于香烟包装上的警告标签。第一，照顾偶尔的中断不会导致依恋的紊乱；关系中反复出现的中断模式，伴随着父母始终无法抱持孩子的想法，才会产生最大的影响。第二，紊乱型的婴儿依恋并不是无可挽回的创伤。各种依恋模式的发展特点都是稳定性和变化性的相互作用。紊乱与其他持续的发展逆境相叠加，才可能会启动一条有问题的发展轨迹，而改变并获得更高的依恋安全性，或早或晚总是有可能的。专业的介入，是实现这种有益变化的一条途径。记住稳定和变化之间的平衡！如果早期的发展像刻在石头上一样深刻，或者早期的发展没有持久的影响，那么写这本书就没有意义了。正如我在门宁格诊所的心智化教育小组中经常说的（带着些夸张）：如果无法改变依恋安全性，我们不如关门大吉。

早期紊乱型依恋

正如我在第一章中所描述的，安斯沃思在乌干达和巴尔的摩的家庭观察的基础上，着手开发对婴儿依恋进行分类的方法，然后她利用陌生情境，在实验室中完善了这些评估方法。安全型依恋、矛盾－对抗型依恋和回避型依恋之间的基本区别能够有力地预测早期的功能，它们也有相对应的成人期模式，在依恋的代际传递中起重要作用。虽然大多数婴儿很容易被归入三种依恋类型中的一种，但也有一些不能。对这些无法归类的婴儿的反复观察，最终使得玛丽·梅因和同事创造了一个新的类别——紊乱型，然后他们发现了创伤在紊乱型依恋中的复杂作用。

起初，这些无法归类的婴儿行为显得异常奇怪和令人费解。用梅因和所罗门的话来说，“这些婴儿的共同之处是……行为序列似乎缺乏一个容易观察到的目标、意图或解释”（Main & Solomon，1990，p.122）。通常情况下，这些异常行为在陌生情境中是相对短暂的。的确，一组混乱的行为可能短至10～30 秒（Main，Hesse，& Kaplan，2005）。令人惊讶的是，如此短暂的反常行为可能预示着依恋关系出现严重问题，也可能预示着直至成年期的一系列重大发展性问题。想必这种在实验室环境中经过精心结构化和监测的瞬时行为，预示着在自然环境中存在更普遍的情况。我们可以把这些相互矛盾、令人困惑的行为看作冲突和矛盾心理的极端形式，即在寻求亲近与抵抗和回避之间剧烈摇摆。因为紊乱的行为间歇性发生，所以它总是与更常见的依恋行为模式混杂在一起，因此紊乱型婴儿通常被分为紊乱＋最适合的传统类别（即紊乱 - 安全型、紊乱 - 矛盾型或紊乱 - 回避型）。在这一节中，我将举例说明紊乱的婴儿行为，然后描述催生紊乱的照顾者行为。

婴儿期的紊乱

在陌生情境下，看到下面这样的一系列事件会让人非常痛心：母亲起身离开房间，刚学会走路的婴儿跌跌撞撞跟在她后面跑，尖叫着，然后在母亲离开后用力敲门。然而，当母亲回来时，婴儿变得很害怕，立刻从她身边跑到房间的另一边。这种让婴儿极度紧张的分离没有获得情感上的团聚，也没有获得安慰。梅因和所罗门（1990）对在陌生情境下的几种紊乱行为进行了分类，他们举的一些例子如下。

- 连续做出矛盾的行为：在举起双臂进行了愉快的迎接后，婴儿会僵住，表情茫然；或者，在分开期间，婴儿表现出平静和满足，然后在重新团聚时，婴儿会强烈关注父母，表现出痛苦或愤怒。

- 同时表现出矛盾的行为模式：婴儿紧贴着父母，同时急剧地转开头和视线；向父母靠近但背对父母；向父母伸出双臂，但头朝下或转开；向父母微笑，但表情也传达出恐惧；或者在明显很好的情绪状态下攻击或推搡父母。
- 无方向性的、方向错误的或无规则的动作：婴儿在感到痛苦时却离开父母；看似接近父母，却试图跟着陌生人走出门；将手移向父母，然后迅速收回；极其缓慢或无力地向父母移动；或突然莫名其妙地哭泣，或在本来心满意足的游戏中突然表现出愤怒。
- 刻板或反常的动作：婴儿长时间摇摆或缠绕头发；表现出抽搐；或者表现出突兀的、类似于机器人的动作。
- 僵硬和静止：婴儿坐着或站着，双臂长时间伸出，或保持一种木讷或茫然的表情。
- 对父母的恐惧：婴儿害怕地从父母那里抽身而出；躲在椅子后面躲避父母；或在与父母互动时表现出警惕或紧张。
- 紊乱的直接指标：婴儿紊乱地游荡；表现出迷失的表情或双眼失神；或在父母进入房间时，举起双臂向陌生人打招呼并接近陌生人。

解离（dissociation）这一概念被用来描述婴儿在陌生情境下许多方面的紊乱行为，而解离是一个常见的创伤相关问题。你可以把解离看作应对焦虑和恐惧的一种自我保护和防御方式。联结（association）是指把事物联系在一起，解离则是指把事物分开。我发现区分两种主要的解离形式是有帮助的：脱离（detachment）和分割（compartmentalization）（Allen，2001；E. A. Holmes，Brown et al.，2005）。解离性脱离表现为与现实断开联结——以这样或那样的形式“飘飘然”。因此，解离性脱离是对当下进行正念注意的对立面，它也与分离正念相对立，后者涉及对当下的经验保持专注而观察的立场。解离性脱离在陌生情境中很容易观察到，例如僵硬和静止，以及表现出茫然、恍惚的表情。解离性分割指将事物分割，使部分间无法联结，包括在无觉察状态下持有情绪或记忆，直至某天它们突然爆发出来。在陌生情境下，接近和回避行为的极端交替可以被看作这种形式的解离（例如紧贴父母却回避目光，背向父母，或在明显很好的情绪状态下突然大哭或发怒）。如案例中所示，这些解离性防御可能与恐惧的直接表达交替出现。

紊乱依恋的中心主题是**对父母的恐惧**，以直接或解离性防御的方式表达。因此，就像三种有序的依恋模式一样，紊乱并不是婴儿的一种特质，而是根植于一种特定的关系中：婴儿通常只对一位家长表现出紊乱依恋（Lyons-Ruth & Jacobvitz，2008）。对父母之一的恐惧使婴儿陷入一种无法忍受的困境中，梅因（Main，Hesse，& Kaplan，2005）将其描述为**无解的恐惧**。也就是说，和父母在一起会唤起恐惧，而恐惧又会激活对依恋的需要，这通常会唤起对亲近的寻求，以获得一种安全感；然而亲近只会升级恐惧，同时唤起对亲密和距离的需要："一个被依恋对象吓坏的婴儿面临着一个矛盾的问题，即依恋对象突然之间既是警报的来源，又是解决警报的途径。"（Main & Hesse，1990，p.163）。难怪婴儿可能会变得害怕，想要从情绪上脱离这个情境（例如发呆或走神），或者试图将矛盾的情绪和行为倾向隔离开来（例如用力敲门，然后当父母回来时又跑开）。从一个令人恐惧的人那里获得安慰显然是紊乱的。

儿童早期的紊乱

如梅因和同事（Main，Hesse，& Kaplan，2005，p.283）所发现的，与三种有序的依恋模式相比（它们在发展过程中表现出连续性），在婴儿期表现出紊乱的儿童在 6 岁时会展现出一个重要又显著的行为转变："发生了一种让人意想不到的行为转变，这些儿童在与母亲重聚的过程中开始变得有序"（p.283）。具体来说，许多这类儿童在 3～5 岁已经发展出在与母亲互动过程中的控制策略，这种角色逆转可以被视为"儿童绝望地试图重建保护性照顾 – 依恋关系"（George & Solomon，2011，p.139）。这些控制策略有两种不同的形式，一种是惩罚性的，另一种是照顾性的。尽管大多数紊乱型婴儿形成了两种控制模式之一，但约有三分之一的婴儿仍然保持着行为上的紊乱（Moss，

Bureau，St-Laurent，& Tarabulsy，2011）。

控制－**惩罚型**的孩子通过严厉地命令、言语威胁、身体攻击和羞辱父母来管理关系。埃伦·莫斯（Ellen Moss）和同事们描绘了一幅生动的画面。

> 一位母亲和她5岁的儿子按照约定来到我们的游戏实验室。我们请他们坐下，提供了两把椅子，母亲坐在大椅子上。突然，孩子生气了，用命令的声音说："从椅子上起来！是给我的。去坐另一个。"母亲什么也没说，看上去有点不好意思，默默地站起来，坐到小椅子上。（Moss，Bureau，St-Laurent，& Tarabulsy，2011，p.52）

与控制－惩罚型形成鲜明的对比，控制－**照顾型**的孩子活泼、快乐、有礼貌、乐于助人，并且对他们的母亲很关心。莫斯和同事举了另一个母亲和她的孩子进入游戏室时互动的例子。

> 母亲坐下来，孩子立刻开始给母亲展示一个玩具。母亲很快就失去了兴趣，孩子找到第二件东西来吸引母亲注意。这孩子看起来很活泼，在向母亲讲话时，声音热情且快乐。相比之下，母亲则显得泄气、注意力不集中，在声音或举止上几乎没有情感表达。游戏互动继续着，孩子发起了大部分的互动交流，而母亲则非常被动地坐着，有时似乎处于一种不协调的状态。（pp.52-53）

与婴儿时期类似，一些孩子仍然维持着紊乱状态，表现出不稳定的行为和混乱，不能采取任何有效的策略来保持和母亲的亲近。莫斯和同事描述了一个行为紊乱的孩子和母亲在游戏室里的互动。

> 一个5岁的男孩正在独立玩耍，而他的母亲试图吸引他的注意力。有一次，她让孩子给她唱首歌，他拒绝了，坚持说他想自己玩。母亲坚持说，那样会使她高兴的，而且他是个好歌手，但那孩子仍然拒绝唱歌。当他们之间的关系紧张感升级时，孩子崩溃了，说："如果我唱歌，我会被打的。"母亲对他的回答感到惊讶，要求他解释

一下。孩子回答说："我很丑，像我父亲一样。"母亲似乎很震惊，说："你不丑，爸爸也不丑！"孩子看起来很惊讶，好像不记得他之前说过的话，然后问："你在说什么？"令人惊讶的是，在整个互动过程中，孩子的非言语行为和姿势保持中立，他一直在玩他的玩具。（p.53）

照顾者行为

由于认识到在陌生情境下紊乱依恋行为的异常模式，研究者对相关的照顾模式进行了细致的研究，这极大地影响了我们对依恋创伤的理解。二十多年的研究已经揭示了亲子互动中越来越微妙的创伤性破裂模式，所有这些都可以被理解为正念注意和心智化的失败。我将按时间顺序记录这些研究的发展，从最初对明显虐待的关注，到随后对破裂的情绪交流的考察。我特别关注最近关于 4 个月大的婴儿和他们的母亲之间的互动模式的研究，我认为其中蕴含着依恋创伤的关键。

梅因和同事（Main & Solomon，1990）最早将他们识别出的紊乱婴儿依恋与虐待联系起来，越来越多的研究证实了这一联系（Sroufe，Egeland，Carlson，& Collins，2005）。大量研究（van Ijzendoorn，Schuengel，& Bakermans-Kranenburg，1999）表明，典型的中产阶级家庭中，婴儿依恋紊乱的发生率相对较低（15%），而高危人群中（例如母亲沉溺于酒精或药物的婴儿中有 43% 出现紊乱）和遭受虐待的儿童中（根据紊乱的不同编码方式，估计在 48%～77% 之间）的发生率明显较高。在明尼苏达纵向研究中（Sroufe，Egeland，Carlson，& Collins，2005），研究者在不同环境中识别出了不同形式的虐待：出生后 1 周至12 个月的一系列家庭观察、与母亲的家庭访谈、到公共卫生诊所就诊时的观察和访谈，以及一系列的实验室观察。有三种早期虐待形式与婴儿在陌生情境中的紊乱行为有关（E. A. Carlson，1998）：身体虐待（例如频繁而用力的打屁股，以及父母爆发愤怒导致的严重伤害，如香烟烫伤）、心理上的不可及（例如父母无反应、被动拒绝、退缩或疏远）和忽视（未能提供健康或身体护理，或未能保护儿童远离家里的危险）。

显然，虐待对婴儿来说是可怕的，会将婴儿置于一个无解的两难境地：需要但又害怕情感上的亲密。不过，梅因及其同事（Main & Hesse，1990；Main，Hesse，& Kaplan，2005）发起了一系列广泛的研究，将婴儿的紊乱与父母的一系列行为联系起来，而不仅仅是虐待，这些行为都可能引发婴儿的恐惧。正如我将在创伤的代际传递一节中所描述的，一个更微妙的过程也会导致紊乱：父母未解决的依恋创伤可能导致他们与婴儿之间可怕的互动。因此，父母不仅可能直接吓到婴儿（例如虐待），而且可能由于自己容易感到害怕的特质而间接吓到婴儿。例如，这些父母可能焦虑、胆怯、紊乱，或处于一种解离性脱离状态（其中任何一种状态都会使那些处于痛苦中需要安慰和安全感的婴儿感到苦恼或担忧）。简而言之，父母恐吓孩子和自身感到害怕的行为会使婴儿感到害怕：父母的恐惧不仅具有传染性，还会在婴儿处于痛苦中时导致父母心理上的不可及。

其他研究人员扩展了梅因和同事的发现，表明更多被破坏的亲子互动也与婴儿紊乱有关。卡伦·里昂－鲁斯（Karlen Lyons-Ruth）和同事（Lyons-Ruth，Bronfman，& Atwood，1999）提出，对婴儿依恋需求反应不协调的照料者会使婴儿感到恐惧，因为婴儿在痛苦时无法影响照料者的行为，他们寻求安慰的哭声无人理会。与梅因提出的“惊吓－受惊”之间的区别相对应，他们发现了两种失调模式：敌对的侵入和无助的退缩。无助－退缩的母亲行为指非敌对的和表面上的反应性行为与轻微的恐惧交织在一起，而敌对－侵入的行为对婴儿来说则是直接的恐惧。这两种模式都与紊乱的婴儿依恋有关，但在婴儿的二级依恋分类上存在差异：敌对－侵入与紊乱－不安全（回避型或矛盾型）依恋相关联，因而危害性更大；而无助－退缩则与在某种程度上更具适应性的紊乱－安全依恋联系在一起。

里昂－鲁斯及其同事的研究的其他方面表明，令人恐惧的照顾者行为并不是导致紊乱婴儿依恋的唯一途径（Lyons-Ruth & Jacobvitz，2008）。更确切地说，婴儿的紊乱与**被破坏的情绪交流有关**。这种被破坏的交流使得照顾者无法在婴儿感到痛苦时给予情绪上的安慰，因此“无论母亲本身是不是恐惧的来源，都会导致无法调节的婴儿恐惧和矛盾的接近 – 回避行为”（Lyons-Ruth & Jacobvitz，2008，p.677）。这些研究者区分了几种被破坏的交流类型：消极侵入行为（例如蔑视婴儿）、角色混乱（例如向婴儿寻求安慰）、退缩（例如沉默）、沟通错误（例如矛盾的暗示，如口头上鼓励婴儿靠近，身体上却疏远婴儿），以及迷失（例如在互动过程中声音的异常变化）。值得注意的是，即使没有直接的恐惧行为，交流被破坏也预示着婴儿的紊乱，这使得研究者得出结论：在“母亲和孩子之间被破坏的交流这样更大的范畴中”出现的行为都人令人恐惧的（p.678）。要记住，这种被破坏的交流包括缺乏心理上的可及性，也就是心智化。

比阿特丽斯·毕比（Beatrice Beebe）及其同事（2010）对 4 个月大的婴儿与母亲之间互动的里程碑式的研究，提供了对依恋创伤极其深入的理解。毕比探寻了 12 个月大的婴儿在陌生情境中紊乱依恋的早期预测因子。在 4 个月大的时间节点，婴儿被放置于婴儿座椅上，母亲被要求在不使用玩具的情况下与婴儿玩耍。毕比对母婴互动进行了 2.5 分钟的逐秒分析，以预测之后的紊乱。在我看来，这项研究提供了最清晰的依恋创伤原型——一个贯穿一生的模型。

与安全型的婴儿相比，未来会表现为紊乱型的婴儿声音和面部会展现出更多的痛苦，以及不和谐的情绪，例如，“一个将来会表现为紊乱型的婴儿对母亲的甜蜜微笑报以微笑，但同时，当母亲把他的头往后推，轻轻地拍打他的手时，他会抽泣”（p.93）。此外，这些婴儿不时变得古怪和不稳定，这将使他们的母亲更难理解他们的情绪。此外，这些婴儿较少进行自我抚摸，自我抚摸是情绪自我抚慰的重要手段。

母亲的行为并不能减轻这些将来会表现为紊乱型的婴儿的痛苦，其中有几个特征是显著的：母亲 1）更频繁地、不可预测地把目光从婴儿的脸上移开；2）更频繁地、不可预测地逼近婴儿的脸；3）对于婴儿的自我抚摸，不以互补的深情抚摸进行回应；4）情绪反应的变化较小，即面部表情相对僵硬、封闭；5）不太可能跟随婴儿在积极情绪和消极情绪之间转换，例如，不太可能“在情绪上‘进入’和‘跟上’婴儿面部和声音中的痛苦”（p.90）；6）表现出不一致的情绪反应，特别是，以惊讶或积极的情绪来回应婴儿的痛苦。毕比把这些不一致的反应解释为防御，表示不承认婴儿的情绪痛苦，企图“将消极扭转为积极”，这在诸如“别那样”或“别大惊小怪，你应该感到高兴”这样的评论中表现得尤为明显（p.94）。

毕比提出了一个重要的观点，即对将来会表现出紊乱的婴儿，母亲并不是完全不共情或不投入，而是在婴儿痛苦的时刻表现出更具体的调谐失败。在这些时刻，母亲无法为婴儿提供心智化的基础，即对婴儿的情绪状态给予正念注意。这样，婴儿不得不独自面对痛苦；此外，他们的能动性被削弱了，他们既无法让母亲来减轻他们的痛苦，也无法进行自我调节（例如通过自我抚摸）。在这些痛苦的状态中，他们被剥夺了心智化的基本体验，即一个心灵影响另一个心灵的体验以及毕比所说的被他人体验的体验。在程序性或隐性层面，他们正在发展极度不安全的依恋工作模式。毕比说出了注定会紊乱的婴儿的心声：

> 我很难过，你却不帮我。我对你微笑、呜咽，难道你不明白我想让你爱我吗？当我难过的时候，你会微笑，或者闭上眼睛，或者移开视线。你让我感觉更糟。我对自己的感受和你的感受感到困惑，我无法预测你，我不知道怎么回事。我该怎么办？我无法影响到你，也无法帮到自己，我感到无助。我觉得很狂乱。（p.101）

正如我反复强调的，这种在情绪痛苦中心理上的孤独体验是依恋创伤的原型。毕比阐明的婴儿在4个月时的经验可以在他们的一生中被重新体验。侵入（例如逼近婴儿的空间和力图推翻婴儿的痛苦）和退缩（例如即使是靠近的时候，也要凝视别处）的组合是一种典型的未能促进关联和自主的，也就是说，是一种既不投入，也不能给婴儿空间，还未能让婴儿在关系中施加影响的表现。其结果是心智化发展根本性的失败。正如毕比所总结的那样，婴儿正在形成的人际关系工作模式包括“对自己的基本情绪组织、母亲的情绪组织和母亲对其痛苦的反应感到困惑，开启了一个可能会妨碍人的基本整合能力的发展轨迹”(p.119)。

如前所述，紊乱的依恋产生于多样的照顾环境，从直接的虐待到对痛苦反复的调谐失败。类似的被持续破坏的照顾模式常常与儿童早期的紊乱－控制依恋一同出现（George & Solomon，2011；Moss，Bureau，St Laurent，& Tarabulsy，2011）。卡罗尔·乔治和朱迪思·所罗门（Carol George & Judith Solomon，2008）将与婴儿紊乱有关的养育行为描述为：反映了一种失能的照顾系统，以照顾者的无助为特征（George & Solomon，2011）。无助的照顾者无法帮助孩子进行情绪调节，他们同样无法调节自己的情绪——在情绪泛滥和情绪压抑之间交替。

在这里，重要的是要记住，刚刚提到的照顾中的问题并不是平白无故发生的。如早期依恋一章所述，安全依恋关系需要稳定和支持性的家庭环境。例如，有问题的母亲照顾行为源于父母双方的不安全依恋，以及长期的、严重的婚姻不和谐（Bifulco，Moran，Jacobs，& Bunn，2009；Bifulco & Thomas，in press)。乔治和所罗门（2008）描述了一系列“照顾系统受到的潜在攻击”（p.848）是如何导致所谓的“照顾退位”，进而又是如何导致紊乱的依恋的。这些攻击包括之前的孩子在围产期夭折；儿童早熟或残疾；父母精神疾病（包括抑郁、焦虑和药物滥用)；父母离异；生活在暴力环境中，例如在恐怖主义地区或战区中（George & Solomon，2008；Lyons-Ruth & Jacobvitz，2008）。正如我接下来所描述的，照顾系统受到的一个常见的导致婴儿依恋紊乱的攻击，是父母的依恋创伤史。

依恋创伤的代际传递

我已经描述了父母和婴儿之间三种有序的依恋模式的相似之处：虽然这种对应关系还远非完美，但安全依恋的婴儿很可能有安全－自主的父母；矛盾－对抗的婴儿很可能有纠缠型的父母；回避的婴儿很可能有轻蔑型的父母。

在这一节，我会先回顾成人依恋访谈研究，这些研究表明紊乱型婴儿很可能会有被归类为未决型的父母（有自己的丧失和创伤史）。然后我将讨论创伤的代际传递与心智化失败之间的关系。这方面的研究发现带来了希望，因为正如我接下来将要回顾的，心智化促进心理弹性；因此，临床医生正在开发促进心智化的亲子疗法，从而提高依恋安全性。

成人依恋与婴儿紊乱

有安全依恋婴儿的安全－自主型的成年人，在成人依恋访谈中能够进行连贯的叙述。也就是说，他们以一种情绪上真实而又详尽的方式来讨论他们的依恋经历，访谈者可以很容易地跟上他们的叙述。相比之下，紊乱型婴儿的父母在成人依恋访谈中表现出明显的连贯性问题。访谈中的相对不连贯有两种形式（Hesse，2008；Main，Hesse，& Goldwyn，2008）。第一，婴儿的紊乱与成人依恋访谈中的未决－紊乱类型有关，在访谈中，当这些尚未解决的经历通过与丧失和虐待有关的问题而被带入脑海时，丧失或创伤的未解决明显表现为连贯性的缺失。正如婴儿的紊乱是在短暂的反常行为中被识别出来的一样，成人依恋访谈中的未决型与短暂的（而非普遍的）连贯性缺失有关。例如，在讨论创伤性经历时，父母可能会陷入一种解离性脱离的状态——似乎瞬间变得“飘飘然”或者迷失在了过去。令人惊讶的是，在成人依恋访谈中，仅仅几句出现这样的问题的话，即能揭示出严重的依恋问题。可以假定，访谈中的这些问题预示着日常生活中更加普遍的破坏。由于问题是短暂而非普遍的，紊乱的访谈被分配到一个最合适的二级分类（就像我们对紊乱的婴儿依恋所做的那样）。因此，一个成年人可以被归类为未决－安全、未决－纠缠，或者未决－轻蔑。与婴儿紊乱相类似，当父母访谈由于缺乏任何明确的模式、表现出矛盾模式的极端混合（例如纠缠与轻蔑的混合），或者极少数情况下，出现普遍的不连贯，让整个访谈难以理解时，这样的父母访谈可以被编码为“无法分类”。

梅因及其同事（Main，Hesse，& Goldwyn，2008）将未决－紊乱型解释如下：

> 紊乱婴儿的父母在讨论丧失或其他潜在的创伤经历时所表现出的，可以被称为对推理或话语的监控失误。这些话语－推理失误暗示了意识的暂时改变，现在被认为通常来自解离性记忆或信仰系统的干扰，或者由创伤事件的讨论引发的对记忆的异常专注。（p.61）

这类失误包括提到已故的人，好像他们仍然活着，例如："她死了还要更好些，这样她就可以不复存在，而我则可以继续抚养着我的家庭。"（p.61）以下是一个坦率的无条理的例子："我仍然担心他那天晚上死了是因为我忘了想他。我答应会想到他，我想到了，但那天晚上我出去了，所以他死了。"这种不连贯证明了在遭受创伤和丧失的情况下，心智化能力严重受损。

许多研究已经揭示了成人依恋访谈中父母未解决的丧失和创伤与陌生情境中婴儿的紊乱相关（van Ijzendoorn，Schuengel，& Bakermann-Kranenburg，1999）。不过，由于它们反映了短暂的连贯性缺失，我们可以根据整个访谈的质量将未决型的访谈编码为安全或不安全，而这种分类会产生影响。一组研究人员进行了两次两个小时的家访，其间使用摄像机记录了母婴之间的互动（Schuengel，Bakermann-Kranenburg，& van Ijzendoorn，1999）。他们将这些互动编码为令人恐惧的行为（即威胁、恐惧或解离状态），正如之前的研究表明的那样，这些行为与婴儿在陌生情境中的紊乱状态相关。然而，尽管这些母亲都经历着未解决的丧失，但安全和不安全的母亲却有着本质性的不同：不安全的母亲令人恐惧的行为得分最高，而安全的母亲得分最低。因此，值得注意的是，当与总体不安全的依恋相结合时，未解决的哀伤可能与父母短暂、微小的令人恐惧而非虐待的行为相关，这些父母大部分时间对婴儿都保持着敏感。然而，即使是这种微小的令人恐惧的行为也会导致婴儿产生紊乱型依恋。

要重申的是，梅因提出的未决－紊乱编码反映的是特定点的连贯性缺失，这些缺失与针对相关主题的访谈问题所引起的丧失或创伤记忆有关。相反，针对敌对－无助的心理状态，里昂－鲁斯和同事（Melnick，Finger，Hans，Patrick，& Lyons-Ruth，2008）基于"对出现在说话者头脑中、无法整合的敌对或无助的童年依恋对象的识别”，提出了将成人依恋访谈转录本作为一个整体进行编码的方法（p.399）。整合的缺乏可以被解释为解离性分割，正如这些研究者所指出的，这种严重的解离通常发生在“重复的、早期的和长期的人际创伤”（p.403）中。敌对亚型的人把依恋对象描述成恶毒的，并且倾向于认同他们：“我的母亲很可怕 / 我就像我的母亲。”（p.403）而无助亚型的人普遍感到恐惧和被动，与放弃照顾角色的父母一样。如预期的一样，里昂－鲁斯和同事发现成人依恋访谈的敌对－无助编码与婴儿的紊乱显著相关；此外，父母敌对－无助的心理状态在一定程度上促进了婴儿的紊乱，因为它们破坏了亲子交流。

所罗门和乔治（2011）针对 4～7 岁儿童，研究了照顾者无助和儿童紊乱－控制依恋的起源。当这些孩子的母亲描述他们自己童年时的依恋对象时（通常是父母双方），他们会谈到父母在愤怒和其他可怕的行为中是失控和不可预测的。若母亲有一段依恋对象丧失史尚未解决，则会特别有可能培养出控制－照顾型孩子，母亲在早年的丧失促成了在照顾角色中的逆转。所罗门和乔治还观察到，除了可怕的母亲过往史，保护因素（其他安全感来源）的明显缺乏也促成了照顾者的无助。这一发现侧面证明了安全岛的价值：“如果一位母亲经历过可怕的父母行为和恐惧，但也将一位家庭成员或朋友描述为安慰的来源，那么她的子女在依恋中会被认为是有序的。”（p.42）

最简单的理解依恋研究发现的创伤代际传递的方法是将父母的惊吓－受惊或敌对－无助行为视为创伤后应激反应，其特征是创伤的再体验和高唤起，同时伴有回避性策略。当访谈问题唤起痛苦的记忆时，父母的创伤在成人依恋访谈中显现出来。同样，在陌生情境中，当父母与婴儿的痛苦产生共鸣时，婴儿的痛苦和依恋需求很容易唤起父母的创伤性记忆和情绪。至少有那么一瞬间，受过创伤的父母沉浸在过去的情绪中，失去了和当下的正念联结，在心理上对婴儿来说变得遥不可及。

> 如果父母的恐惧和羞耻感从未得到安慰，我们可以预期：父母将缺乏一种内在的对话，通过这种对话，在面对婴儿的痛苦、苦恼、

恐惧、愤怒或是感知到的拒绝时，父母可以整合并抑制自己早期脆弱性的强烈体验的激活。这种缺乏可能会把父母置于危险的境地，他们会被强烈的情绪淹没，这些情绪是他们无法调节或适应的，从而导致他们对孩子表现出敌对（例如压抑孩子的情绪、大喊大叫）或无助（解离、退缩）的反应。（Melnick，Finger，Hans，Patrick，& Lyons-Ruth，2008，pp.413-414）

当婴儿的痛苦唤起父母的创伤性记忆时，父母是在回应过去而不是现在。梅因和赫西（Main and Hesse，1990）提出，受创伤的父母持续的恐惧和惊吓－受惊行为"对婴儿来说可能是特别令人费解或害怕的，因为父母反应的直接原因往往是正在发生的事件所激起的回忆，而非这些事件本身"（p.163）。毕比（Beebe et al.，2010）极具说服力地写道：父母的行为对婴儿没有意义，它并不恰当。我们可以把这种不同步的反应理解为心智化的失败：此时此刻，父母和婴儿在心理上都是孤独的，处于痛苦的状态。

代际传递中的心智化失败

我概述了一个简单的、合乎常理的代际传递过程：具有安全依恋的父母能够凭借其对依恋史的心智化能力，在成人依恋访谈中提供连贯的叙述；这些父母与他们的婴儿进行心智化的互动；凭借着父母对其想法进行抱持，婴儿得以安全地依恋；并且，随着他们的心智化互动经验的增长，婴儿成长为具有坚实的心智化能力的儿童。心智化促生心智化。

现在考虑另一个同样具有普遍意义的相反情况：在成人依恋访谈中，有未决－紊乱依恋的父母会表现出心智化能力受损和连贯性缺失；由于在面对婴儿的痛苦时会再次体验创伤，他们对婴儿进行心智化的能力受损；同时可以想象，当婴儿处于痛苦中时，在让人害怕的互动中，他们的想法不能得到抱持，他们从而表现出紊乱的依恋。由于父母的心智化失败，婴儿在情绪痛苦时没有学会心智化；结果是，他们成长为心智化能力受损的儿童。无心智化促生无心智化。

杰尔杰伊（Gergely & Unoka，2008）认为安全依恋并不会促生心智化，但不良的照顾会破坏原本自然发展的进程："对他人进行心智化的能力是一种内在的和自动的……人类天生的社会认知进化适应，通过一种专门的、天生的读心机制来实现，这种机制至少在12个月大的时候就开始活跃并承担其功能。"（pp.58-59）然而，导致紊乱依恋的互动模式损害了心智化的发展：

> 事实上，有充分的研究表明，功能失调的早期依恋关系类型，包括严重忽视、虐待、分离、高度侵入性，或是父母不可预测的反应模式，对个体有着严重的、长期的破坏性影响，会影响他利用天生的心智化能力作为适应性的人际应对策略，来处理充满变化的亲密情感和依恋关系。（p.59）

正如杰尔杰伊所提出的，研究支持这一命题：不良的依恋关系会破坏心智化的发展。前一章提到，斯莱德及其同事（Slade，2005；Slade，Grienenberger，Bernbach，Levy，& Locker，2005）开发了父母发展访谈来评估亲子关系中父母心智化的能力。他的研究揭示了依恋安全的另一面：母亲的未决－紊乱依恋与母亲对婴儿的低心智化水平有关；反过来，母亲的低心智化水平与婴儿紊乱的（以及矛盾－抵抗的）依恋相关。该研究小组的进一步研究（Grienenberger，Kelly，& Slade，2005）表明，母亲的低心智化水平与父母－婴儿情绪交流的破坏有关，后者的评估来自里昂－鲁斯和同事的测量（Lyons-Ruth，& Jacobvitz，2008）。里昂－鲁斯也发现，交流被破坏预示着婴儿依恋的紊乱。

从刚刚回顾的研究中，你可以识别出依恋创伤的代际传递：没有解决自己依恋创伤史的父母容易自我保护性地将注意力从婴儿的痛苦中转移，以避免再次体验自己的创伤（Lyons-Ruth，Bronfman，& Atwood，1999）。这种正念注意的失败正是毕比（Beebe et al.，2010）在对之后表现出紊乱型依恋的4个月大婴儿进行观察时发现的：当婴儿感到痛苦时，母亲可能会转移视线或微笑，仿佛对痛苦视而不见。因此，亲子沟通很容易被破坏，心智化崩塌，婴儿不曾拥有过父母对其想法进行抱持的体验。因此，他们不能安全地依恋父母，反而在最坏的情况下会出现依恋紊乱。正如杰尔杰伊（Gergely & Unoka，2008）所描述的，这种紊乱，加上心智化受损，有可能造成长期的创伤性后果。

不妨考虑极端的案例，正如斯莱德（2005）所说，“破坏性的和虐待的父母用他们自己的愤怒、仇恨、恐惧和恶意抹去了孩子的体验。父母眼中的孩子（和他的心理状态）不是他自己，而是父母的投射和扭曲”（p.273）。在斯莱德和同事看来，心智化是依恋的关键因素：“依恋类别可能在本质上是一种更基本的、更有组织的心理能力的代名词，即反思功能。”（Slade，Grienenberger，Bernbach，Levy，& Locker，2005，p.294）他们总结了依恋和心智化之间的联系：

> 成人依恋访谈的分类提供了一种描述高低反思性的维度的方法，其中安全依恋与高反思性相联系，轻蔑、纠缠和未决的心理状态则指向了不同类型的心智化失败。但是，所有不安全类别的本质都是无法想象心理状态。轻蔑型的个体拒绝对心理状态进行推理；纠缠型的个体无法思考心理状态，反而受到心理状态的冲击；未决型的个体表现出心理状态的严重失调。然而，将一个成年人的依恋划分为“安全的”或“不安全的”，可以用来粗略表示存在或不存在一种更基本的理解能力来调节有冲击力的主体间和人际体验。（Slade，Grienenberger，Bernbach，Levy，& Locker，2005，p.294）

代际传递链的最后一个环节是，虐待和紊乱的依恋与儿童的心智化受损有关。重申一下，正如心智化促生心智化，无心智化也会促生无心智化。福纳吉和同事指出（Fonagy，Gergely，& Target，2007；Fonagy，Gergely，& Target，2008），与依恋相关的心智化受损明显表现为难以理解他人的想法和感受，谈论心理状态的能力有限，难以理解情绪，无法共情其他儿童的痛苦，难以处理情绪上的痛苦。所有这些困难都容易导致与父母、同伴、老师和其他人的关系出现问题。对于在处理压力上有特殊的困难的孩子，心智化受损使他们的关系更加紧张，这就形成了一个恶性循环：关系冲突使压力升级，应对不力进而加剧关系冲突。

心理弹性中的心智化

当然，我们并不是只关注坏的方面。我专注于心智化的一个主要理由是，通过缓冲潜在的创伤经历的影响，心智化能力可能有助于提高心理弹性。正如前一章所讨论的，福纳吉和同事（Fonagy，Steele，Steele，Moran，& Higgitt，1991）的研究表明，在婴儿出生前测得的父母高心智化水平预测了婴儿 12 个月大时的依恋安全性。随后的研究发现，心智化能力可以作为应对压力的保护性因素（Fonagy et al.，1995）。根据对童年逆境（如长期分离）和成年压力（如父母失业或疾病）的访谈，母亲们被分为高压力组、低压力组和剥夺组。10 名被归入高压力组和剥夺组但具有正常心智化能力的母亲，其婴儿都具有安全依恋；然而，在 17 位显示高压力状态同时心智化能力较差的母亲中，只有 1 位的婴儿有安全依恋。

该研究也显示了心智化能力与边缘性人格障碍的发展之间的关系。在一群不同类型的人格障碍患者中，边缘性障碍患者有别于其他类型的关键在于合并了创伤史（例如性虐待）和成人依恋访谈中的低水平心智化能力——这会阻碍创伤的解决。换句话说，无论是创伤还是受损的心智化都不足以单独导致边缘性人格障碍，由此我们可以推断，在创伤背景下，正常的心智化能力可以提供一些保护，防止罹患边缘性障碍。

在这里，重要的是要记住，紊乱型依恋通常发生在与父母一方而不是双方的关系中。福纳吉和同事（Fonagy，Steele，Steele，Moran，& Higgitt，1991）提出，由于这种早期依恋关系的特殊性，具有心理弹性的受虐待儿童可能同时有机会发展一种安全的内在工作模式和一种不安全的模式。这种安全岛的存在可能允许儿童发展心智化的能力，最终使儿童能够与虐待问题和解，从而避免发展出严重的人格障碍。同样，比富尔科和托马斯（Bifulco & Thomas，in press）发现，在有虐待和忽视史的背景下，与一位家长保持亲密的关系以及拥有积极的同伴关系有助于日后的依恋安全，依恋安全进而为防止罹患精神疾病提供了缓冲。

心智化干预阻断代际传递

父母行为和心智化对依恋发展的影响的最有力证据来自对治疗性干预的研究，即对父母 - 婴儿和父母 - 儿童心理治疗的研究。不妨把这些研究想象成一个实验：改变心智化和养育行为会不会导致依恋安全性的改变？会的。我将简要回顾其中的一些治疗方法，并在最后一章中重点介绍成人心理治疗。

阿列塔 · 斯莱德和同事开发了一个在母婴互动中提升母亲心智化能力的项目，并将其恰当地命名为"关注婴儿"（Minding the Baby；Sadler，Slade，& Mayes，2006；Slade，2006；Slade et al.，2004）。这个项目是为市中心区的初为父母的高危人群及他们的婴儿设计的。这种干预有助于促进母亲对自己、婴儿和他们之间的关系进行心智化。正如斯莱德及其同事（Sadler，Slade，& Mayes，2006）所说，"理解婴儿拥有感情和欲望，是我们大多数母亲的一项成就"（p.280）。家访人员通过为婴儿发声来帮助母亲进行心智化。当婴儿被门夹伤手后哭泣，而母亲嘲笑着称他为"骗子"时，临床医生会温和地说："哦，那很疼。你有点害怕，想要妈妈让你好受一点。"（p.282）为母亲建立这样对心智有意识的互动模型，会使母亲对婴儿的反应更加敏锐。家访者也会录下母婴互动的录影带，并与母亲一起回顾录影带，以增强她们对婴儿心理状态的觉察，同时帮助她们认识到互动对婴儿的感受和行为所产生的影响。结果是，母亲的心智化能力提高了，她们的婴儿更容易形成安全依恋（与在高危人群中通常观察到的紊乱依恋的高发生率形成鲜明对比）。

在过去的 20 年里，临床医生和研究人员设计了许多亲子干预项目来帮助父母调节对孩子的痛苦的情绪反应，从而帮助他们对婴儿的依恋需求做出更敏感的反应，所有这些都旨在提高依恋安全性（Berlin，Zeanah，& Lieberman，2008；Zanetti，Powell，Cooper，& Hoffman，2011）。斯莱德（2008b）总结道，目前的儿童治疗师可能会"触及父母自己的历史"，但治疗"聚焦于孩子……帮助父母更好地理解孩子"，他们"认为这种深度的共情和投入对于亲子关系和孩子内心世界的改变至关重要”（p.311）。无论临床医生是否有意识地使用心智化这一概念，这类项目都增强了心智化能力（或者正念、共情能力，如果你倾向于使用这些概念）。大量项目的开发带来了不同的干预措施和目标；与心理治疗总体的现状一样需要在未来探究的，是找到这些干预中最有效的方面。

我注意到一项关于暴力循环的研究，我把它作为对心智化有可能中断创伤代际传递这一观点的补充说明。你可能听过一些老生常谈，如“受虐待的儿童会成为虐待者，暴力受害者会成为暴力罪犯”（Widom，1989，p.244）。幸运的是，这种循环绝不是不可避免的。一篇对研究文献的全面和批判性回顾得出了一个更精确的结论：“三分之一的儿童将继续这种模式，三分之一不会，最后三分之一将持续具有易感性，他们成为父母后最终表现出的养育行为取决于家庭外的压力。”（Oliver，1993，p.1321）在讨论儿童依恋安全性的发展过程时，我强调了照顾环境的重要性。如我在另一本书中所述（Allen，2001），除了创伤史之外，还有许多因素会导致父母的虐待：社会压力源、压力性生活事件、儿童和成人的社会支持程度、对惩罚的态度以及儿童的健康和行为。但研究也发现了一个关于重复过去的关键心理因素：“儿童虐待代际传递中最重要的修正因素是受害儿童成长中发展出面对现实（过去和现在的人际关系）的能力”（Oliver，1993，p.1322）。这一发现凸显了心智化的重要性：我可以很容易地想象，这些中断暴力循环的父母在成人依恋访谈中能够提供连贯的叙述，表明他们敏锐地觉察到自己过去的创伤，并且已经接受了它。这就是母婴治疗的目的，正如塞尔玛·弗雷伯格（Selma Fraiberg）和同事（Fraiberg，Adelson，& Shapiro，1975）所倡导的，过去的幽灵可以得到安息，或者至少在它们出现时被识别出来。

紊乱型依恋的发展性影响

如果紊乱型依恋只存在于婴儿期，那么它就不值得心理治疗师如此关注。我已经说明，由成人依恋访谈可见，紊乱型依恋在成年期也存在，即在讨论丧失或创伤时出现的短暂的连贯性缺失，以及更普遍的连贯性缺失，使得访谈无法归类。此外，如果父母中的一方在成人依恋访谈中被归为紊乱型，那么婴儿很可能在陌生情境下与该父母的关系中表现出紊乱。我还需要讨论另一个问题，那就是在陌生情境下表现出紊乱的婴儿的发展轨迹。与其他依恋模式一样，从婴儿期和童年期到成年期，紊乱依恋的稳定性和变化性的并存也是显而易见的。当紊乱及其影响持续存在时，孩子面临着以后发展出问题行为和精神障碍的风险。鉴于解离在创伤和紊乱型依恋中的突出地位，我将对它进行单独讨论。然后，我将讨论更多与儿童和成人的紊乱有关的障碍。这些话题都有很多需要消化的地方，在这一节最后我将总结一下紊乱在创伤和精神障碍易感性中的作用。

紊乱型依恋的连续性和变化性

与三种有序的模式一样，紊乱型依恋在发展过程中也表现出连续性和变化性的平衡。事实上，对于紊乱型依恋，变化的可能性尤为重要，而且亲子干预研究直接证明，改善紊乱关系的质量将会提高依恋安全性。一项重要的发现来自对 14 项研究的回顾，其中大多数在婴儿 12 个月大时对其依恋进行了第一次评估（van Ijzendoorn，Schuengel，& Bakermans Kranenburg，1999）。第一次评估与随后的评估的时间间隔从 1 个月到 5 年不等。这项研究显示了相当强的长期稳定性（尽管稳定性因样本而异），并为变化留下了足够的空间。

尽管从婴儿期到幼儿期的行为形式从紊乱变为有序（即控制），但研究结果显示，强烈的不安全感持续存在，在此意义上，紊乱是稳定的。梅因和同事（Main，Hesse，& Kaplan，2005）对紊乱 – 控制型的 6 岁儿童进行了一次分离焦虑测试。该测试描述了各种亲子分离，受试儿童被问到分离时孩子可能会有什么感受或会做什么。他们胆战心惊地描述了关于父母或孩子受伤的灾难性幻想，并描述孩子害怕和不知所措。研究发现了显著的发展连续性，这些对分离焦虑测试显示出紊乱和恐惧反应的受试者，在 19 岁接受成人依恋访谈时，会表现出他们身上存在某种形式的不安全依恋。有一个一致的倾向：早期的紊乱对于未决或无法分类的成人依恋访谈编码有特别强的预测作用。

同样，明尼苏达大学的研究（Sroufe，Egeland，Carlson，& Collins，2005）也揭示了从婴儿期到成年期的一些连续性：紊乱依恋预测了在 19 岁和 26 岁接受成人依恋访谈时被检测出不安全依恋，更具体地说，预测了在这两个年龄段创伤仍未得到解决。

有一项关于成年后紊乱依恋稳定性的研究值得一提。朱迪思·克罗韦尔和斯图尔特·豪泽（Judith Crowell & Stuart Hauser，2008）获得了一组成年人在三个年龄节点（26 岁、34 岁和 39 岁）的 AAI 信息，他们中大部分都有创伤史，在青春期曾接受过精神科住院治疗。他们还评估了这一时期社会适应的质量。和其他所有研究一样，他们发现了稳定性和变化性的结合。具体来说，37.5% 的个体在所有三个年龄节点上都表现出未决 - 紊乱依恋，44% 的人发生了变化，在其中的一个年龄节点上表现出未决 - 紊乱依恋，而在其他年龄节点上却没有，其中一些人进入了紊乱依恋，另一些人则刚从紊乱状态中脱离。毫无疑问，不同形式的不安全依恋在这一高危人群中的高发率是显而易见的。然而，尽管有不利的早期历史，一些参与者仍然表现出了安全依恋，他们的安全依恋起到了保护作用："需要具备协调想法、感受和行为的能力，才能被归类为'连贯 - 安全'，在日常生活中，依恋在成功地进行社会适应 / 发挥社会功能方面可能也起到了必要的作用。"（p.365）简言之，这种连贯性表明个体具备心智化能力，后者"作为一种缓冲系统，对于经历过许多逆境和压力（包括精神疾病）的个人来说，显得尤为重要"（p.366）。

解离性障碍

由于解离与恐惧、创伤和创伤后应激障碍交织在一起（Allen，2001，2013），依恋研究特别揭示了解离性障碍的代际传递，我认为这尤其引人注目。如前所述，在成人依恋访谈中，创伤未得到解决有时会表现为解离性失误，即意识的改变使父母失去了与当下的联系。有这种紊乱依恋的父母也容易在陌生情境下发生解离，例如，他们会切断与婴儿的情感联结并退缩到一种受惊吓的状态。同样，他们的婴儿会对父母的恐惧做出反应，在陌生情境中表现出解离性障碍（例如看起来像是在发呆或恍惚，从事无目的的行为）。

因此，紊乱依恋会导致后来的解离障碍，也就是说，“在发展路径中迈出的第一步，可能通过从婴儿期便开始的一系列激烈或暴力的家庭互动，最终引向成年生活中的病理性解离”（Liotti，1999，p.296）。

明尼苏达研究（Sroufe，Egeland，Carlson，& Collins，2005）展示了发展的连续性，揭示了在陌生情境中表现出紊乱的婴儿将在童年和19岁时继续表现出解离性行为。伊丽莎白·卡尔森（Elizabeth Carlson）及其同事（1998）收集了受试者分别在1、2、3、6年级和高中时得到的教师评分，以及解离量表评分，评分内容包括“困惑或似乎处于迷雾中”“奇怪行为”等条目，以及与自我伤害相关的条目，自伤通常与创伤和解离一起发生（即在中学“受伤多，容易发生事故”，高中时“故意伤害自己或企图自杀”）。婴儿期的紊乱与童年中期和高中阶段这些解离性条目的得分显著相关。此外，早期的紊乱与17.5岁时进行的临床访谈中所显示的解离障碍以及19岁时的解离体验自评量表（该量表被广泛地运用；E. B. Carlson & Putnam，1993）得分显著相关。请记住，尽管这些相关性在统计学上是显著的，但关系的强度是有限的，远非完美对应。12个月大时在实验室情景下发生的一次短暂的紊乱行为确实会与20年后的特定精神症状有关系，这真是一个特别值得注意的发现。

研究不断证实，婴儿期紊乱与之后的解离障碍之间存在着相对稳定的关系（Dozier，Stovall-McClough，& Albus，2008）。尽管里昂-鲁斯和同事没有发现紊乱和之后的解离之间的直接联系，但他们确实发现，在实验室中被破坏的亲子交流（导致紊乱的一个因素）预测了成年早期的解离。值得注意的是，母亲低水平的积极情绪，以及缺乏情绪反应性，都与后来的解离有关（Lyons-Ruth & Jacobvitz，2008）。因此，里昂-鲁斯和同事得出结论：“在解离性症状的病因中，照顾者回应能力的长期受损可能比虐待事件本身更重要。”（Melnick，Finger，Hans，Patrick，& Lyons-Ruth，2008，p.415）虐待或缺乏协调会妨碍婴儿对父母的注意力和行为产生影响，导致无助的状态，因此婴儿容易产生解离性脱离或变得专注于自己（Koos & Gergely，2001）。

紊乱和解离之间究竟有什么联系？梅因和同事认为，紊乱把婴儿置于他们还没有在生物学上准备好的环境中：

> 母亲（或任何其他主要依恋对象）是危险时的安全港。然而，当生物性引向的安全港同时成为婴儿恐惧的来源时，婴儿就陷入了一个无法解决的紊乱的“接近－逃跑”悖论中。我们已经提出，当这种情况发生时，行为、注意和推理上可能会出现异常，并且……最终可能会增加解离相关障碍的易感性。（Main，Hesse，& Kaplan，2005，p.281）

苏劳菲和同事（Sroufe，Egeland，Carlson，& Collins，2005）提出了一个很有说服力的观点：面对这种不可避免的冲突，“婴儿只能在心理上离开这种情境，也就是说，有序的行为出现崩溃，在觉察上出现断裂”（p.248）。这一点与我认为对解离性防御最恰当的描述不谋而合，这一描述由理查德·克拉夫特（Richard Kluft，1992）提出：解离是在身体上无法逃避时出现的一种心理上的逃避。解离可以理解为一种基于冲突的精神麻痹，正如卡尔森和同事（1998）所说：“寻求亲近和回避的混合可能会导致婴儿试图平衡两种相冲突的倾向。僵住、茫然和静止可能是它们相互抑制的结果。”（E. A. Carlson，1998，p. 1108）

我们再考虑一下克拉夫特的观点，即解离是在身体上无法逃避时出现的一种心理上的逃避，这种防御的自我保护本质是显而易见的。然而，面对恐惧和焦虑时产生的解离倾向也会妨碍更具适应性的应对，如果你没有在心理上关注当下（即正念和心智化），你就无法有效地应对面对的情况。因此，紊乱的依恋和解离性防御导致个体产生对其他形式的障碍的易感性，事实上，紊乱的依恋使个体更容易受到后续的创伤。

儿童期紊乱与后续的精神障碍

尽管紊乱型依恋不是一种障碍，但它可能启动病理性发展路径，增加日后出现相关障碍的风险（Sroufe，Egeland，Carlson，& Collins，2005），特别是当紊乱与其他风险因素结合时（Deklyen & Greenberg，2008）。具体来说，紊乱和虐待都可能会带来问题，而它们的结合会带来最大的精神障碍风险（Melnick，Finger，Hans，Patrick，& Lyons-Ruth，2008）。接下来我将要总结的研究表明，依恋紊乱与从婴儿期到学龄期的各种问题有关，并且它能预测成年期的精神障碍（Lyons-Ruth & Jacobvitz，2008）。

如前所述，许多在婴儿期表现出紊乱型依恋的儿童在幼儿期发展出一种控制性行为模式，同时仍然感到恐惧。当紊乱型的孩子被邀请想象依恋关系或情景时，他们会想到恐惧、困惑和毁灭的画面，甚至会有噩梦般的感受。他们的内心想象世界和外在世界一样可怕。不过，童年期紊乱的形式与障碍的模式有关。控制－照顾模式与内化问题（即焦虑和抑郁）相关，而控制－惩罚和（持续）紊乱的行为模式与外化问题相关：愤怒和攻击，以及与同伴和教师的关系中的问题，加上较差的学习成绩（Moss，Bureau，St-Laurent，& Tarabulsy，2011）。

特别值得关注的是，依恋紊乱会带来创伤易感性。因此，一项关于婴儿紊乱与儿童创伤后应激障碍（PTSD）的发展之间关系的研究尤其值得注意（MacDonald et al.，2008）。样本由 78 名来自城市低收入家庭的 8 岁儿童组成，其中许多儿童受到宫内可卡因暴露的影响。研究者评估了婴儿 12 个月大时在陌生情境中的依恋情况，并在他们 8 岁时进行诊断性访谈，以评估创伤史和相关症状。PTSD 是根据儿童经历过的“最可怕”的事情来评估的。有紊乱依恋史的儿童在 PTSD 的两个主要症状上得分更高，即再次体验创伤事件和回避。值得注意的是，紊乱与其他焦虑障碍无关，因而研究人员得出结论：“与其他儿童相比，婴儿期有紊乱依恋史的儿童可能在童年后期应对压力的能力更差。”（p.503）这些研究者提出了本书的核心观点，推断这些儿童“可能在应对可怕的情境或调节负面情绪方面表现出特别的困难，部分原因是照顾者过去可能没有对他们做出有效或一致的回应”（p.503）。研究者注意到 PTSD 的回避症状与解离性防御存在重叠，而解离性防御也与紊乱型依恋有关，他们指出，这种防御性应对将会对学习更具适应性的压力应对方式造成干扰——这是心理治疗师在治疗中积极处理创伤的主要理由。

但是，婴儿紊乱的影响不仅限于儿童时期。在明尼苏达的研究中，苏劳菲和同事（Sroufe，Egeland，Carlson，& Collins，2005）发现婴儿期的紊乱型依恋是预测 17.5 岁时总体心理病理状况（即符合诊断标准条目的数量和严重程度）的最强有力的因子。同样值得注意的是，如本章前文所述，婴儿期的紊乱也与 19 岁和 26 岁时的紊乱依恋有关，因为紊乱的个体缺乏解决丧失和创伤的办法。再次重申，这项研究提供了进一步的证据，表明紊乱有可能破坏应对能力。

另一项值得注意的研究揭示了紊乱的婴儿依恋如何与其他发展因素相互作用，从而引向一条成年期障碍性的轨迹。卡尔森和同事（E. A. Carlson，Egeland，& Sroufe，2009）报告了明尼苏达研究的结果，该研究测量了自婴儿期开始进行的广泛评估其结果与 28 岁时通过结构化访谈诊断出的边缘性人格障碍症状之间的相关性。边缘性人格障碍值得注意，因为它合并了依恋问题和难以调节情绪痛苦的问题，通常表现为冲动和自毁行为。以下是与边缘性人格症状有关的早期观察：依恋紊乱（12～18 个月）、虐待（12～18 个月）、母亲敌意（42 个月）、家庭破裂以致父亲不在场（12～64 个月）以及家庭生活压力（3～42 个月）。在 12 岁时，一些边缘性障碍的先兆就已很明显：注意力障碍、情绪不稳定、行为不稳定以及关系障碍。研究结果表明，12 岁时明显的身份障碍可能是早期依恋紊乱与后期人格障碍之间的桥梁。例如，他们在需要借助想象力的讲故事任务中表现出对自我的暴力、未解决的负罪感或恐惧感，以及奇怪的图像。与在童年早期一样，这样的发现暗示个体的内在关系世界如噩梦一般。这些个体很难想象（心智化）安全的依恋，也没有内在的安全基地——无法进行自我同情和关怀。因此，正如这些研究者所指出的，“表征和相关的心智化过程被视为经验的载体”（p.1328），它将早期的依恋与后期的人格障碍联系起来。

成人期未决 - 紊乱依恋与精神障碍

在对早期依恋关系与后期精神障碍之间的关系进行纵向研究的同时，研究人员探究了成人依恋访谈中成人依恋的评估结果与同期进行的精神障碍测量结果之间的关系。研究者对 4200 多名参与者的成人依恋访谈综合结果进行了回顾（van Ijzendoorn & Bakermann-Kranenburg，2008），结果显示未决型与被诊断为精神障碍的可能性之间存在着密切的关系。具体来说，在非临床的青少年和成人样本中，未决 – 紊乱型依恋的发生率相对较低（分别为 16.5% 和 15%）；但在成人临床样本中，发生率高达 41%。值得注意的是，这些综合研究表明，未决 – 紊乱型成人依恋与边缘性人格障碍、自杀倾向，以及与受虐史有关的 PTSD 之间有着特别强的关联。

斯托瓦尔 – 麦克劳及其同事（Stovall-McClough，Cloitre，& McClough，2008）报告了 150 名寻求心理治疗的女性的成人依恋访谈结果，这些女性在 18 岁前曾遭受照顾者严重的身体、性和情绪虐待，并伴有创伤相关的症状。值得注意的是，约 50% 的患者被评估为安全型，38% 的患者为纠缠型，12% 的患者为轻蔑型。然而，43% 的患者的虐待问题未得到解决，这使得确诊为 PTSD 的可能性（尤其是回避症状）增加了 7.5 倍。此外，如果通过治疗解决了创伤，PTSD 的症状也会随之改善。值得注意的是，对于促进解决问题，涉及创伤性记忆的治疗比技能训练更有效。这种治疗有助于个体从经验性回避转向经验性接纳，促进心智化。

总结：紊乱与创伤易感性

紊乱型依恋与早期的创伤有关，虐待和忽视与在生命的第一年出现的紊乱型依恋是明显相关的。然而，紊乱也可能与非虐待性的照顾模式有关，这些模式会让婴儿感到恐惧：包括父母的受惊状态（例如解离性退行）以及被破坏的情绪交流。毕比（Beebe et al.，2010）的研究最直接地表明，引发这些紊乱依恋的前兆（不管是否涉及直接的虐待）的关键在于，当婴儿处于情绪痛苦之中时，父母缺乏心理上的调谐。这种调谐的缺乏可以被描述为正念注意和父母心智化的缺失，这些是婴儿最需要的。结果是，婴儿无法从他人那里获得安慰，也无法自我安慰。

我回顾这些婴儿依恋研究主要有两个原因。首先，临床医生必须对这种早期创伤保持正念，以便识别和减轻它。在这方面，亲子干预的效果令人振奋。其次，紊乱型依恋会破坏发展中的孩子处理后续创伤的能力。也就是说，在整个发展过程中，依恋紊乱都与情绪调节、正念注意和心智化能力受损有关。很明显，虐待和忽视会使那些心理弹性最强的人也不堪重负，我们每个人都可能受到创伤。但是，由于损害情绪调节能力，再加上削弱心智化能力，紊乱型依恋会使个体对压力的反应更为强烈，更容易被悲伤压倒。在我看来，最大的问题是孩子在遇到困难时害怕寻求安慰。这种恐惧剥夺了孩子应对情绪痛苦的最基本和最可能有效的方法：与安全依恋对象相联结。简单地说，紊乱的孩子不能很好地管理自己的情绪，也不能依靠他人的帮助。在情绪痛苦中，他们的两条发展主线都出现缺陷：自主和关联。

为了说明这些依恋研究对后期发展的重要性，我再次引用卡伦·里昂-鲁斯的话："不正常的早期照顾可能会增加后期丧失或创伤的发生率，并增大创伤无法解决的可能性。"（Lyons-Ruth，Bronfman，& Atwood，1999，p.44）此外，"依恋紊乱很可能是与适应不良和精神障碍都有关的因素，它跨越了传统的诊断类别，并与个体的生物易感性相互作用，从而导致一系列精神障碍"（Lyons-Ruth & Jacobvitz，2008，p.689）。

我呈现这些令人深感不安的发现，为接下来探讨已深入人心的虐待和忽视问题奠定了基础。不同于传统的理解，我将从心智化的角度重新审视这些儿童创伤的传统分类。但我现在必须强调一个基本事实：依恋紊乱，就像任何其他依恋模式一样，不是刻在石头上那样不可抹去的。我所讨论的一直是易感性，而不是命运。依恋研究表明，丧失和创伤可能会持续，也可能被解决。个体在婴儿期、童年期、青春期和成人期都可能发展出更强的应对能力和安全感。在任何发展阶段，这种转变都将源于关系中更强的安全感。专业的帮助是改善人际关系的一条途径。治疗师和患者在面对虐待和忽视的残酷现实及其潜在的伤害时，必须对改变的可能性保持正念。

儿童依恋创伤的种类

我将从卡尔·门宁格（1983）对儿童虐待有些冗长的描述开始介绍，值得注意的是，他的最后一句话暗示了虐待的代际传递。

> 尽管已有无数的实验和各种育儿建议，但关于理想的育儿方式我们还有很多未知之处。有些父母学习育儿，有些父母则从来没有学习过，而往往等到一些人终于有所领悟的时候，他们的孩子已经不再是孩子了。我们知道有些父母的行为是非常错误的。他们的孩子常常挨打、被烫伤、被打耳光、被鞭打、被拳打脚踢甚至被性侵。自人类文明发源以来，儿童一直深受纪律、惩罚和残忍无情的对待之苦。还有什么形式的身体虐待是他们不曾遭受过的呢？
>
> 更糟的是，孩子们被遗弃，被忽视，被欺骗，被误导。我们在近几个世纪的“文明”中，甚至在更早之前的几个世纪和其他文化中，对家庭生活的细节调查得越多，就越容易发现，在现代被认为邪恶的儿童虐待现象在古老的欧洲文化中已经盛行了很多代。虐待儿童是人类历史中的一个长期污点。孩子弱小，而父母强壮，父母完全可以用武力来达到目的，向孩子证明“强权即公理”。
>
> 事实上，没有人知道，也没有人能够想象，至少在某些时候，那些从童年时代起就被灌输了无情、虐待、残忍或复仇意识的父母，会让他们的孩子承受多少痛苦！（p.329）

正如卡尔·门宁格所言，童年创伤的基本领域对任何本书读者来说都再熟悉不过了。在已经用童年的创伤折磨过你之后，我不想再赘述那些显而易见的痛苦。至少考虑虐待和忽视已经让人不快，如果它再带来痛苦的回忆，那就更糟了。我将总结我认为最有用的内容，以凸显与创伤体验相关的心智化挑战和失败。

关于儿童虐待的第一项系统研究出现在 1860 年（Dorahy，van der Hart，& Middleton，2010），但直到近半个世纪，人们才系统地区分和记录了各种各样的不幸。我主要参考了比富尔科和同事的缜密思考和细致研究。比富尔科在《星期三的孩子》（*Wednesday's Child*）一书（Bifulco & Moran，1998）中探索了成人抑郁发作的童年创伤起源。她的导师对社会压力和抑郁之间的关系进行了开创性研究（G. W. Brown & Harris，1978），而比富尔科在导师的研究基础上进行了拓展。

以下是我将回顾的一长串创伤性经历：身体虐待、性虐待、反感（拒绝）、心理虐待、目睹家庭暴力、身体忽视和心理（情绪）忽视。通常，在复杂型创伤中，不同形式的虐待和忽视相伴而生并重复出现。在这一节的最后，我将简要回顾关于儿童创伤所致的长期后果的最近研究。

当你读到这些不同形式的虐待时，请你想象一下孩子体验的两个方面：第一，心理上的孤独，没有人对自己的想法进行抱持；第二，心智化的挑战，难以理解施虐者的思想，理解这段关系中发生的事情。你可以将虐待与你能想象到的一个孩子正在经历的可怕情形（例如痛苦的医疗程序）进行对比。在这种情形下，你可能希望有一位富有同情心的父母在场，他在情绪上与孩子协调，让孩子安心；你会希望孩子尽可能多地知道会发生什么，并理解这些程序是善意的，旨在帮助和保护孩子或减轻他们的痛苦。然而请记住，在让人感到恐怖和痛苦的虐待经历中，这些情绪支持是缺失的。我之所以以痛苦的医疗程序为例，是因为一个在虐待孩子的过程中仍然对孩子进行着正念心智化的父母是不可想象的，事实上是极其恐怖的。正如福纳吉所描述的，虐待与心智化之间水火不容，反而会破坏心智化：

> 在正常情况下，父母能够保护孩子不受现实可怕力量的伤害，这不是通过隐藏一些事件和感受，而是通过向孩子传达“看待事物的方式不止一种”的观念。也许孩子对父母很生气，甚至感到害怕，如果父母能够识别出孩子的体验，而且能向孩子传达恐惧是没有道理的，那么孩子就会是安全的。然而，在虐待的情况下，孩子是不安全的。任何以抑制情绪的方式进行的安慰都是错误的，这将进一步削弱孩子信任内在现实的能力。（Fonagy，2001，p.174）

身体虐待

研究者对儿童身体虐待的意识始于 20 世纪 60 年代早期对受虐儿童综合

征的识别（Kempe，Silverman，Steele，Droegemueller，& Silver，1962）。在某种程度上，体罚和虐待之间的区别是一个度的问题，这种区别在不同的亚文化中有所不同。比较明显的程度区别体现在受伤的可能性，例如用张开的手、皮带或鞭子、紧握的拳头、木板打屁股之间的区别，以及打屁股、腿部、躯干、头部或面部之间的差别。这类事件发生的频率也与程度有关。

然而，考虑到依恋安全和心智化这两个概念，我们必须注意虐待行为的心理背景和关系背景。比富尔科及其同事（Bifulco，Brown，& Harris，1994 ；Bifulco & Moran，1998）强调要重视虐待的威胁性，这不仅包括其客观严重性（例如伤害的频率和程度），还包括关系的性质（例如是不是关键依恋关系）和施虐者的心理状态。最具威胁性的虐待是感到施虐者在愤怒中失控：

> 你真的可以看出我父亲的状态，因为他的表情会改变，眼神中传递出异常狂躁的气息。毫无疑问他已失去了控制，你可以看到失控的发生。他会坐在那里生气，接着爆发成另一个完全不同的人。简直太可怕了。（Bifulco & Moran，1998，p.69）

父母在如此暴力的状态下远不止失去了正念注意和心智化。在思考创伤性行为（Allen，2007）时，我借用了西蒙・巴伦 – 科恩（Simon Baron-Cohen，1995）对自闭症患者心智化受损所用的术语：心盲（mindblindness）。施虐者的心盲是身体虐待所潜藏的核心恐怖特质。不可预测性和不可控性是创伤体验的特征（Foa，Zinbarg，& Rothbaum，1992）。当父母不能对孩子进行心智化时，孩子就失去了影响父母行为的能力，导致他们产生一种完全无助的感受。让孩子害怕的不仅是父母的行为，还有父母的心理状态。孩子不仅无法对父母的心理状态进行心智化以理解他们的心理状态，也害怕对其进行心智化：父母的愤怒、憎恨、残忍和冷漠让孩子极为痛苦，以至于难以辨认（Fonagy & Target，1997）。因此，虽然我们通常支持心智化，但我们也必须理解一些人防御心智化的理由。事实上，认识到父母的憎恨可能意味着感到自己是可恨的。这是无数个最需要心智化却又最难做到的例子之一。一个年幼的孩子（或者任何年龄的人）几乎不可能在面对如此可怕的愤怒或仇恨时进行心智化。然而，单是就在多年之后的心理治疗中需要区分父母的憎恨和自己可恨，或者区分感到可恨和是可恨的这一点来说，心智化就至关重要。

性虐待

继身体虐待之后，女性（Herman，1981）和男性性虐待（Finkelhor，1984）的概念在20世纪80年代首次被清晰提出。性虐待不仅仅是身体上的虐待，还涵盖了非常广泛的行为。同身体虐待一样，不同的性虐待在严重程度上可能有很大差异，取决于年龄的不当性、虐待的压力和威胁性、身体接触的程度、虐待事件的频率和持续时间、胁迫的程度，尤其是施虐者与受虐者关系的性质，包括权力和信任的滥用（Bifulco，Brown，Neubauer，Moran，& Harris，1994）。依恋关系中的性虐待可能会造成特别的创伤（Trickett，Reiffman，Horowitz，& Putnam，1997）。

性虐待以及施虐父母的心盲非常难以被心智化，并且会催生对心智化的防御。珍妮弗·弗赖德（Jennifer Freyd）在她的背叛创伤理论中强调了这一问题（DePrince & Freyd，2007；Freyd，1996）。这样的背叛让孩子陷入一种困境："背叛者是孩子无法不信任的人"（Freyd，1996，p.11）。显然，在施虐者和受虐者的心目中，保护性的教养和性关系都是不能共存的；它们在心理上和生理上都是不相容的（M. T. Erickson，1993）。因此，正如弗赖德的研究所表明的，在关系中，对抗心智化的一种常见方式就是解离，具体地说，通过阻断对性关系的觉察来隔离这种关系，从而维持依恋关系。背后的动机很明显：对父母背叛的觉察会对依恋关系构成威胁，从而威胁到孩子。解离让人忘记关系中性的方面。此外，在性互动中，解离性脱离是常见的，如恍惚状态、灵魂出窍的体验，或深度沉浸于想象之中，例如想象自己在别处（如窗外的花园）。在这种脱离之中，会有一种不真实的感觉。因此，如果孩子记住了虐待，可能在回忆时会有不真实感，这种不真实感会加强解离性分割，使虐待与日常生活或身份分割开来。除解离之外的其他因素也助长了分割：一种不同的现实交替的感觉（夜间的虐待与日间的正常状态）、作恶者对虐待的否认，以及对保密的要求甚至可怕的威胁。

反感和心理虐待

身体虐待和性虐待理应引起我们的注意，但我们也不应低估所谓的"情绪虐待"的影响。我还记得患者教育团体中的一次讨论，那种尴尬得要命的感受让我记忆犹新，那时我们正在讨论如何划定应结束一段虐待性的（成人）关系的界线，我建议以被殴打为界限。一名成员听到我这样讲后很生气："听到那些可恨的话比被打还伤人！"在此，我将对自我的直接攻击与对身体的攻击进行对比，尽管对身体的攻击肯定是对自我的间接攻击。

比富尔科和同事有效地区分了反感和心理虐待（Bifulco，Brown，Neubauer，Moran，& Harris，1994；Bifulco & Moran，1998）。反感是一种根深蒂固的不喜欢的感受，孩子把这种感受视为拒绝，例如在遭到无情的批评和反对时。反感可以是激烈的，比如用辱骂的方式对孩子大喊大叫；也可以是冷漠的，比如置之不理、忽视孩子，或漠不关心。反感还可能表现为对几个孩子的差别对待，以及把某个孩子当作替罪羊。在极端的情况下，反感是对孩子的憎恨的表达。为了心智化这种反感，孩子需要了解这种反感产生的原因。它是源于父母的长期抑郁、易怒和婚姻不满吗？父亲对儿子的反感是源于嫉妒妻子对儿子爱护有加，而这正是父亲童年所缺乏的吗？小孩子怎么能理解这样的动机呢？孩子通常会进行错误的心智化，以自责的方式来理解它。当这种拒绝被内化时，它会发展成一种对自己根深蒂固的厌恶感，最坏的情况是，会发展成自卑或自我憎恨，以及内在的不安全基地。

反感和心理虐待之间没有明确的界限，但心理虐待不仅包括反感，还包括公然的残忍行为，通常带有恶意（Bifulco，Moran，Baines，Bunn，& Stanford，2002；Moran，Bifulco，Ball，Jacobs，& Benaim，2002）。心理虐待有多种形式（Moran，Bifulco，Ball，Jacobs，& Benaim，2002），令人毛骨悚然的例子比比皆是：剥夺基本需求（例如食物和睡眠），剥夺有价值的物品（例如继父或继母撕毁一张珍贵的亲生父母的照片、杀死一只宠物），造成明显的痛苦（例如强迫孩子吃一些让他呕吐的东西、强迫孩子跪在奶酪磨碎机上作为惩罚），羞辱（例如让孩子在他人面前丢脸、用脏床单搓揉尿床的孩子的脸），极端的拒绝（例如告诉孩子希望他死去，并描述可怕的死亡场景），恐吓（利用孩子的恐惧来玩弄孩子，例如取下害怕黑暗的孩子的卧室里的灯泡），情感勒索（例如性虐待的父亲告诉女儿，如果她不保守秘密，他会杀了她的母亲），以及堕落（例如强迫孩子从事非法活动，如色情活动）。

由这些例子可见，在极端情况下，心理虐待可以被视为施虐狂式的虐待（Goodwin，1993），我们可以用很多词来描述这种虐待者：控制、贬低、下流、报复、刻薄、残忍、恶意、威胁、野蛮、无情。孩子是怎么心智化这种施虐态度的？作为一名治疗师，我经常在听到患者说出对所遭受的残酷对待的体验后瞠目结舌。通常情况下，患者会简单地得出结论——施虐的人是"邪恶的"，与其说这是一个解释，不如说还需要更多解释（Allen，2007，2013）。重复卡尔•门宁格的话，我们很可能会指望从父母的过去中找到答案；也许，用他的话来说，虐待成性的父母"从小就处于渴望报复的情绪中"，但这种解释只会把谜团推向前一代人。而且这种心智化的选择对于困惑的孩子来说几乎是不可能做出的。此外，不管在什么情况下，这都不能成为施虐的借口。是不幸也是幸运，对我们大多数人来说，残暴的虐待狂，特别是针对儿童的虐待狂身上，有一些根本无法用常理去理解的东西。正如福纳吉和塔吉特（1997）所指出的，也许孩子能做的最自然的事情就是停止心智化，试图避免觉察父母的心灵。解离正是一种方法。

然而对孩子不利的是，正如对待反感一样，许多孩子找到了一种对遭受的残忍对待进行心智化的方法：他们推断这是他们应得的，是他们的坏、愚蠢、健忘、软弱、可恨导致了这种情况。而且，通常孩子不需要做出任何推断：孩子受到的指责是明确的，任何可以想象到的缺点都会带来虐待。承担这一责任给孩子带来了希望：他们并非完全束手无策，只要在某种程度上改过自新，就可以不再被虐待。然而这可能带来终生的负罪感和羞耻感，这是为虚幻的控制感付出的高昂代价。但是不管怎么说，你总会倾向于尽你所能避免彻底的无助。

受到恐吓或虐待不仅令人恐惧，而且令人愤怒。当你受到威胁时，逃跑和战斗只有一线之隔。孩子的愤怒只会导致更多的冲突。反击甚至愤怒抗议的自然冲动会让孩子处于更大的危险之中：反击可能会让他们受到更严重的伤害。不只是表达愤怒，即使是感受到愤怒也是危险的，因为它可能会导致抗议。解离是一种选择，把愤怒转向内心，从憎恨父母转为憎恨自己，是另一种选择。难怪心理虐待与成年期慢性和复发性抑郁症的高风险有关。此外，心理虐待史也与自杀行为有关：自我憎恨可能激发自我毁灭（Bifulco，Moran，Baines，Bunn，& Stanford，2002；Firestone，2006）。

目睹家庭暴力

并不是非得让孩子成为直接被虐待的对象，孩子才会在依恋关系中产生创伤。目睹父母的暴力行为不仅本身就很可怕，还会对孩子产生可能丧失依恋关系的威胁（Lieberman & Zeanah，1999）：母亲可能受伤，父亲可能被抓进监狱。

即使暴力发生在紧闭的门后，孩子也能听到。但是很少有家庭暴力是关起门来进行的（Christian，Scribano，Seidl，& Pinto-Martin，1997；Jaffe，Sudermann，& Reitzel，1992）。儿童不仅可能目睹暴力，而且很容易卷入其中：婴儿可能会在被抱着的时候被伤及；青少年可能在试图干预（例如保护他们的母亲免受父亲伤害）时受伤。如果暴力的发生与他们有关，孩子可能会感到有责任：孩子打碎了什么东西，父亲因此朝他吼叫，母亲因父亲对孩子吼叫而向父亲吼叫，父亲攻击母亲。此外，如果父母中的一方打了另一方，打人的那一方很可能也会打孩子（Ross，1996）。

与其他形式的创伤一样，目睹暴力与一系列行为和情绪问题有关（Osofsky，1995），其中最有害的一种是在以后的恋爱关系中可能重复童年时期所看到的暴力（Maker，Kemmelmeier，& Peterson，1998）。这是许多需要运用心智化来打破代际模式的例子之一。但是，就像其他形式的虐待一样，父母暴力本身也表现出父母心智化的失败，即对于暴力对孩子所造成的影响的心盲。

面对父母的暴力，孩子的隐形感是惊人的，下面两位患者的案例说明了这一点。简告诉我她小时候很害怕，因为她酗酒的母亲不断攻击脾气暴躁的父亲，直到他勃然大怒并回击。这类事件的发生是不可预测的，她生活在恐惧之中。更糟的是，她的父母禁止她晚上关上卧室的门。当她在治疗中回忆这些事件的时候，她的恐惧也是显而易见的。但更让她痛苦的是，在心盲的父母眼中，她是隐形的——他们似乎并不关心她所经历的一切。他们从来没有谈论过这件事，也从来没有给过任何安慰，也没有做出任何尝试修复的努力。在心理上独自面对恐惧是这些经历中最具破坏性的一面。同样，詹姆斯也多次被父亲残暴殴打母亲的场面所吓坏。暴力事件发生后，他爬上母亲的床，吓得浑身发抖。尽管感到同样害怕的母亲尽可能地安慰他，但她禁止他谈论暴力。成年后，他无法感受到愤怒，更不用说表达愤怒了，只能通过危险的药物滥用、自残和自杀企图间接表达愤怒。

身心忽视

一个可悲的现状是：在关注虐待的呼声日益高涨的同时，儿童保护服务中一个突出的问题是对忽视的忽视（Wolock & Horowitz，1984）。我认为虐待涉及的是作为，而忽视通常意味着不作为。我还对生理忽视和心理忽视进行了区分。

研究者已区分出两种形式的生理忽视（Barnett，Manly，& Cicchetti，1993）。第一种是不能满足生理需求，包括食物、衣服、住所、医疗和卫生等方面。第二种是缺乏监管，危及孩子的安全，包括无时间监管（“挂钥匙儿童”）、不注意物理环境中存在的危险（例如上膛的枪支随手可及）和替代照顾者的能力不足（例如将儿童交给虐待或忽视的照顾者）。由这些例子可见，极端情况下，生理忽视可能是致命的。在明尼苏达纵向研究中（Sroufe，Egeland，Carlson，& Collins，2005），4～6 岁年龄段儿童遭到的生理忽视会产生特别严重的影响，包括导致焦虑、攻击性、不受同伴欢迎和失学（Egeland，1997；M. F. Erickson & Egeland，1996）。很明显，生理忽视说明了正念注意的缺乏，显然还有心智化的失败。

心理忽视是本书的主要议题之一，因为我关注的是照顾者的心智化失败或心盲，以至于孩子独自承受难以忍受的痛苦情绪。在此，我的探讨基于鲍尔比（1973）最初关注的领域——心理断联意义上的分离。在明尼苏达研究中，心理忽视被恰当地称为心理上的不可及（M. F. Erickson & Egeland, 1996）。值得注意的是，在婴儿期，与生理忽视或其他形式的虐待相比，心理上的不可及对发展的不利影响更大。因此，最微妙的虐待形式产生了最严重的后果。几乎所有心理上被忽视的婴儿都有不安全的依恋，他们在小学阶段表现出一系列发展困难，包括愤怒、不服从、缺乏毅力、消极、冲动、依赖、紧张和自残行为。

身体上被忽视的孩子很可能在情绪上也被忽视，但反过来说就不对了：孩子们可能生活在物质丰富的环境中，而在情绪上却被忽视。众所周知，金钱不能替代爱情，尽管也经常有人用金钱替代爱情。斯特恩（1985）举了一个注意到婴儿的生理需求却完全遗忘其心理存在的母亲的例子。

> 我们观察到，母亲轻轻地抱起熟睡的婴儿，把他放在床上以便他安睡。母亲做这件事时非常专注，把我们关在外面。她在慢慢地把婴儿的头放在床上之后，便抬起婴儿的一只未放好的胳膊，用两只手小心地引导它像羽毛一样落在床上，好像胳膊是蛋壳做的，而床是大理石做的。她全身心地投入这项活动中，全神贯注。（p.205）

这位母亲对婴儿的身体舒适有着正念注意，然而她被评估为所有接受观察的母亲中与孩子情感协调程度最低的一位，这一点令人震惊。她全神贯注于确保婴儿的身体不会受到伤害，却并没有把婴儿当作一个人，没有以一种心智化或对婴儿的心灵有意识的方式来对待他。

复杂型创伤和长期后果

我刚才描述的不同形式的虐待和忽视很少单独发生。我已经提到，婚姻暴力通常交杂着对儿童的身体虐待。可以推测，心理虐待通常与其他形式的虐待交织在一起（Bifulco，Moran，Baines，Bunn，& Stanford，2002）。其他形式的虐待和忽视通常也伴随着性虐待，心理虐待也是如此。家庭性虐待可被视为家庭功能严重失调的一个指标（Zanarini et al.，1997）。事实上，由于各种形式的虐待常常混杂在一起，研究人员面临的挑战是如何区分每一种形式的虐待所产生的影响。

创伤后应激障碍的研究揭示了一种确定的剂量－反应关系：应激越强烈，由此导致的障碍就越严重（March，1993）。因此，将儿童暴露于多种形式的虐待中，无疑会增加后来罹患障碍的风险（Bifulco & Moran，1998）。在这里，我要重申早期依恋一章中的观点：长期的不良后果通常是由童年时期累积的风险因素导致的，而不是任何单一形式的不幸。

关于儿童创伤和成年期疾病之间关系的研究文献非常多（Lanius，Vermetten，& Pain，2010），我将仅总结其中一项里程碑式研究的结果（Felitti & Anda，2010）。童年不利经历（ACE）研究由凯撒医疗机构（Kaiser Permanente）在圣地亚哥的预防医学部门进行，纳入了 17 000 多名中产阶级参与者，其中 80% 是白人，男女各半。研究者统计了 18 岁之前发生的 10 类童年不幸，其中许多不幸的发生率（括号内）很高：情感虐待（11%），身体虐待（28%），性接触虐待（28% 的女性和 16% 的男性），母亲暴力对待（13%），家庭成员酗酒或吸毒（27%），家庭成员被监禁（6%），家庭成员慢性抑郁、自杀、有心理问题或因精神病住院（17%），非亲生父母抚养（23%），身体忽视（19%），以及情感忽视（15%）。根据报告的虐待类别数量，每个参与者将获得一个总的 ACE 分数。

ACE 研究的结果是惊人的。逆境总不单行：如果一个人报告了任何一个类别的不幸，那么他有 87% 的可能性会报告另外至少一个类别。因此，ACE 得分高的人数量很多，可见每一种逆境都不是独立出现的。随着童年的不幸的累积，产生长期不良后果的可能性急剧增加。例如，报告 4 种或 4 种以上的不幸，通常与后来许多领域问题的高发率相关，例如终生抑郁和自杀企图；

开具抗抑郁药物处方的比率；吸烟、酒精依赖和静脉注射药物的比率；严重的财务和工作表现问题；年少即为人母、年少即为人父、多个性伴侣；以及患肝病或慢性阻塞性肺病的风险。也许最引人注目的是，得分在 6 分及 6 分以上的人的寿命比得分为 0 分的人短了近 20 年。显然，童年创伤，包括依恋创伤，是一个重大的社会问题。

成年依恋创伤

回想一下，依恋创伤指的是依恋关系中的创伤经历以及这种经历所带来的创伤性影响。儿童期的依恋创伤尤其棘手，因为它对后来的整个发展过程都有潜在的影响。尽管如此，前文回顾的各种形式的儿童虐待和忽视都有其成年期的对应形式，成年的创伤经历也会破坏形成安全依恋的能力。显然，创伤性成年依恋关系是不安全的，随后的依恋关系中也容易充满恐惧和不信任。你学会害怕伤害你的东西，这很自然：如果你成年后在亲密关系中受到伤害，即使你的童年依恋关系是安全的，你也会变得害怕以后的亲密关系。

玛乔丽在经历了数月的社交退缩后，开始寻求心理治疗。在这段时间里，她变得越来越抑郁，越来越依赖酒精，而酒精只会加重她的抑郁。在与丈夫马克离婚后，她的抑郁症变得尤为严重。马克在婚姻中的行为从批评升级为辱骂，然后升级为暴力争吵，在激烈的争吵中，马克开始对她进行人身威胁。

这种虐待和暴力行为是玛乔丽以前从未经历过的。她的父亲有点霸道和苛刻，但保护欲很强，从不让人感到害怕。玛乔丽意识到自己和她的母亲一样，她的母亲相对顺从父亲的控制行为，学会了避免制造麻烦。事后看来，她发现马克那种盛气凌人的风格一开始对她很有吸引力，因为熟悉，给了她一种安全感。然而，他的行为的虐待性转变让她措手不及，并责备自己太过天真。离婚后，她担心不能相信自己对男人的判断，害怕永远孤独下去。好在她能够借助心理治疗来反思这段关系中出现的问题，并重新燃起探索未来亲密关系的希望，尽管会较之前更加谨慎。

从对成人依恋的回顾中可以看出，恋爱关系是成人依恋的原型，也是成人依恋创伤理论和研究的焦点。莉诺·沃克（Lenore Walker）的经典著作《受虐妇女》（*The Battered Woman*）根据对100多名女性的采访，勾勒出了成人依恋创伤的全部领域，包括身体、性和心理虐待以及忽视。自沃克的开创性工作发表以来的几十年里，研究者发现了全世界范围内殴打现象令人震惊的普遍性（Walker，1999），发现女性在亲密关系中与男性一样具有身体攻击性，尽管其强度和破坏性较小（Schafer，Caetano，& Clark，1998）。

沃克（1979）识别出一个目前已众所周知的三阶段循环：紧张局势的升级和小的攻击事件导致了严重的殴打事件，随后是和解，表现为殴打者的悔悟和示爱的行为。正如沃克所观察到的，“接受采访的女性一直承认（尽管有点羞愧），她们在这个阶段深爱着自己的男人。他们的慷慨、可靠、乐于助人和真正的关心所产生的影响是不能被低估的”（p.69）。矛盾的是，受虐妇女在一种创伤性的联结模式中对施暴者产生了更强烈的依恋感（Dutton & Painter，1981），这种模式可以从依恋的角度来理解：虐待使恐惧升级，恐惧增强依恋需求，而后在第三阶段的和解中，虚幻的避风港强化了这种依恋。

胁迫是一种通过非心智化手段施加人际影响的典型形式。胁迫是暴力关系的核心，强制是残忍的心理虐待的核心。恐吓不仅存在于对伴侣的威胁中，也存在于对孩子、其他家庭成员和朋友的威胁中。此外，正如沃克所记录的，虐待关系不仅表现为虐待性胁迫，还包括忽视。儿童身体忽视在成人期对应的形式是经济剥夺，而心理忽视对应的是对伴侣所遭受的痛苦明显缺乏情绪上的协调，除了在表面上示爱的时期。

就像在儿童期一样，虐待和心理忽视与关心和暂时的消停交替出现，因此要对成人依恋关系进行心智化十分困难。自然的应对方式是从仇恨和虐待中解离，特别是在依恋关系中。人们用解离性的脱离和分割（就像戴上眼罩一样）作为心智化的替代品，这是可以理解的。然而，否认和情感麻木会使受虐者面临被进一步虐待的风险。此外，在成年期和童年期一样，你很容易受到扭曲的心智化影响：批评、贬损和责备可能内化为自责和自我憎恨，随之而来的是焦虑、内疚和羞耻。

童年时被虐待的人在成年后往往不知不觉地进入虐待性的关系。在我看来，这个过程中包含了一个很大的心智化挑战。对于生活在恐惧中的人来说，寻找一个保护性伴侣是可以理解的，例如，对于一个女人来说，选择一个看起来强壮、自信、有支配欲、愿意以保护性的方式接管自己的生活的男人是可以理解的。然而，这种表面上的力量可能是一种幻觉，一种不安全依恋的掩护。回想一下与回避型依恋相关的表面上的独立，以及后来与婴儿紊乱相关的控制性照顾行为。不幸的是，结婚常常成为一个转折点。

妮科尔二十出头就嫁给了帕特里克，他们从高中起就成为恋人。帕特里克还是个孩子时，父亲就去世了，他与妮科尔的父亲建立了密切的关系，成了他们家的一员。妮科尔一直为帕特里克的易怒感到担心，据她描述，他是“咄咄逼人”的：当她碍手碍脚或行动不够快时，他偶尔会推她。但是，和妮科尔的其他家人一样，帕特里克受到了妮科尔父亲的保护：他是一个仪表堂堂的大胡子男人，很像一只大泰迪熊。除了偶尔的易怒和咄咄逼人的行为外，帕特里克对她总体上是亲切温和的，这方面他继承了妮科尔父亲的衣钵。

不幸的是，妮科尔的父亲在她结婚两年后的一次事故中丧生。此后不久，她和帕特里克搬到了另一个州，在那里他找到了一份新工作。帕特里克因失去“养父”、搬家和适应新工作而倍感压力，变得更加郁郁寡欢、暴躁易怒。更糟糕的是，由于妮科尔不在她家人的保护范围内，帕特里克开始对她毫无顾忌地嘲笑和攻击，尤其是在他出去喝酒之后。虽然妮科尔早就看到了他攻击性的种子，但她还是感到，帕特里克在发现她在他的完全控制之下以后，出现了180 度的大转变。

也许在择偶的时候，准确的心智化是最重要的。但是我们判断他人性格的能力如何呢？我倾向于相信别人告诉我的话，于是我常常被患者的行为所蒙蔽，即使我觉得我很了解他们。而且，如果我们建立起了防御机制，让自己看不到恶意，那么做出判断会更加困难。对于那些意外遭受背叛和虐待的人来说，最好的方法是从经验中学习，识别危险信号，谨慎行事，并在关系不断发展的过程中，与值得信任的知己交谈，还可以进行心理治疗。

临床意义

20 世纪 80 年代创伤后应激障碍（PTSD）这一诊断术语的引入，使得创伤概念过于窄化，我在本章中试图拓宽这一概念。很多时候，创伤事件被定义为与身体危险相关，即“实际或威胁性的严重伤害，或对自身或他人身体完整性的威胁”（APA，2000，p.467）。我从更广泛的角度强调了在极度痛苦的情况下，依恋关系中反复经历的心理断联也与潜在的创伤后果有关。在缺乏正念心智化的依恋环境中，“感觉受到威胁”特别容易造成创伤。重申福纳吉和塔吉特的观点，依恋创伤造成了双重危害，不仅会引发极度的痛苦，还会损害痛苦调节能力的发展。

在本书的最后一章我将详细讨论治疗，但鉴于刚刚对依恋理论和研究进行了回顾，我将在这里简单着墨。依恋创伤是心理治疗中的痛苦之源，因为创伤患者最需要的是他们最害怕的东西：依恋。我们的患者也面临着紊乱婴儿的困境：他们处于恐惧的痛苦中，没有解决办法。此外，心理治疗建立在一个正念的、心智化的过程的基础上，依恋创伤会削弱患者在痛苦状态下进行心智化的能力，而这正是患者寻求心理治疗的原因。因此，患者在绝望中寻求心理治疗，容易回避体验和表达痛苦，当他们这样做时，他们不太可能利用心理治疗关系中那难以捉摸的安全感来缓解他们的痛苦。

无数曾对创伤患者进行心理治疗的临床医生都切身体会到，治疗是困难的，但并非不可能。寻求心理治疗的患者一定没有放弃依恋。我相信，他们寻求心理治疗时，虽然心智化能力不稳定，但他们尚拥有安全岛和基本完整的心智化能力。我花了前四章的篇幅来搭建舞台，只为无缝过渡到心理治疗的基本发展性原则：心智化促生心智化，这有利于增强依恋关系中的安全感。与有助于发展安全依恋的照顾模式类似，我们心理治疗师必须努力做到正念注意和心理上的可及，同时注意不要太有侵入性，给予他们足够的空间。这样做，我们便维持了关联和自主之间的平衡。

在更详细地讨论治疗之前，我将先做停顿，把依恋和心智化与神经生物学研究联系起来。我们已经进入了一个"眼见为实"的时代：当我们的理论在神经影像学揭示的大脑活动模式中得到证实时，我们才会更加相信这些理论的正确性。尽管到目前为止，我所回顾的行为研究本身就足以说明问题，但我发现神经生物学研究不仅具有启发意义，而且在凸显依恋创伤的现实性和严重性方面相当重要。

Mentalizing in the Development and Treatment of Attachment Trauma

第 5 章

神经生物学基础

不言而喻的是，本书中讨论的所有过程都有生物学基础，本章将为这一事实提供一些支持性的内容。我并非患有所谓的“生物狂热症”，即过分热衷于将神经生物学的发现视作理解心理过程和精神疾病的全部和终点。然而不得不说，神经科学的发现不仅在本质上令人着迷，而且有望增强我们对自我的理解。简言之，我们现在可以使用不断累积的大脑相关知识来理解心智的组织结构（Shallice & Cooper，2011）。

本章将当前的神经生物学研究与前几章的主要议题（依恋和依恋创伤、正念和心智化）联系起来。我还会用神经生物学框架来强调意识在自我发展和情绪调节中的作用，尤其突出了前额叶皮层在这些过程中的作用。我无意自夸要提供一个全面的综述，而是想要说明神经科学对我们理解依恋和心智化的潜在贡献，并阐明其中的一些关键方面。

依恋

鲍尔比认为依恋是一种生物学现象。得益于数十年的神经生物学研究，我们现在有望完善对依恋的理解。我们很难将依恋与大脑的某个特定区域联系起来，正如吉姆·科恩（Jim Coan，2008）所述："因为如此多的神经结构以这样或那样的方式参与了依恋行为，所以我们可以将整个人类大脑视为一个神经依恋系统。"（p.244）鉴于这一知识领域涉及的范围过于广泛，我将择重点介绍。我将首先从鲍尔比的起点——进化观点开始讲起，然后集中讨论一个显而易见的要点：我们发展依恋关系是因为它们能带来奖赏。为了强调这一点，我将总结关于母性专注（maternal preoccupation）的研究，然后回顾与依恋和奖赏相关的两个大脑系统（即多巴胺和内源性阿片类物质激活系统）的研究。这一综述将为讨论一种神经肽奠定基础，这种神经肽在依恋研究中处于中心地位，即催产素，它激活了那些奖赏过程。在对成瘾物质与依恋回路的关系做了说明之后，我将在本节的最后探讨依恋创伤的神经生物学影响。

进化

鲍尔比（1958）将依恋理论置于进化生物学基础上，这一基础是坚实的。正如科恩（2008）所说，"关于人类（和许多其他哺乳动物）最引人注目的事情之一，就是我们是如何被精心设计以相互联系的"（p.247）。雅克·潘克塞普（Jaak Panksepp，1998）指出："当有照顾后代冲动的动物出现在地球表面时，必然发生了极其重要的进化性改变。"

依恋在保罗·麦克莱恩（Paul MacLean，1985，1990）著名的三位一体脑的概念中起着核心作用。三位一体脑的进化分为三个阶段：爬行动物、古哺乳动物和新哺乳动物。我们特别关注的是古哺乳动物的大脑，我们可以粗略地将其称之边缘脑（甚至更宽泛地称为情绪脑），它与较晚进化出的新皮质形成对比。麦克莱恩（1985）认为，古哺乳动物大脑的发展为家庭生活的方式奠定了基础。

> 如果要你选择三种最能清楚区分从爬行动物到哺乳动物的进化转变的外在行为表现，这三种行为将会是：1）哺乳，以及母亲的照顾，2）分离时的呼唤，和 3）游戏。我特别提到分离时的呼唤，是

> 因为它可能是哺乳动物最原始、最基本的发声方式，最初是为了保持母子之间的联系。（p.405）

与弗洛伊德和鲍尔比的观点类似，麦克莱恩写道："当哺乳动物选择家庭生活的方式时，它们就为一种最痛苦的苦难做好了准备。对我们来说，成为哺乳动物的痛苦之一就是不得不忍受与所爱之人的分离或隔绝"（p.415）。他给出了分离问题的远古根源："大约1.8亿年前，一个哺乳动物祖先第一次发出了分离的呼唤"（p.415）。麦克莱恩指出的古哺乳动物大脑的前两个核心功能——母性照顾和分离呼唤显然是依恋的核心，但我们不应忽视第三个的功能："游戏回路的主要功能之一是帮助构建社会脑。"（Panksepp，2009）我认为游戏的功能是在安全基地背景下进行社会学习领域的探索。

因为细致地照顾他人的能力与人类对他人的长期依赖是同步进化的，福纳吉（2006）提出："进化要求依恋关系确保社会脑的充分发展"（p.60）。大脑在一生中都保持可塑性，但其可塑性在生命的最初几年是最强大的，从出生到6岁，大脑体积增加了3倍，这种早期可塑性有助于培养强大的学习能力，但也使发育中的大脑易受创伤（Giedd，2003）。因此，依恋不仅在人类大脑进化中起着重要作用，而且在个体大脑发育中也起着同样重要的作用（Fonagy，Gergely，& Target，2007；Schore，2001；Siegel，1999）。

依恋与奖赏

每个父母都知道，抚养孩子需要在时间、精力和物质资源上做出巨大的付出。此外，正如刚刚提到的，我们人类需要格外长的抚养期（现在甚至延长到成年早期！）。很明显，回报是大于成本的，除非在依恋中出现严重的偏差，并且在抚养过程中照管不良。考虑到成本效益，养育的回报必须是强大的，而进化通过赋予父母爱来确保养育的动机，这种爱在孩子早期的发展中以专注的形式出现。

詹姆斯·斯温（James Swain）和同事（Swain，Thomas，Leckman，&

Mayes，2008a）将从妊娠末期开始一直延续到婴儿出生后最初几个月的这段时期描述为“类似于出现急性发作的精神疾病”。更具体地说：

> 在这一时期，母亲们深深地专注于婴儿，似乎有意识地把其他一切都排除在外。这种专注提高了他们预期婴儿的需求、学习婴儿独特的信号，并随着时间的推移将婴儿视作个体的能力。（p.266）

在产前，这种专注可能集中在为婴儿准备生活的环境上（如婴儿床）。专注行为在分娩前后和产后两周达到高峰，母亲平均每天花 14 小时专注于婴儿。父亲也表现出同样的专注行为，但程度较低，他们花在婴儿身上的时间大约是母亲的一半。这种性别差异在产后早期对婴儿哭声的反应上也很明显：在听到婴儿的哭声时，母亲比父亲的大脑唤醒程度更高。

母亲的专注包括与婴儿的共生和互惠感，以及将婴儿完美化；还包括对父母是否称职和对婴儿健康的担忧。过多或过少的专注都是有问题的：过多的专注可能表现为焦虑性的执念；过少的专注在极端情况下可能与忽视或虐待有关。值得注意的是，由于母亲的抑郁削弱了照顾孩子的乐趣和兴致，因此也会妨碍正常的专注，从而阻碍依恋关系的发展。

一个物种和一个个体的生存不仅取决于照顾后代，还取决于许多其他活动，包括吃、喝和做爱。进化确保了所有这些活动都与大脑的奖赏回路联系在一起。其中一个回路是由神经递质多巴胺激活的，多巴胺产生于腹侧被盖区，会激活一系列大脑区域，包括杏仁核、终纹床核、腹侧纹状体（包括伏隔核）和额叶皮质。正如潘克塞普（1998）所指出的，将多巴胺能回路简单地解释为大脑的奖赏系统是有误导性的，尽管它的激活与愉悦的感受有关。潘克塞普把它称为搜索系统，对预测带来奖励的刺激起反应。这个系统因此激发了探索和目标导向的行为，它的激活会被体验为投入的好奇心、热切的期待、强烈的兴趣和兴奋。像可卡因和安非他命这样的精神振奋药物会激活这个回路，动物们如果有机会通过植入的电极来刺激这个回路，便会不断刺激，直到它们因疲惫而死亡或衰竭，这不禁让人联想到可卡因吸食过量所致的心脏停搏。

通过我的叙述你可能已经推测出，多巴胺能回路在依恋关系中是活跃的，使依恋关系具有奖赏性质。多巴胺活跃与性兴趣和性唤起有关，从而促进关系的发展，这种关系可以演变成持久的依恋（或在动物世界里的配对关系）。多巴胺活跃也与母亲对婴儿的兴趣有关。让母鼠与幼鼠在同一环境中会诱发多巴胺活跃，阻断这种回路则会破坏母鼠的行为（Insel，2003）。值得注意的是，母鼠在产后 8 天更喜欢接触幼鼠而不是吸食可卡因，但在产后 16 天它们更喜欢吸食可卡因而不是接触幼鼠，这可能表明母鼠的专注在减弱！

许多研究人员研究了母亲在看到自己的婴儿与其他婴儿的照片时，大脑激活模式的差异（Swain，2011；Swain，Thomas，Leckman，& Mayes，2008b），这些研究还揭示了与多巴胺有关的奖赏过程的激活。安德烈亚·巴特尔斯（Andreas Bartles）和泽米尔·泽基（Semir Zeki）的研究（Bartles & Zeki，2000，2004；Zeki，2009）做了进一步的阐明。在一项关于浪漫爱情的初步研究中，研究人员招募了一些正在热恋的男性和女性参与者，在他们观看爱人的照片和朋友的照片的同时，对他们进行脑部扫描。在随后的一项研究中，研究人员让母亲们观看自己孩子的照片，并将其与观看自己熟识的孩子、最好的朋友和另一个熟人的照片进行对比。尽管这些研究人员发现浪漫爱情和母爱在大脑激活模式上存在差异，但两者都与多巴胺能系统的激活有关。在随后的一项研究中（Strathearn，Li，Fonagy，& Montague，2008），研究者通过控制婴儿的情绪表达，即显示愉悦、悲伤或中性的情绪表情，对比初为人母的受试者看到自己婴儿的照片和不知名婴儿的照片时的大脑激活模式之间的差异。在这项研究中，愉悦的面孔（而不是悲伤的面孔）激活了多巴胺能回路。

多巴胺能系统在欲求行为或需要（wanting）中是活跃的，而内源性阿片系统在完成行为或喜欢（liking）中是活跃的（Panksepp，1998）。在潘克塞普看来，阿片类物质系统与“社会联结的情绪满足”（Panksepp，Nelson，& Bekkedal，1999，p.225）有关。因此，大脑阿片类物质的活跃与分娩、哺乳、照顾、抚摸、梳理、性和游戏相关（Coan，2008）。吗啡和海洛因等外源性阿片类物质可以诱导出类似于内源性阿片类物质释放带来的满足感（Panksepp，1998）。

鉴于社会互动与阿片类物质活跃之间的关系，我们当然可以通过安慰性接触来释放阿片类物质，从而缓解分离痛苦，潘克塞普（1998）将其解释为“神经化学的安全基地”（p.266）。阿片类物质的释放抑制了分离时的呼唤，麦克莱恩很久以前就注意到吗啡消除了松鼠猴的分离呼唤，而阿片类拮抗剂的使用使这种呼唤恢复。因此，阿片系统在两种意义上强化了社会接触：第一，让这种接触本身是愉快的（正强化）；第二，让这种接触减少情绪痛苦（负强化）。事实上，没有什么比避免痛苦更具有强化作用了。难怪鲍尔比围绕着寻求亲近来建构依恋理论：这些联结通过强有力的奖赏系统特别是从痛苦中解脱而得以巩固。

在这一章的前文中，我讨论了浪漫爱情和依恋的相互作用，它们的神经化学相互作用也值得注意。潘克塞普（1998）将情爱主要与多巴胺能激活联系起来，而将母爱主要与阿片类激活联系起来。而实际上多巴胺的激活同时作用于这两种爱；此外，这两个系统以多种方式相互作用，例如，在腹侧被盖区阿片类受体会激活多巴胺，在纹状体阿片类物质会抑制多巴胺的活跃。因此，潘克塞普认为，随着实验研究对这些大脑系统的进一步揭示，“我们将看到性爱和养育之爱是如何在皮层下的神经回路中动态地交织在一起的”。他还提出：“我们可能可以开始理解为什么它们在我们大脑的高级认知领域经常纠缠在一起。”（p.265）

当保罗·麦克莱恩注意到吗啡减少了分离呼唤时，他（1985）沉思道：“阿片类药物的吸引力之一会不会是它们为一些持续感受到‘分离’或疏离感的人提供了一种解脱？”（p.414）。托马斯·因塞尔（Thomas Insel，2003）在他的文章《社会性依恋是一种成瘾障碍吗》（Is social attachment an addictive disorder?）中谈到了物质滥用和药物成瘾可能是替代依恋关系的神经生物学效应的尝试。基于本节回顾的研究，我们似乎已经可以对麦克莱恩的问题做肯定的回答。正如我们将看到的，催产素增强了与奖赏相关的两个重要大脑系统的活动：多巴胺能系统和阿片类系统。不妨想想可卡因（多巴胺）和海洛因（阿片类）。

如因塞尔所说，药物滥用方面的研究已经产生了大量关于大脑奖赏系统的知识。正如他所指出的，这些奖赏通路“的演化不是为了滥用药物，而是为社会互动提供动机，包括配偶关系、母亲对婴儿的依恋，可能还有婴儿对母亲的依恋”（p.356）。因此，因塞尔提出可卡因和海洛因等毒品实际上“劫持”了与依恋一同进化而来的神经系统（p.352）。在对患者进行教育时，我们强调，在不安全（例如回避型）依恋的情况下，成瘾可以作为缓解压力的替代手段。这种现象显然有长期的进化根源：与获得了满足感的同类相比，被拒绝、孤立的果蝇（经历了多次寻求性行为而遭到拒绝）对酒精的偏好更高（Shohat Ophir，Kaun，Azanchi，& Heberlein，2012）。对于我们人类来说，恢复社会联结（就像支持性团体帮助成员实现的那样）是治疗成瘾的主要方法，这一点也不奇怪。

催产素与母爱

将近四十年前，我住在伊利诺伊州北部，我和妻子去了南部的伊利诺伊大学，看望她之前的生物学教授洛厄尔·盖茨（Lowell Getz）。我当时很无知，他对田鼠的浓厚兴趣让我有些摸不着头脑。田鼠是一种形似老鼠的小啮齿动物，种类繁多。我记得看到它们沿着篱笆迈着小碎步跑得飞快。后来，几十年后，当我发现他和他的同事当时在做的正是一项后来引起依恋研究者注意的研究时，我不禁莞尔（Carter et al.，1999）。

奇妙的大自然为依恋研究者提供了不同种类的田鼠，它们可以用来作为实验组和对照组（Insel & Young，2001；Young & Wang，2004）。草原田鼠是单配偶的，它们形成持久的配偶关系，并为幼崽提供双亲养育。此外，如果它们失去了伴侣，它们不会再找另一个伴侣。它们对于单配偶的选择是基于交配过程中形成的伴侣偏好，即使没有交配行为的同居也可能使该物种产生伴侣偏好。相反，非单配性的山地田鼠和草甸田鼠是乱交的，他们不会形成伴侣偏好。物种之间的差异与催产素和另一种神经肽——加压素密切相关，这两种神经肽都有助于形成配偶关系，尽管催产素在雌性中而加压素在雄性中起着更重要的作用（Neumann，2008）。

注射催产素或加压素会使草原田鼠单配性的各个方面得到增强（Insel & Young，2001），注射拮抗剂则会使单配性受到抑制。阻断这些神经肽并不会抑制交配，但确实会抑制交配过程中伴侣偏好的形成。相反，这两种神经肽都不会影响非单配性田鼠的行为。物种差异很明显：两种神经肽的受体都在单配性田鼠的多巴胺能通道中有所表达（伏隔核中的催产素受体，腹侧大脑皮层中的加压素受体），而在非单配性田鼠的多巴胺能通道中则不表达。因此，在交配过程中释放的这些神经肽激活了单配性（而不激活非单配性）田鼠的多巴胺能奖赏回路，让它们与独特的个体结合。

休·卡特（Sue Carter，1998）将催产素称为“母爱荷尔蒙”（p.792），数十年的哺乳动物研究证明了催产素在依恋中的广泛作用（Neumann，2008；Strathern，2011；Strie pens，Kendrick，Maier，& Hurlemann，2011）。催产素在分娩过程中起作用，它能促进子宫收缩，并在分娩后促进泌乳。催产素还能促进双向的伴侣偏好和联结，促进母婴之间的亲密关系和婴儿对母亲的依恋。此外，催产素是依恋代际传递的神经生物学介质之一（Strathern，2011）：母亲的催产素水平与母亲养育行为有关；母亲养育行为可能影响雌性后代催产素系统的发育；最终，会影响后代的母性行为。相反，催产素的缺乏可能预示着一条代际母性忽视的轨迹。

动物研究也证实了催产素在成年期依恋中的持续作用（Neumann，2008；Striepens，Kendrick，Maier，& Hurlemann，2011）。催产素促进社会认同和记忆，从而促进配对关系的形成。此外，催产素通过积极的社会互动（包括交配）而增加，激活大脑奖赏系统；通过抑制杏仁核和下丘脑－垂体－肾上腺系统的活动而减轻焦虑和压力。因此，在面对压力时，社会接触具有镇静效果，而催产素在其中起着关键作用。增强快乐和减少痛苦的组合很难被打败，这凸显了之前讨论过的依恋和成瘾之间的相似之处。

催产素与人类的社会联结

鼻腔吸入催产素可以提高大脑催产素水平——每个鼻孔吸几下就可以了，这一事实促使研究者就催产素对人类社会行为的影响进行了大量实验研究。研究不断表明：催产素对合作、信任、对可信度的判断、共情和慷慨都有影响（Striepens，Kendrick，Maier，& Hurlemann，2011）。我将介绍其中的一些研究。

亚当·瓜斯泰拉（Adam Guastella）及其同事（Guastella，Mitchell，& Dadds，2008）的一项研究阐明了催产素发挥的基本作用。在吸入催产素后，研究者向男性受试者呈现一组 24 张表情中立的人脸。与对照组（安慰剂组）相比，吸入催产素的受试者更长时间地凝视人脸的眼部区域，这一发现值得注意，因为眼部区域是检测面部情绪状态的主要信息来源。在随后的一项研究中，瓜斯泰拉和同事（Guastella & Mitchell，2008）证明催产素增强了对笑脸的记忆，他们由此推断，催产素促进了对社会信息的积极编码，有利于社会交往、亲密和联结。同样，格雷戈尔·多梅斯（Gregor Domes）和同事（Domes，Heinrichs，& Michel，2007）研究了催产素对面部表情感知的影响。研究中，受试者进行了“眼神读心测验”（Reading the Mind in the Eyes Test)，该测试被用来研究心智化能力。受试者要做的是陈述经过裁剪的面部照片中眼部区域所显示的情绪（Baron-Cohen，Wheelwright，Hill，Raste，& Plumb，2001）。经鼻给予催产素提高了受试者在测试中的分数，这也印证了催产素在社会关系中的积极作用。在随后的一项研究中，多梅斯和同事（Domes，Heinrichs，Glascher et al.，2007）发现，吸入催产素降低了杏仁核对一系列情绪（恐惧、愤怒和快乐）的反应，与瓜斯泰拉和同事一样，他们也得出结论：催产素促进了社交行为。然而，值得注意的是，关于催产素在识别情绪中的作用，随后的一项研究（Pincus et al.，2010）未发现催产素提高受试者在眼神读心测验中的准确性，但研究人员确实发现抑郁和健康的受试者在执行这项任务时对催产素的反应有差异。

鉴于杏仁核在恐惧反应中的众所周知的作用，彼得·基尔希（Peter Kirsch）及同事（Kirsch et al.，2005）将杏仁核活动作为恐惧图片（即威胁性面孔或场景）所诱发的威胁性反应的标志。在接受脑部扫描之前，男性受试者被给予催产素或安慰剂。结果显示，催产素减弱了杏仁核对这两种威胁性刺激的反应，特别是对威胁性面孔。此外，催产素降低了杏仁核与脑干的功能连接，减少了杏仁核对恐惧的特异性反应。在一项具有直接临床意义的相关研究中，另一组研究人员发现，对于社交恐惧症患者，给予催产素使他们过度活跃的杏仁核恢复正常（Labuschagne et al.，2010）。然而，值得注意的是，催产素对杏仁核活动的影响不仅仅体现在减轻痛苦的情绪。正如之前提到的，它不仅降低了男性看到恐惧和愤怒的面部表情时的杏仁核激活程度，也降低了男性看到快乐表情时的杏仁核激活程度（Domes，Heinrichs，Glascher et al.，2007）。研究者得出的结论是，杏仁核对社会线索的反应体现了不确定性，而催产素减少了不确定性，从而促进了社会接触。

一项研究阐明了给予催产素的潜在社会影响（Kosfeld，Heinrichs，Zak，Fischbacher，& Fehr，2005）。参与者都是男性，他们玩了一项与金钱收益有关的信任游戏。投资者（吸入催产素或安慰剂）被邀请向受托人转移一定数量的资金，受托人可以选择将一定数量的资金返还给投资者，具体数量都由自己决定。投资者可以通过向受托人转移更多的资金来最大化他们的收益，但前提是受托人分享他们的收益。结果很明显：在催产素的影响下，投资者转移了更多的钱，表明他们在社会交往中更信任他人，更愿意接受风险。下面会讨论，催产素在情绪压力的社会调节中也起着重要的作用，这对于依恋尤其重要。

马库斯·海因里希斯（Markus Heinrichs）和同事（Heinrichs，Baumgartner，Kirschbaum，& Ehlert，2003）将一组男性暴露在重大的社会压力下：在一组评委面前，这些男性参加一个模拟工作面试，同时要进行心算。他们的压力水平通过皮质醇（一种应激激素）的分泌水平来测量。一组受试者在进入压力情境之前得到了最好的朋友的社会支持，另一组则没有得到社会支持。此外，一些受试者在实验开始时吸入催产素，而另一些人则吸入安慰剂。结果是直观的：社会支持和催产素都能减少压力，而两者相结合效果最强，这表明催产素能增强社会支持对压力的缓冲效果。

由于催产素在依恋中发挥重要作用，我们可能认为它是一种抗压力激素，但一些研究结果告诫我们不要太过热衷于这一观点。谢利 · 泰勒（Shelly Taylor）和同事（Taylor，Saphir-Bernstein，& Seeman，2010）发现，女性的催产素水平和男性的血管升压素水平都会随着在主要依恋关系中经历痛苦而升高，他们提出，催产素可能是寻求其他社会支持来源的生物信号。此外，催产素促进或阻碍社会关系的程度似乎取决于依恋的安全性。在一项研究中，珍妮弗 · 巴茨（Jennifer Bartz）和同事（Bartz，Zaki et al.，2010）发现，给予催产素后，拥有安全依恋的男性在回忆童年与母亲的关系时会产生积极偏差（即认为母亲更体贴和更亲近）。而催产素对没有安全依恋的男性则产生了相反的效果：催产素使他们回想起他们的关系没有安全感，也不亲密。此外，这些研究人员也在涉及金钱交换的信任游戏中，对比了有无边缘型人格障碍的受试者的行为（Bartz，Simeon et al.，2010）。对于有边缘型人格障碍的受试者，催产素会降低信任与合作，这种影响在那些对依恋表现出高度焦虑并厌恶亲密的受试者身上表现得尤为明显。因此，提高催产素水平的影响可能是积极的，也可能是消极的，这取决于依恋的质量。

对当前研究的粗略回顾似乎仅仅体现了研究结果的复杂性。不过，实验研究总体支持这样一个大概的假设：催产素通过使社会线索更难忘和具有奖赏性，从而促进人与人之间的联结。此外，催产素在社会压力调节中发挥重要作用。因此，研究者正在积极探索催产素在精神疾病（包括创伤后应激障碍）的治疗中的潜在作用（Striepens，Kendrick，Maier，& Hurlemann，2011），敬请期待。

催产素和人类的亲子联结

我从不曾掩饰我对依恋研究中的许多方面的热情，而我认为接下来要回顾的研究特别值得注意。再次重申，我只是从蓬勃发展的研究文献中摘取了一些亮点，评估了与父母反应性相关的复杂脑区网络，凸显了“父母的大脑也是一个活靶子，容易受到产后适应性的可塑性变化的影响，因此也深受婴儿的影响”的事实（Swain，2011，p.1251）。

鲁斯·费尔德曼（Ruth Feldman）和同事的研究项目已经取得了大量重要的发现。他们（Feldman，Weller，Zagoory-Sharon，& Levine，2007）对已婚孕妇在三个时间点的血浆催产素水平进行了采样：妊娠早期、妊娠晚期和产后第一个月。在第三个阶段，他们录下了 15 分钟的母婴互动，并根据母亲注视婴儿面部的程度、积极的情绪、深情的触摸和“妈妈语”（高音调、歌唱式、指向婴儿的语音），计算出母婴联结的综合得分。他们还评估了母亲对婴儿的想法和感受。最终发现，催产素水平在不同时间点之间是稳定的（表明性格特征稳定），催产素水平越高，亲密行为得分越高，对婴儿的与依恋相关的想法更多（例如在与婴儿分开时想婴儿），对婴儿的检查也越频繁。

在随后的一项研究中，费尔德曼和同事（Feldman，Gordon，Schneiderman，Weisman，& Zagoory-Sharon，2010）将血浆催产素水平与母亲和父亲在 15 分钟的游戏情境中对 4～6 个月大的婴儿的触摸方式关联到一起。他们在游戏前评估父母的基线催产素水平，游戏后重新评估。先前的研究表明，母亲更倾向于进行深情的抚摸，而父亲则更倾向于进行粗犷的、起刺激作用的抚摸，这种抚摸促进了探索性游戏（即母亲更倾向于提供安全港，而父亲则更倾向于提供探索的安全基地）。这些典型的父母性别差异在研究结果中表现得很明显：更高的催产素水平与母亲更深情的抚摸和父亲更有刺激性的抚摸有关，这表明父亲和母亲在他们认为最有益的抚摸方式上存在差异。在相关实验研究中，法比耶娜·内伯（Fabienne Naber）和同事（Naber，van Ijzendoron，Deschamps，van Engeland，& Bakermans-Kranenburg，2010）发现，经鼻给予催产素增加了父亲对幼儿探索性游戏的鼓励，同时减少了敌意的迹象，再次证明催产素在父亲提供安全基地方面的作用。

在最近的一项更全面的研究中，费尔德曼和同事（Feldman，Gordon，& Zagoory-Sharon，2011）评估了父母与上一代父母的亲密关系、他们的浪漫依恋的质量，以及他们对婴儿的依恋表征。他们还评估了父母和婴儿在玩耍过程中的参与度和情感同步性，并将这些评估与血浆、唾液和尿液样本中的催产素联系起来。他们发现，较高的催产素水平与更积极的父母联结、更安全的浪漫依恋以及亲子依恋表征有关。此外，高催产素水平与父母和婴儿在互动游戏中的积极参与和情感同步性有关。这些发现既适用于父亲，也适用于母亲。此外，正如这些研究者假设的，母亲的催产素水平随着互动压力的增加而升高，研究者认为这表明母亲倾向于依靠社交活动来恢复幸福感。他们将这些令人印象深刻的发现总结如下：

> 我们的研究结果表明 [催产素] 与人类的整个依恋系统有关，包括父母的童年经历、对浪漫伴侣的依恋，以及为下一代提供最佳养育的能力，确切地说，就是在婴儿的发展过程中对婴儿的幸福给予充分的关注和担心，对父母 – 婴儿依恋有清晰、连贯的表征，以及能够与孩子进行积极、适时的同步互动。(p.759)

正如麦克莱恩（1990）的早期观察所暗示的，父母对婴儿哭喊的反应对依恋安全性的影响尤甚。心理调谐和抚慰行为促进依恋安全；然而，婴儿的哭喊也可能引发虐待和忽视。马德隆 · 里姆（Madelon Riem）和同事（Riem et al.，2011）向没有孩子的女性经鼻给予催产素，并观察她们在听刚出生两天的健康婴儿哭声时的大脑活动模式。与安慰剂相比，催产素与杏仁核激活的减弱，以及脑岛和额下回激活的增强有关，研究者解释，这反映了焦虑的减弱以及共情的增强。

莱恩 · 斯特拉森（Lane Strathearn）和同事（Strathearn，Fonagy，Amico，& Montague，2009）进行了一项里程碑式的研究，该研究检测了母亲依恋安全性对催产素在母婴互动中的影响。在我看来，这项研究直接关系到依恋创伤的症结。这些研究人员使用成人依恋访谈评估了首次生育的母亲在怀孕期间的依恋安全性；他们测量了母亲在与婴儿互动期间的血清催产素反应；几个月后，他们还测量了母亲们看到婴儿哭泣和微笑的照片时的大脑激活模式。他们将在成人依恋访谈中表现出安全依恋的母亲与表现出回避 – 轻蔑型依恋

（与回避型的婴儿依恋相关）的母亲进行对比。在研究的第一阶段，具有安全依恋的母亲在与婴儿互动后，其催产素水平比不安全的母亲有更大程度的提高，这意味着安全依恋的母亲能在这种互动中获得更多奖赏。与这一假设相一致的是，与婴儿互动带来的催产素反应和之后观看婴儿面部时大脑奖赏回路的激活有关。

在斯特拉森的研究中，有一项发现与我对依恋创伤的看法最为相关：安全依恋的母亲在看到婴儿悲伤以及快乐的面部表情时，多巴胺能奖赏通路都会被激活。相比之下，对于婴儿悲伤的表情，轻蔑型母亲表现出的大脑激活模式与消极情绪和努力控制这些情绪的模式相一致。母婴互动期和神经成像期之间的三个月时间间隔值得注意，这表明催产素的作用是安全型母亲的持久特征。随后的一项研究（Strathern，Iyengar，Fonagy，& Kim，2012）证实了这种催产素反应性是一种特质，该研究将母亲与婴儿互动时的催产素反应与母亲的气质联系起来。催产素反应性与气质性的定向敏感性呈正相关，包括对感觉线索、心境和情绪的反应性；相反，催产素反应与一种依赖努力控制的气质倾向呈负相关，这种气质倾向与一种强迫性的任务导向的育儿方式相一致。

斯特拉森和同事（Strathearn，Fonagy，Amico，& Montague，2009）得出的结论是，对于安全依恋的母亲，催产素可能有助于改善她们与婴儿的关系，因此（用我的话说）也有助于增强她们的正念专注；他们的专注进而可能有助于他们的抚育照顾，最值得注意的是，当婴儿高兴时以及处于痛苦中时，他们都能更好地照顾。与安全型母亲对婴儿痛苦的应对方式相反，轻蔑型母亲更有可能对婴儿和自己的痛苦做出回避反应。这种回避是依恋创伤的症结，毕比（Beebe et al.，2010）的研究表明，母亲在婴儿 4 个月大时对婴儿的痛苦表现出反感预示着婴儿在 12 个月大时出现依恋紊乱。

金必英（Pilyng Kim）及其同事（Kim et al.，2010）在刚刚回顾的研究结果的基础上，进一步研究了与母亲对（其他人的）婴儿哭声的反应有关的大脑结构以及大脑激活情况。报告在成长过程中得到其母亲较多关怀的母亲，在被认为与对婴儿的情绪信号的敏感性有关的脑区（如额上、额中和颞上区域）有更大的容量和更强的激活，研究者认为这与更强的心智化能力有关。值得注意的是，那些有过糟糕的母亲照顾史的母亲，表现出与应激反应有关的大脑区域（即海马）的激活，这意味着对婴儿哭声的厌恶。

依恋创伤

依恋创伤研究得出了一个简单而令人担忧的结论：早年的创伤可能对情绪调节的神经生物学基础产生长期的负面影响，这是我在本书中主要关注的问题。这种创伤——虐待和忽视，强化了应激反应，损害了应激调节，凸显出福纳吉和塔吉特（1997）阐明的依恋创伤带来的双重问题。在这方面，对其他哺乳动物的研究提供了丰富的信息，这些哺乳动物与我们一样具有与依恋和情绪相关的生物机制。

动物研究表明，早期依恋关系的破坏和创伤加剧了压力调节方面的挑战。乔纳森·波兰和迈伦·霍弗（Jonathan Polan & Myron Hofer，2008）以老鼠为研究对象，指出依恋的适应功能远远超出了提供保护从而免受捕食者伤害的范围，正如鲍尔比（1982）最初所提出的：依恋过程以形成基本情绪调节和适应策略的方式影响神经生物学的发展。具体来说，母亲在孩子出生后立即给予高水平的刺激，包括舔舐和梳理毛发，会使孩子成年后压力反应减弱，同时具有探索和学习的倾向。相反，低水平的刺激和互动（例如长时间的分离）预示着高水平的恐惧、防御和回避，以及低水平的探索活动。这项研究证明了动物身上也有类似安全依恋和不安全依恋的模式。目前研究者正在逐步阐明背后的分子生物学机制，包括养育方式对基因活性水平的影响，这会影响应急－反应系统的发展（Weaver et al.，2004）。

我已经描述了在缺乏最佳照料的情况下，不安全依恋模式成为管理情绪的最佳次级策略（Mikulincer & Shaver，2007a）。但不安全依恋在进化（生存）方面有什么价值呢？杰弗里·辛普森和杰伊·贝尔斯基（Jeffry Simpson & Jay Belsky，2008）推测，恐惧－防御（不安全）模式使动物为资源缺乏的恶劣环境做好了准备；相反的（安全）模式使动物为在稳定的、资源丰富的环境中进行探索性学习做好了准备。实际上，这些早期的养育经验可以预测动物的应激反应系统和行为将需要适应的未来环境条件。因此，这些适应性模式，经由表观遗传机制（即环境对基因活性的影响），构成了一种“软性遗传”（soft inheritance；Polan & Hofer，2008，p.167），它们是通过母亲向女儿的代际传递而来的。

斯蒂芬·索米（Stephen Suomi，2008）总结了对猴子的研究，其中发现了与人类依恋较明显的相似性，例如将依恋用作安全港和安全基地，以及依恋安全性的个体差异。实验诱导的早期母婴依恋关系的破坏不仅会导致不安全依恋和社交退缩，还会对生理应激调节产生不利影响，一直延续到成年期。值得注意的是，被同伴饲养的猴子（出生时就与母亲分离）的探索和社交活动受到抑制，长期的应激反应和冲动加剧。索米还报告了倾向于身体虐待和忽视的猴子母系中出现创伤性依恋的传递：在虐待停止的几个月后，研究者观察到它们的幼崽表现出极度的痛苦（例如尖叫和发脾气），它们的探索和玩耍行为受到抑制，在应激反应方面表现出长期的生理变化。母性虐待的代际传递在这些猴子身上表现得非常明显，交叉抚养显示出了显著的环境影响：

> 有一半由虐待性的养母（生母非虐待）抚养的雌性后代长大后会虐待自己的孩子，而没有一个由非虐待性养母（生母虐待）抚养的雌性后代会虐待自己的孩子！（p.186）

关于早期创伤对动物情绪调节能力的长期影响的研究，凸显出我们对儿童虐待的神经生物学效应的关注。压力敏感性和相应的情绪调节能力受损可能导致成年后出现创伤相关的精神障碍，尤其是抑郁症和创伤后应激障碍（Nemeroff et al.，2006）。与动物模型一致，朱利安·福特（Julian Ford，2009）回顾了一些文献，指出人脑的发育可能偏向关注生存和学习二者之一；特别值得关注的是在敏感时期大脑发育受到不良影响的可能性（Alter & Hen，2009）。

与帕特里克·卢伊藤（Patrick Luyten）及其同事（Luyten，Mayes，Fonagy，& Van Houdenhove，submitted）的综述一致，迈克尔·德贝利斯（Michael De Bellis）及其同事（De Bellis，Hooper，& Sapia，2005）总结了创伤对大脑发育的不良影响并指出，“受虐待儿童的创伤后应激障碍可以被视为一种复杂的由环境诱发的发展性精神障碍”（p.168）。他们引用的证据表明了一种“剂量－反应”关系，即发病更早、虐待时间更长，以及创伤后应激障碍症状的程度更严重，对发展的影响就更大。他们提到了交感神经系统和下丘脑－垂体－肾上腺应激反应系统的失调，以及包括前额叶皮质在内的多个区域的脑容量缩小的证据，还注意到内侧前额叶皮质前扣带回神经元完整性受损的迹象，最后一点与我们的关注点密切相关，因为这个区域在心智化中具有重要的作用，我将在本章的下一节中讨论。

在教育团体中，我们通常会告知患者情绪唤起和心智化之间的反向关系，特别提到神经化学转换过程，它关闭了反思性思维，让人偏向做出反射性行为——战斗、逃跑或僵住。根据个人经验，你可能知道，抑制冲动性防御行为的能力随着时间的推移而变化，取决于你在某一特定时刻受挫的程度（Arnsten，1998）。然而，神经生物学的研究也表明，早期的压力和创伤可能对情绪反应性产生持久的影响，通常会降低从心智化模式转换到战斗－逃跑－僵住模式的阈值（Mayes，2000），最后即使是较低水平的情绪唤起也可以让心智化下线。在下一章中，我将论述依恋创伤是心理治疗的祸根，它破坏了心智化的能力，而心智化是心理治疗的基础。神经生物学记录了早期依恋创伤对基于大脑的调节过程（这一过程支持正念心智化）的发展所带来的负面影响，从而凸显了依恋创伤的重要性。

显然，神经生物学对早期依恋关系中的创伤的负面影响的研究，凸显了治疗师和患者在培养更强的调节难以忍受的情绪状态的能力方面所面临的艰巨挑战。此外，这些研究支持了我一直强调的观点，即依恋安全是依恋创伤的解药。科恩（2008）从神经生物学的角度对依恋在情绪调节中的作用进行了概念化。他从依恋系统“主要涉及情绪反应的社会调节”这一假设出发（p.251），和他的同事对已婚夫妇进行了一项巧妙的实验，为这一假设提供了直接证据（Coan，Schaefer，& Davidson，2006）。在实验中，这些夫妇中的女性暴露在电击之下，研究者把电极固定在她们的脚踝上，假定对电击的预期可能激活她们的依恋需求。她们被允许牵着丈夫的手、一位匿名实验者的手，或者不牵任何人的手，然后研究者在不同的时间点评估她们大脑的活动模式。牵手会降低与威胁反应和情绪调节相关的脑区（包括下丘脑、脑岛、扣带回和背外侧前额叶皮层）的激活；同时，牵着配偶的手会带来特别的力量感，这不仅可以通过大脑活动来测量，还可以通过主观的情绪痛苦来测量。此外，基于先前对婚姻满意度的问卷评估，高质量的婚姻与较少的威胁－反应性脑区活动有关。作者解释说，他们的研究结果表明，牵着配偶的手会降低警惕和情绪自我调节的需要，不过这种有益的效果可能并不适用于不安全的关系。根据已知的神经化学机制，他们推测握手可能会增强催产素活动，进而增强多巴胺能和阿片类物质奖赏系统的活动。如前所述，其他研究已经证实催产素在压力调节中的作用。

重新审视依恋和压力调节

科恩（2008）在回顾依恋研究中的神经生物学研究的基础之上，论证了安全依恋在情绪调节方面的高效：在进行压力管理时，依恋是相当经济的——它最大限度地减少了大脑资源的利用。至少在安全关系的背景下，社会情绪调节是一个相对容易的、自下而上的过程，它减弱了对威胁的最初感知，从而减少对需要努力的痛苦调节的需求。相比之下，自上而下的自我调节过程需要更多的努力来控制注意力和认知，在很大程度上依赖于前额叶皮层。如前所述，母亲的努力控制与催产素反应性呈负相关（Strathearn，Iyengar，Fonagy，& Kim，2012）。正如握手试验所证明的，科恩认为越简单越好：

> 大脑首先采用的也是最强有力的情感调节方法是社会接近和互动。这在婴儿期最为明显。由于婴儿的前额叶皮层（PFC）发育尚不完全，照顾者实际上充当了一种“替代性前额叶皮层”的角色，依

恋对象之间在一生中可能会不同程度地继续为彼此发挥此种功能。（p.255）

根据“依恋对象在一生中充当了替代性前额叶皮层的角色”这一假设，科恩（2008）提出：“简单地说，在孤立的情况下进行情感调节是可能的，但更加困难。”（p.256）因此，他提出现有的减压训练太过依赖自我调节，他提倡另一种“学习如何让自己被他人抚慰的训练”（p.259）。我同意：让别人抚慰自己正切入了依恋安全的关键问题；然而“训练”二字意味着一个简单的治疗过程。在我看来，通过依恋对压力进行的社会调节在很大程度上取决于压力时期的情绪调谐，而这绝不是一个简单的过程。重要的是，依恋创伤破坏了调谐，使得社会接触可能加剧而不能缓解压力（Luyten et al., Submitted）。在这种情况下，我们心理治疗师会发现自己像在逆水行舟，努力在那些因依恋不安全而能力受损的患者身上培养正念和心智化。

正念

临床医生对正念的兴趣与日俱增，神经科学家也热衷于将这种能力与大脑功能和结构联系起来。神经影像学的广泛应用促成了研究的爆炸性发展，并产生了极为复杂的结果。对这些研究进行全面回顾远远超出了本书的范围，也超出了我的专业范围。目前还处于该领域研究的早期阶段，结果并不具有确定性，反而有些令人不解，但研究的总体方向值得我们注意，因为它们强调了本书中的一些主要的心理学主题。然而，在对神经成像进行深入探讨之前，对正念的生理健康益处的研究值得我们首先留意，因为它们是本书早些时候提到的心理健康益处的很好的补充。

对身体健康和压力激活的影响

卡巴金（Kabat-Zinn et al., 1992）针对一般患者进行的正念减压项目研究表明：正念不仅可以缓解患者的情绪痛苦（如焦虑和抑郁），还具有生理上的益处。例如，卡巴金（2003）报告说，正念练习加速了银屑病患者的皮肤清理过程，银屑病是一种受心理压力强烈影响的皮肤病。理查德·戴维森（Richard Davidson）和同事的一项研究（Davidson et al.，2003）首次表明，正念减压对免疫功能有积极的影响：与对照组相比，那些参与正念冥想的人在注射流感疫苗后，抗体效价升高。此外，冥想组也显示出左前脑激活增强（通过脑电图测量），这与之前的发现一致：左前脑相对激活与积极情绪有关（而右前脑相对激活与消极情绪有关）。在这项研究中最引人注目的发现是，左前脑激活的增加幅度预测了接种疫苗后抗体效价升高的程度。

在回顾关于接受过正念训练的受试者的神经影像学研究之前，一项关于促进分离正念的简单指令的研究值得注意。沙尔特（Schardt）及其同事（Schardt et al.，2010）研究了高危人群对于与威胁相关的刺激的杏仁核反应。先前的研究表明，在受到威胁时杏仁核活动增强的遗传易感性与 5- 羟色胺转运基因的短等位基因有关；而这种易感性又与更高的焦虑和情绪障碍风险有关（Munafo，Brown，& Hariri，2008）。与之前的研究一致，对于诱发恐惧的图片，有短等位基因的受试者显示出杏仁核反应增强。然而，仅仅指导这些受试者看图片，同时采取一个超然的观察者的立场，就足以缓解杏仁核的过度活跃，这种杏仁核的调节由前额叶皮层的活动介导。

对大脑活动和结构的影响

诺曼·法尔布（Norman Farb）和同事进行的两项神经成像研究，不仅将正式的冥想练习与情绪调节的神经生物学机制联系起来，还指出了对当前经历的正念注意与更具反思性的心智化之间的神经生物学差异。在深入了解这些发现之前，了解内侧前额叶皮层被称为大脑的“心智化区域”会有所帮助，下一节将进一步讨论心智化的神经生物学基础。

在第一项研究中（Farb et al.，2007），完成了 8 周正念训练的受试者与对照组分别进行了两种不同的心理活动，作为对听到与个性特征相关的形容词（如“贪婪”“迷人”）的反应，研究者对两组受试者的表现进行了比较。其中一个活动是叙述性聚焦，它与反思性心智化一致：受试者被指示思考这个词对他们意味着什么，以及它是不是他们的特征。另一项活动是经验性聚焦，它与以当下为中心的正念一致：参与者被指示感知和注意他们的想法、感受和身体状态，而不需要进行任何仔细的思考。结果表明，叙述性聚焦与内侧前额叶皮层的激活和左半球语言区的激活有关。不过，这项研究主要关注的是正念训练对经验性聚焦的影响。正念组表现出独特的内侧前额叶区域活动减弱，同时伴有右侧皮质网络的活性增强，包括背侧前额叶、脑岛和躯体感觉皮质。值得注意的是，右侧脑岛的激活与身体对情绪状态（直觉）的觉察有关，而外侧前额叶的激活可能反映了对这些身体感受更超然的觉察。此外，当正念组受试者正念地专注于自己的经历时，他们的大脑右侧活动与内侧前额叶的激活分离开来，而未受过训练的受试者没有表现出这种情况。这些研究者总结道："冥想练习与培养对所有可获得刺激的即时觉察有关"（p.319），并有一种分离的体验，不同于更普通的自我中心思考的体验。

在另一项研究中（Farb et al.，2010），这些研究人员研究了经过冥想训练和未经训练的受试者在被电影唤起悲伤情绪时的大脑活动。悲伤与内侧前额叶皮层和左半脑区域的激活增加有关，同时与右侧脑岛和其他代表内脏反应的区域的活动减弱有关。然而，经过冥想训练的受试者与自我参照思维相关区域（例如内侧前额叶和语言区域）的激活程度有所降低，而与内脏反应相关区域（例如脑岛）的激活程度却没有降低。研究者得出结论：正念训练促进了"对情绪的超然观察，而不是通过认知重评来对情绪内容进行精细加工"，正念促使个体"将情绪客观化为无害的感官信息，而非对自我施加情感负担的、需要去调控的威胁"（p.31）。简言之，参与者不需要心智化就能保持正念。

除了利用功能性成像来考察正念对大脑活动的影响外，研究者也使用结构性神经来研究与正念练习有关的脑组织体积的持久变化。在一项开创性的研究中，萨拉·拉扎尔（Sara Lazar）和同事（Lazar et al.，2005）测量了两组受试者的大脑皮层厚度，其中一组是有内观冥想经验的人，另一组是没有冥想经验的人。冥想者的多个大脑区域显示出更大的皮质厚度，包括前额叶皮层和右前脑岛，这些区域与注意力和对身体体验的觉察有关，两者都在正念练习中得到强化。简单地说，考虑到大脑的神经可塑性（实际上是神经重连的可能性），人们可能会推断，更多地使用这些区域会促进其生长（例如发展出更多的神经分支或更多的血管）。

拉扎尔和同事的研究结果引人注目，但随后包括拉扎尔在内的一群研究者（Holzel et al.，2011）指出，后来的研究并没有显示出冥想者和非冥想者之间的一致性差异，此外，这种横断面研究不能排除一种可能性，即大脑差异是参与冥想练习的原因而不是结果。因此，这群研究者在 8 周的正念减压课程前后检查了对照组和冥想组的灰质密度。他们发现冥想组受试者一些区域的灰质密度增加：左侧海马、后扣带回、颞顶联合区、小脑——与情绪调节、自我反思和换位思考有关的区域。

反思

考虑到之前的研究并没有发现冥想者和非冥想者之间一致的差异，再加上这些昂贵的神经影像学研究的受试者人数很少，现在就对冥想涉及的脑区以及长期冥想练习影响的大脑区域得出明确结论还为时过早。此外，受试者自身情况和冥想练习的类型可能都有很大的差异，我们不太可能知道这些复杂项目（比如正念减压）的哪些方面产生了效果。正念训练确实可以促进心智化和正念注意，涉及广泛的大脑区域。因此，我阐述这些研究仅仅是为了证明这个领域着实让人兴奋，以及我们有着光明的前景，可以更好地利用心智来改变我们的大脑活动甚至是大脑结构。当然，众所周知，学习会改变大脑结构，这一事实正越来越多地在分子生物学层面上得到阐明（Kandel，2005，2006），并且，鉴于心理治疗只能通过学习才能起效，我们越来越清楚地认识到心理治疗和药物治疗都与持久的大脑变化有关（Cozolino，2010）。

心智化

我已经提出，心智化是一个包含许多方面的概念。我们现在要开始从神经生物学研究着手澄清这些方面，将心智化与不同大脑区域的活动模式联系起来。我在这一节先介绍关于镜像神经元的研究，这些镜像神经元与内隐心智化有关。然后我综述了大脑各个区域对心智化的贡献，特别关注内侧前额叶皮层。最后，我提到与一个心智化困境有关的神经生物学研究：你越需要心智化，你越难以做到。

内隐心智化和镜像神经元

你对他人情绪状态内隐的、非反思性的觉察部分建立在镜像神经元活动的基础上。镜像神经元的发现引起了研究者对它极大的兴趣，因为它揭示了内隐层次的共情的基础（Iacoboni，2008）。镜像神经元最初的发现多少有些偶然：一个意大利研究小组发现，当一只猴子抓住某样东西时，它大脑前运动皮层的神经元会激活，而当另一只猴子抓住某样东西时，之前那只猴子的前运动皮层神经元也会激活。当你观察到有意行为时，你也会部分地模仿它(或者不是部分地模仿，例如你在电影院看到拳击手打对手的脸时可能会畏缩)。镜像神经元将观察与行动联系起来，促生模仿行为。此外，镜像神经元不仅参与对动作的感知，还参与对感受的感知：这些躯体感受皮质的神经元不仅在你被他人触摸时激活，而且在你观察别人被触摸时也会激活（Keysers et al.，2004）。

特别值得注意的是，镜像神经元也将观察情绪和感受情绪联系起来（Gallese，2001）。例如，一项研究表明，前脑岛和前扣带回不仅在闻到恶心的东西时被激活，而且在看到别人闻到恶心的东西时也被激活（Wicker et al.，2003）。另一项研究将受试者直接经历痛苦时的反应与观察他们的恋人经历痛苦时的反应进行了比较（Singer et al.，2004）。两种情况都激活了前脑岛和前扣带回，此外，那些在共情测量问卷中得分较高的受试者的前脑岛和前扣带回的激活程度最高。维托里奥·加莱塞（Vittorio Gallese）总结了这些发现的意义：

> 有了这个机制，我们不仅仅“看到”或“听到”一个动作或一

> 种情绪。在对这些观察到的社会刺激进行感官描述时，与这些行为相关的内在表征也在观察者心中被唤起，“好像”他们正在做一个类似的动作或经历一种类似的情绪……在对于社会行为第一人称和第三人称的理解中，皮层运动中心或内脏运动中心的激活都至关重要，当下游中心激活时，其结果是产生特定的“行为”，无论是动作还是情绪状态。当只有皮层中心活跃，而不对下游产生影响时，观察到的行为或情绪就会被“模拟”出来，从而被理解。（Gallese et al.，2004，p.400）

你可以把镜像神经元活动看作共情的基础，但全面的共情也需要更多的外显心智化，不仅要与他人的情绪产生共鸣，还要调节自己的情绪（避免感染），保持与他人的区别感，能够在想象中理解他人的视角，包括能够将这种共鸣和想象活动用语言表达出来。因此，共情需要整合内隐和外显心智化。

一项关于母亲反应性的有趣研究将心智化能力与镜像神经元活动联系起来（Lenzi et al.，2009）。研究者在母亲观察和模仿自己的和别的婴儿的各种情绪表达时，测量母亲的大脑活动，并且通过成人依恋访谈评估她们的心智化能力（反思功能）。对情绪表达的反应激活了镜像神经元系统以及杏仁核和前脑岛，这种激活在对他们自己的婴儿做出反应时尤为突出。值得注意的是，心智化能力与前脑岛的激活有关，前脑岛在对镜像神经元活动的加工中起作用，因此，在这些研究者看来，前脑岛激活使“身体感受他人情绪的能力更强”（p.1130）。

有助于心智化的脑区

鉴于社会认知的多面性和复杂性，在心智化过程中，大脑多个区域的活动必须相互协调，这不足为奇。此外，在心智化自我和他人时，这种协调的活动表现出相当大的共性（Lombardo et al.，2010；Vanderwal，Hunyadi，Grupe，Connors，& Schulz，2008）。我对杏仁核、颞叶、颞顶联合区和前脑岛这几个脑区对心智化的贡献做了一个大概的总结。

杏仁核在对威胁性刺激的即时和无意识的恐惧反应以及有意识的恐惧反应中都起着核心作用。杏仁核也负责为社会线索赋予情绪含义，因而有助于心智化（Adolphs，2003；Aggleton & Young，2000；Brothers，1997）。杏仁核会对凝视、面部表情和身体动作做出反应。它使人们将更多注意力投注于眼部区域，对威胁尤其敏感，因而对他人的可信度尤其敏感。不过，杏仁核也会对更广泛的情绪表达做出反应，包括积极情绪（Rolls，1999）。杏仁核对威胁性面孔的反应时间被证明远不到一秒（33 毫秒），远远低于意识检测的阈值（Whalen et al.，1998）。

在颞叶，有两个区域促成了对社会刺激的优先定向：梭状回参与对外观的感知，尤其是对个体面孔的识别；颞上沟在对生物运动以及生命活性、能动性和意向性进行感知时是活跃的（Adolphs，2003；U. Frith & Frith，2003）。颞极（颞上前叶）在应用关于社会行为的抽象概念知识来解释个体在特定时间和特定情境下的行为方面起作用，包括在这种解释中应用自传体记忆（C. D. Frith & Frith，2006；Zahn et al.，2007）。简言之，颞极有助于应用社会脚本知识来解释特定情境中的行为。

颞顶联合区（TPJ；邻近颞上沟）选择性地在揣摩他人的思想时起反应（Saxe & Powell，2006）。左侧的 TPJ 在揣摩持久的社会相关特质方面起作用，而右侧的 TPJ 在揣摩他人短暂的心理方面起作用，在解释他人心理状态时，对于协调不一致之处特别敏感（Saxe & Wexler，2005）。一项大脑功能性成像（在受试者通过视频进行实时互动时成像）研究显示，相比于观看互动过程的录像，在实时互动过程中，右侧的 TPJ 有更强的激活（Redclay et al.，2010）。

脑岛特别值得注意，它使身体活动能被主观觉察，巴德·克雷格（Bud Craig，2009）对此进行了全面的综述。不过，脑岛的前部与心智化特别相关，因为它促成了自我觉察，包括对各种情绪的觉察。前脑岛可能为正念做出了核心贡献，它与特定时刻的自我心理表征相关，也就是说，提供“有知觉的自我”的体验、与客体（包括其他人）接触的感受，以及与客体互动时“了解的感受”（例如熟悉性）。因此，脑岛的激活与被动观察者的角色无关，而与主动参与的体验有关。脑岛也有助于预期感受，从而指导行为。在克雷格看来，脑岛在主观觉察中发挥着广泛的作用，它产生了"'全脑情绪时刻'的统一最终元表征"(p.67)，更宽泛地说，即"'我存在'的感受"(p.65)。因此，克雷格得出结论，脑岛促进同种动物之间的情绪觉察和交流，从而为类人灵长类动物提供了一个重要的进化优势。

前额叶皮层的"心智化区"

在一系列实验研究的基础上，尤塔·弗里思和克里斯·弗里思（Uta Frith & Chris Frith，2003）将内侧前额叶皮层与前扣带回重叠的一大片区域称为"心智化区"。弗里思及其同事（Amodio & Frith，2006；C. D. Frith & Frith，1999，2006）整理了大量的研究，证明了这一前额叶区域在心智化中的作用。其中一个最有启发性的实验表明，当正在参与游戏的受试者认为正在与他们互动的对象是人而不是计算机时，他们的心智化区域会选择性地激活，尽管在这两种情况下对象（编程的）动作是相同的（Gallagher，Jack，Roepstorff，& Frith，2002）。这一广泛的心智化区域绝不仅服务于心智化这一个功能；相反，该区域"支持一个综合的机制，即将可能的行动和预期结果的复杂表征相整合，而且……这种整合与社会认知领域特别相关"（Amodio & Frith，2006，p.269）。简言之，这个多用途的区域在心智化和许多其他复杂的心理活动中都起着关键作用。

内侧额叶皮层包含一大片区域，从中我们可以区分出三大区域（Amodio & Frith，2006；C. D. Frith & Frith，2006）：1）**喙内侧额叶皮层的后部区域**（最上方的区域）表征行动的预期价值，有助于个体在相互竞争的行动中进行选择，并持续监测行动的后果。当反应必须被抑制、行动不完全由环境决定以及犯错时，该区域会被激活。2）**眶部和内侧前额叶皮层**（最下方区域）对行为带来的奖赏和惩罚非常敏感，并根据可能的结果价值引导行为。当先前被奖赏的行为不再被奖赏时，眶额区域的外侧部分会抑制这些行为。3）在喙后部和眶额区域之间，**喙内侧额叶皮层的前部区域**有助于自我认识、对人的感知和心智化，促成复杂的社会认知和对心理状态（想法、感受、意图）的反思，不仅包括对自己和他人心理状态的反思，也包括对他人如何看待你的反思。在这个区域内，下半部分（与眶额区接壤）与对相似的他人（例如基于相似的感受）的心智化有关，而上半部分（与喙后区接壤）与解释陌生和未知的行为有关。进一步的区别：思考私人的（观察不到的）意图会激活喙前区，而解释交流性（观察得到）的意图会激活喙后区。我强调这些区别是为了强调心智化的多面性，以及神经科学正如何逐渐阐明各个方面及其关系。

心智化的困境

当你最没有能力去心智化时，你恰恰最需要心智化。当情绪紧张时，你需要引入强大的武器：心智化和设计精良的大脑皮层网络；然而，正如我在依恋创伤部分所描述的那样，强烈的情绪会通过使前额叶区域活性降低来削弱你的心智化能力。艾米·阿恩斯坦（Amy Arnsten，1998）在她题为《疲惫的生物学》(The Biology of Being Frazzled）的论文中谈到了这个困境。不断升级的情绪压力会导致神经化学的转变，导致大脑皮层和皮层下各区域的平衡或活动发生偏移。也就是说，随着觉醒水平的提高，你会从由前额叶皮层所调节的相对缓慢的执行功能，转向由后方的皮层（如顶叶）和皮层下结构（如杏仁核、海马和纹状体）所调节的更快速的习惯和本能行为。因此，心智化会下线，防御反应（战斗、逃跑、僵住）开始起作用。这种快速转换的能力有明显的生存价值：当可怕的威胁迫在眉睫（面对一个逼近的捕食者)，你必须马上行动，而不是反思。然而，在人际冲突这种不那么可怕的情况下，这种无意识的自动反应明显是不适应的，我们需要心智化和更灵活的反应。不幸的是，受过创伤的人对压力很敏感，因此更容易触发防御反应。对他们来说，必须通过艰苦、努力的工作才能发展出更强健的心智化能力。这种工作需要通过外显心智化来培养有意识的调节，就像我们在心理治疗中努力做的那样。

有意识调节与前额叶皮层

传统观点认为，人类制造工具的能力推动了新皮质的进化，与此相反，更令人信服的观点是，社会认知的复杂性——合作和竞争的需要，是推动大脑发育的主要进化因素（Bogdan，1997；Hrdy，2009；Humphrey，1988）。人类的大脑不是为社会认知本身而设计的，而是为解决以社会认知为例的问题而设计的。因此，我们使用问题解决的大脑机制来管理我们自己，并与他人建立联系。在这一节中，我将退一步，从观察树木转变为观察森林，以将心智化放在复杂问题解决这一更广泛的背景下来考察。我从意识在心智化中的作用开始，然后描述了心智化是如何与前额叶皮层的功能相适应的，前额叶皮层是我们人类大脑中一个特别精细的区域。理解这些研究有助于我们进行最抽象意义上的心智化，即理解我们的大脑是如何运作的。

意识中的自我

安东尼奥·达马西奥（Antonio Damasio，2010）提出了一个令人信服的说法，即意识需要内隐和外显两个层面上的自我意识："意识是一种在我们清醒时出现的心理状态，其中包含着关于我们自身存在的个人知识，无论在任意时刻这种知识被什么所包围"（p.158）。简言之，意识需要心智以及自我感知：

> 合格的意识状态需要 1）保持清醒；2）有操作性的心智；3）在这种心智中，拥有一种自动的、自发的、未经演绎的自我感知，将自我感知为经验的主角，不管这种自我感知有多么微妙。（p.161）

我在正念和心智化之间所做的区分，与对经验的有意识精细加工的程度有关：正念需要注意力，而心智化需要反思。此外，在心智化的广阔领域中，我们可以进一步区分精细加工的层次（Lecours & Bouchard，1997）：从给一种感受贴上标签到对感受的原因进行扩展叙述。达马西奥（2010）对增强自我意识的说明与这种关于正念和心智化的观点相似，都需要不同层次的心智精细加工。具体地说，他区分了三个层次：原始自我、核心自我和自传体自我，每个层次都在进化的过程中发展，每个层次都建立在其他层次之上。

原始自我建立在相对稳定的、内平衡的生理过程基础上，为主体性提供了一个持续的基础，扎根于反映内环境状态的原始感受。这些原始感受包括生命力、饥渴、快乐以及痛苦。原始自我受脑干结构（孤束核、臂旁核和中脑导水管周围灰质）、下丘脑、脑岛以及前扣带回等结构支持，在这些结构中，身体健康的感受被精细加工并整合进情绪感受。

核心自我产生于与客体的互动中，从而在意识中产生一种主角和主体感。核心自我是原始自我和自传体自我之间的中介，后者为我们提供了完整的身份感。与客体的互动不断修正着原始自我（也就是身体过程），创造了一种投入和了解的感受，这种感受扎根于客体的突出性和我们投注的注意：核心自我是"通过将修正后的原始自我与引起修正的客体联系起来而创造出来的，这个客体现在有了感受作为标记，并因注意而得到强化"（p. 203）。请记住，本书中我们最关心的"客体"是他人。因此，核心自我让我们对他人保持正念注意。核心自我过程的成分是一组相互交织的图像：一个暂时凸显出来的客体（或人）、一个通过与客体的互动而得以修正的有机体，以及与客体相关的情绪反应。在达马西奥看来，"核心自我的机制……扎根于原始自我和原始的感受中，是产生有意识思维的中心机制"（p.204）。

自传体自我是人类人格的基础和心理治疗的外显主题，它是由个人（情景性）记忆和个人知识构成的。在达马西奥看来，"自传体自我是有意识的自传"（p.210）。自传体自我的神经结构高度整合，需要协调多个大脑部位的活动，正如我们可以根据与心智化有关的神经成像研究所预期的那样。达马西奥假设参与创造自传体自我的整合区域包括外侧和内侧颞叶皮质、外侧顶叶皮质、外侧和内侧额叶皮质以及后内侧皮质。

我们绝大多数的生理、心理和人际交往活动，都基于无意识的过程。在达马西奥看来，没有自我的心灵是没有意识的；意识是在无意识的心灵建立起来之后进化而来的，它建立在越来越精细化的自我感知之上。这种意识复杂性的价值是什么？可以归结为基于对过去经验和知识的反思来计划和思考的能力，这种能力使我们能够"审视可能的未来，并延迟或抑制自动反应”（p.268）。当一切进展顺利，在人际互动、思维或任何其他活动中能相对惯例式地解决问题时，你不需要反思、深思熟虑和计划。然而，生活中的许多事情并不那么常规，人际互动尤其以充满新奇为特征。我们需要借助有意识的调节来制定应对新事物的策略，并监控我们的成功和失败（Shallice & Cooper，2011）。简言之，正如达马西奥所说，“我们用有意识的思考来管理我们的爱情和友谊、我们的教育、我们的职业活动以及与他人的关系”，而且，有意识的思考是由“建立在有组织的自传和明确的身份基础之上的强烈自我意识”所引导的（p.271）。它的价值是：“如果不进行反思性的、有意识的思考，我们就无法在已经成为人类栖息地的物质和社会环境中经营我们的生活。”（p.271）因此，从广义上讲，意识起着一种整合和监督的作用（Shallice & Cooper，2011），这一心理功能反映为意识与广泛的皮层网络协调的、一段时间内持续的激活有关，而前额叶和前扣带回在这种协调中起中心作用（Dehaene，Changeux，Naccache，Sackur，& Sergent，2006；Dehaene & Naccache，2001）。

显然，外显心智化需要意识。如前所述，没有什么比你的社会关系更充满新奇和意外。但你也会在自己的脑海中遇到意外：令人费解或不安的形象、欲望、感受、想法和行动。这时你需要更高层次的意识来整理你自己，通常也需要借助与他人的对话。因此，正如达马西奥和罗伊·鲍迈斯特（Roy Baumeister）及其同事（Baumeister & Masicampo，2010；Baumeister，Masicampo，& Vohs，2011）所阐述的那样，基本的觉察使你能够与物理环境互动，而有意识的思维使你能够应对更复杂的社会和文化环境。你需要有意识的思考来理解自己和他人，解决自己和他人之间的冲突，以及向他人解释自己的行为和想法。在向别人解释自己的过程中，你会更好地了解自己。这一切都是通过叙事——构建关于你自己的故事（通常是在你自己的心灵深处进行的）来完成的。

我想在此强调叙事的重要性。你大部分的精神生活和人际关系都围绕着构建叙事、阐述故事展开。有意识的心智化是你告诉自己和他人的故事的基础，也是你创造关于他人的故事和解读他人所讲的故事的能力的基础。因此，当心理治疗进展顺利时，有意识的心智化是患者和治疗师在心理治疗中主要做的事情。

有意识的思考和建构叙事的价值，在心智化情绪领域最为明显。显然，自我毁灭行为（如上瘾和自残）的背后都弥漫着强烈的、痛苦的、未经心智化的情绪。不过，鲍迈斯特（Baumeister，Vohs，DeWall，& Zhang，2007）认为，我们的情绪感受的适应性功能主要体现在指导未来的行为，而不是驱动当前的行为。有意识的感受不一定会直接导致情绪行为，我们经常事后才体会到这些感受。我们错误地认为我们逃离攻击者是因为我们害怕；当我们意识到我们害怕的时候，我们已经在逃跑了。尽管如此，有意识的恐惧可能会给我们的逃跑增添动力。然而，鲍迈斯特认为，情绪的主要适应性功能是通过影响我们的思维方式间接影响行为："情绪的功能是影响认知。"（p.197）情绪会抓住我们的注意力，并可能增强有意识思维的适应性功能：情绪会促进我们从过往经历中学习，尤其是由于过去行为带来的负面情绪影响。你的情绪反应可以确保你从过去的错误中吸取教训。例如，如果你忽视了配偶的悲伤，当你充分意识到你的情感忽视所造成的伤害性后果时，你很可能产生痛苦的负罪感。如果你为自己的负罪感腾出空间，并对其进行反思，那么当你在未来重复同样的忽视模式时，你会感到一阵内疚的刺痛。这时，内疚的刺痛会促使你保持对伴侣的关心和心理调谐。

鲍迈斯特设想的适应性情景需要对情绪进行正念心智化。理想情况下，你能感受到这种情绪，接受它，理解它，从中学习，并以此为信号来指导你未来的行为。然而，对于有依恋创伤史的人而言，对情绪进行心智化并不容易。你的高级意识能力是在社会关系的背景下发展起来的，它需要在一生的人际关系中得到维持和提升。心理治疗是扩展对情绪的意识的一条途径。

前额叶皮层

大脑中有许多区域促成心智化，但喙（前）前额叶皮层起着中心作用。不过，重申我之前提到的一点：你不应该认为前额叶皮层是专门为社会认知进化而来的，它是为解决复杂问题进化而来的，心智化就是这些问题的一个最好的例子。因此，为了理解心智化的复杂性，退一步思考喙前额叶皮层更广泛的功能（包含心智化在内）是有帮助的。

保罗·伯吉斯（Paul Burgess）及其同事（Burgess，Gonen-Yaacovi，& Volle，2012；Burgess，Simons，Dumontheil，& Gilbert，2005）确定了一些有赖于完整的喙前额叶皮层功能的任务。我将从**前瞻记忆**开始讨论，它的定义是"一个人在忙于另一项任务的情况下，仍能记得在一段时间后执行一项预期的行动（或想到一件事）的能力（Burgess，Gonen-Yaacovi，& Volle，2012，p. 83）。一个常见的例子是下班回家的路上记得去市场；当你忘记绕道去市场时，你的前瞻记忆就失效了。前瞻记忆在进行心理治疗中起着关键作用，例如，你可能需要时刻记住，你要在会面中寻找一个契机，以探索患者创伤史的某个方面，而他似乎认为这一方面不重要。喙前额叶皮层在**多任务处理**中也发挥着作用，多任务处理即在给定的时间段内，对多个任务进行优先级排序、处理、衔接和完成。一个常见的例子：让你的孩子起床、穿衣、吃饭、出门，同时自己也准备好去上班。个体心理治疗也涉及多任务处理（通常患者和治疗师会把多个议程交织在一起），团体互动中涉及得更明显，在这种互动中，成员必须以某种顺序处理相互竞争的议程和多个视角（例如在团体治疗、家庭治疗或工作团体中）。

除了前瞻记忆和多任务处理外，由喙前额叶皮层主导的问题解决的其他特征也值得注意。喙前额叶皮层对于执行结构不良和开放式的任务至关重要。也就是说，当需要决定在给定时间内处理几个任务中的哪一个任务、每一个任务要处理多长时间、在切换到下一个任务之前以什么样的进度完成当下任务，以及在完成任务的过程中如何安排任务的优先级时，你需要喙前额叶皮层运转。你常常必须在和优先级转换的情况下进行这样的多任务处理。你应该能够认识到这种复杂的问题解决是许多工作中常见的，也是养育孩子和管理家庭中常见的。此外，社会互动中也存在这样的复杂性，正如下面的一般性描述所显示的："喙前额叶皮层似乎在没有经过充分预演也没有明确规定的行为方式的情况下最有用，这时行为的组织需要由自我决定"（Burgess，Simons，Dumontheil，& Gilbert，2005，p.229）。因此，伯吉斯及其同事（Burgess，Gonen-Yaacovi，& Volle，2012）将心智化囊括进了喙前额叶皮层的功能中，该脑区损伤导致社会缺陷的研究发现也支持这一观点。关于前额叶皮层功能的这一描述适用于心理治疗师及其患者的工作，就像它普遍适用于种种社会互动一样。心理治疗过程当然包括多个不明确的和开放式的任务，这些任务必须根据不断变化的优先级进行衔接。

伯吉斯及其同事（Burgess，Simons，Dumontheil，& Gilbert，2005）还将喙前额叶皮层与一种普遍存在的多任务挑战联系起来，即在两种基本的思维形式之间交替分配注意力。当前这两种思维形式引起了神经科学研究者极大的兴趣：刺激定向思维（SOT）要么被通过感官体验的事物激发，要么被导向通过感官体验的事物"（p.233）。相反，与刺激无关的思维（SIT）包括"任何未被外部刺激激发或指向外部刺激的认知"（p.234）。SIT 的例子包括白日梦、走神、沉思和创造性思维。显然，喙前额叶功能与这方面的心智化有关：人际交往中的心智化既需要你对交往伙伴保持正念注意（SOT），也需要对他们和你自己的心理状态进行反思（SIT）。成人依恋访谈中一个简单的例子：你听从访谈者的要求（SOT），举一个母亲"绝情"的例子，然后开始在记忆里进行搜索（SIT），同时注意访谈者的反应（SOT），也许还会考虑她对你的回答的理解，或者衡量你在她心里的可信度（SIT）。无论如何，心智化需要将过去的经验应用到当前的互动中，这需要在 SIT 和 SOT 之间进行交替。

吉尔伯特及其同事（S. J. Gilbert et al.，2007）进行了一项巧妙的实验，利用神经影像学来梳理 SOT 和 SIT 之间的转换与心智化之间的关系，SOT 和 SIT 都与内侧前额叶皮层功能有关。受试者被要求在观看图像（SOT）和想象图像（SIT）之间进行决策转换。此外，他们被告知，切换的时间是由实验者决定的，或者是由电脑决定的。在心智化条件下，受试者相信他们是在和一个控制着 SOT 和 SIT 之间切换时间的实验者互动，之后他们会对实验者是否有帮助做出评判。在非心智化条件下，受试者认为开关是由电脑控制的，他们需要做的是判断切换的时间比通常情况快还是慢。事实上，所有的切换都是随机的。结果表明，SOT（外部集中注意力）和心智化（相信他们在与实验者互动）都激活了受试者的内侧前额叶皮层。然而，在这个广阔的区域内，具体激活区域是不同的：在注意选择（SOT 和 SIT 之间的切换）中活跃的区域是喙侧和下端，而在心智化中活跃的区域是尾侧和上端。因此，内侧前额叶皮层的双重作用之间不存在矛盾，它们共同作用于注意选择和心智化。

SOT 和 SIT 之间的区别在对与正念注意和心智化有关的大脑功能广泛模式的神经影像学研究发挥了作用。最初，研究人员在对受试者进行扫描的同时要求他们执行任务，从而寻找大脑中被“激活”的区域，或者更通俗地说，是“亮起”的区域。例如，许多社会认知任务会点亮心智化区域，也就是喙内侧前额叶皮层。然而，这种描述掩盖了一个事实，当受试者躺在扫描仪中时，即使他们没有执行任何任务（即没有做任何特别的事情，处于控制或基线状态），大脑也会持续亮起。执行任务产生的激活高于基线水平的幅度通常不到 5%；正如德布拉·古斯纳德（Debra Gusnard，2005）所说，“这些 [激活] 只是对进行中的活动或基线活动的适度调节，对大脑的整体代谢率没有明显影响”（p.685）。在这一观点的基础上，马库斯·赖希勒和亚伯拉罕·斯奈德（Marcus Raichle & Abraham Snyder，2007）指出：

> 据估计，大脑中约 60% 到 80% 的能量被用来支持神经元之间的交流，按照定义这是功能活动。与环境瞬时需求相关的额外能量消耗可能仅占总能源的 0.5% 至 1.0%。仅这一成本效益分析就表明，在理解整体大脑功能时，我们至少应该像重视诱发性活动一样重视固有的活动。（p.1087）

执行特定任务不仅会导致特定大脑区域选择性（尽管程度不高）激活，还会导致其他区域的活动一致减少，不管任务的性质如何：“大脑某些区域活动的一致性减少表明，大脑功能可能存在一种有组织的模式，在各种目标导向行为中，这种有组织的模式会减弱”（Gusnard & Raichle，2001，p.687）。总而言之：

> 在闭眼休息时，以及在视觉注视和对简单视觉刺激的被动观察过程中，大脑中有一组区域一致处于活跃状态；在执行各种目标导向的行动时，这些区域活动会减弱。因为这些区域的活动是由被动状态下大脑的基本活动引发的，因此我们认为它们在功能上是主动的，尽管它们不是“激活”的。与典型的激活的短暂性相反……这种功能性激活在基线状态下的存在意味着大脑在进行持续的信息处理。（p.689）

支持这种基线活动的神经网络涉及广泛分布的大脑区域，包括顶叶、颞叶、扣带回和前额叶皮层的各个区域。神经影像学不仅证明了这些区域之间的功能连接，还证明了结构连接（Greicius，Supekar，Menon，& Dougherty，2009）。这个网络的活动被称为**默认模式**（Gusnard，Akbudak，Shulman，& Raichle，2001），这一发现的意义值得强调：“有很多人担心如果不加以限制，大脑活动会发生不可预测的变化，这一担心不适用于人脑的被动静息态。反之，大脑活动本质上受到基线或静息态的默认功能的限制”（Gusnard & Raichle，2001，p.689）。关于我在这一章的关注点，古斯纳德和赖希勒得出结论，与这种大脑功能默认模式的概念相统一的，是“相对于环境，有机体稳定、统一视角的连续体（‘自我’）”（p.692）。实际上，当你不执行任何特定的任务，而只做你自己的时候，你的大脑就在默认模式下运作。因此，由于默认模式有助于自我觉察（包括自我反思），关闭该模式、主动参与复杂的任务将减弱自我觉察（Gusnard，2005）。

研究表明，默认模式与一种特殊的注意立场有关，这种立场被解释为“对内部和外部环境的监督以及对刺激显著性的评估”（Gusnard，Akbudak，Shulman，& Raichle，2001，p.4263）。这种“静息态注意模式”有助于“在内省和外省的注意模式之间切换”（Sonuga-Barke & Castellanos，2007，p.980）。正如赖希勒和斯奈德（2007）所说，“这种内在（默认）活动可能的功能之一是促进对刺激的反应”，通过“对用于解释、反应甚至预测环境需求的信息进行维持”(p.1087)。

当我第一次了解到默认模式时，我认为它与心智化是一致的（例如对自己无目的的思考）。然而，刚刚回顾的概念表明，默认模式与广泛的觉察和对各种刺激做出反应准备联系得更加紧密一些。迈克尔・隆巴多（Michael Lombardo）和同事（Lombardo et al .,2010）报告的神经影像学研究结果表明，我们应该抵制将心智化与默认模式功能联系起来的诱惑：“我们认为，功能性脑组织的默认模式与在任务中对自我和他人的心智化过程中发生的情况正好相反。因此，如果要基于 DMN（默认模式网络）文献对当前发现进行解释，那将是，在对自我和他人进行心智化的过程中，可能发生动态功能组织适应性的重新配置，不同于大脑自然的功能性组织。”(p.1633)我在想，我们可能可以将默认模式的运作与正念注意（如内观冥想）相类比，即在不持续关注任何特定内容的情况下，对所有潜在的内部和外部刺激保持灵活和开放的觉察。正念注意可能会平衡 SOT 和 SIT，因而有助于快速投入各种各样的任务，如果这种投入具有适应性。这种投入包括心智化。总而言之，我们可以把这种开放的默认注意模式视为一种心智化（以及其他很多东西）运作的平台。

临床意义

神经生物学研究证实了依恋在调节痛苦和提供令人感到愉悦的安全感方面的基本作用。哺乳动物在神经内分泌机制上的相似性令人印象深刻，可见鲍尔比对依恋功能持进化观点无疑是深具智慧的。在对患者进行依恋教育时，我抓住每一个机会提及吉姆・科恩（Coan，Schaefer，& Davidson，2006）关于握手的研究，强调他坚持认为安全依恋是调节痛苦最有效和最有力的手段（Coan，2008）。用我的话说，就是依恋并使你的大脑休息一下。我还强调了他的另一个观点，即尽管流行的疗法往往强调自我调节的技巧（这些技巧可能是必要的），但我把增强依恋关系中的安全感放在首位，把治疗关系作为依恋关系的模型。

不过，神经生物学研究也证明了依恋创伤的物种间相似性。早期虐待和忽视可能通过增加对压力的敏感性和减弱向下调节痛苦的能力，从而对情绪调节产生终身的负面影响，这正是福纳吉和塔吉特（1997）发现的依恋创伤带来的双重危害的症结所在。

我在前面的章节中回顾了关于依恋、正念和心智化的研究，为建立依恋创伤的治疗模型奠定了基础，本章的神经生物学研究也支持这个模型。基本原理已经不言自明，尽管要将其实现绝非易事：我们必须通过培养患者对心理状态的正念注意，将其作为对自我和他人进行更有效的心智化的平台，来帮助创伤患者在依恋关系网中获得更大的安全感。不幸的是，神经生物学研究凸显出这个任务的难度，这种难度在常规的临床实践中非常明显：对压力的高反应性破坏了前额叶的调节功能，这种破坏经常因酒精和药物成瘾而加剧，酒精和药物成瘾在调节痛苦中起到了替代依恋的作用。因此，促进正念心智化的努力面临着一个困境：你最难以进行心智化的时候（情绪被高度唤起）恰好是你最需要心智化的时候（在让人情绪紧张的人际环境或内心环境中）。心理治疗通过在日益安全的依恋关系中促进正念和心智化来解决这一难题。在这个努力的过程中，我们必须依靠神经可塑性（重连），因为心理治疗有效性的基础是恢复调节情绪的前额叶和皮层下脑回路之间的整合和平衡（Cozolino，2010）。

第 6 章

治　　疗

在这本书的引言中，我提出了“理解即治疗”的观点，前五章在广泛的研究基础上，阐述了一种理解依恋创伤的方式。实际上，我已经（以一种抽象方式）构建起了一种对依恋创伤进行心智化的方法，以指导治疗实践以及对患者的体验进行心智化的过程。我尊重针对特定精神障碍的专门的循证治疗方法的价值。然而，这些专门的方法在治疗依恋创伤方面价值有限，因为我们的患者呈现给我们的是一系列的障碍和问题。和普通医学一样，心理治疗需要专才，但也需要通才，我认为自己就是其中之一。因此，正如这本书所证明的那样，比起应用任何特定的治疗技术，我更愿意与患者通过合作以获得理解——一种心灵的相遇。

我的通才式实践和创伤治疗的总体方向一致，长久以来，研究者发现心理治疗中“赛马很少产生赢家”（Luborsky，Singer，& Luborsky，1975）。半个世纪前，杰罗姆·弗兰克（Jerome Frank，1961）在树木之外看见了森林，他认为：“不同形式心理治疗的有效性，即使不是全部，可能也有很大一部分来自它们之间的共同特征，而不是它们之间的区别。”（p.104）随后的研究验证了弗兰克的假设，同时为咨访关系对治疗结果的重要贡献提供了大量的证据（Castonguay & Beutler，2006；Norcross，2011）。在前几章中我煞费苦心，为我所认为的咨访关系的核心过程奠定了基础：在治疗关系和其他关系中，心智化支撑着依恋安全性。因此，虽然我力主在必要时将患者转诊给专才，但我已经（带有一些偏见地）宣布自己是一名普通旧式疗法的实践者（Allen，2013），尽管我的疗法扎根于当代的依恋研究。

本章首先阐述了我的观点，即有依恋创伤史的患者呈现给我们治疗师的是多重问题和障碍，因此这对局限于某一种疗法的治疗师们构成了挑战。然而，通才有很多要向专才学习的地方，下面的小节将回顾一些循证的创伤疗法和各种特定障碍的治疗方法，在此基础上，我简要总结了心理治疗中关于依恋的关键研究，然后探讨我的主要议题——心智化。我首先讨论应将心智化作为一种普遍的心理治疗方式，然后重点讨论了对创伤经历进行心智化的治疗过程。

我们在治疗什么

那些偏爱针对病灶问题进行规范治疗的治疗师，会被那些正在与一系列依恋创伤相关障碍和问题做斗争的患者所困扰。我将在本节中列出主要的创伤相关障碍，并分别对创伤后应激障碍、解离、抑郁、物质滥用、进食障碍、非自杀性自伤、自杀状态和边缘性人格障碍进行评论。我在其他作品中更全面地回顾了这些与依恋创伤相关的障碍（Allen，2001，2013），每种障碍都有大量相关文献。从这个角度看，充分理解创伤是一项艰巨的任务，我们必须以谦卑的态度对待我们的治疗工作。但愿这篇粗略的综述能够起到凸显创伤相关问题复杂性的效果，同时让大家认识到依恋和心智化在这些问题中的作用。

创伤后应激障碍

毫无疑问，许多在早期依恋关系中遭受创伤的患者在一生中的某一阶段会患上创伤后应激障碍（PTSD），有依恋创伤史的患者在遭遇创伤后会有更高的罹患 PTSD 的风险。许多有依恋创伤史的患者在晚年受到 PTSD 的困扰，这总是让人很疑惑：为什么是现在？众所周知，PTSD 的核心症状，诸如侵入性记忆和相关回避策略，是由与过去的创伤有关的线索引起的；通常，这种线索是当前的依恋关系中的痛苦。一个典型的例子是，一位在童年曾遭受过心理、身体和性虐待的女性在成年后卷入了一段虐待的关系中，当下的这段关系不仅是创伤本身，而且容易唤起对过去创伤的记忆。不过，我所提出的关于创伤的广义视角，即将其视作在无法忍受的情绪状态下心理上孤独的体验，暗示了当前依恋关系中的各种压力源都可能会唤起与早期创伤相关的侵入性记忆。在极度的痛苦中被背叛、失望、被抛弃、被蔑视和心理上被无视的感觉，以及失控的无助感，可能会让一个人有意或无意地把过去带到现在。

如果我们面对的仅仅是 PTSD，那么我们的治疗任务将相对简单。我并不想暗示 PTSD 是一个简单的问题，相反，PTSD 的诊断充满争议（Brewin，2003；Rosen & Lilienfeld，2008；Spitzer，First，& Wakefield，2007）。诊断的基础是暴露于创伤性应激源，但专业人员很难就应激的“创伤性”水平的客观阈值达成一致。此外，在精神病学对创伤的定义中，**身体**威胁和危险处于中心地位（APA，2000），然而在创伤患者的经历中，**心理**完整性受到的威胁却表现得更为突出（Grey & Holmes，2008；E. A. Holmes，Grey，& Young，2005），并且和心智化治疗的关注点也更为相关。显然，我为创伤应激的构成设定了一个相对较低的门槛，并且我更关注创伤的心理和人际背景。这个宽泛的定义与一项研究的发现相一致，即相当一部分人在经历了非典型创伤的应激源（如关系破裂）后发展出完全的创伤后应激障碍综合征（Long et al，2008）。此外，PTSD 的特征，即痛苦的侵入性记忆和情绪，在抑郁症中同样常见（Brewin，Reynolds，& Tata，1999），许多创伤患者正是为抑郁而寻求治疗。

也许与本书内容更相关的是，事实上 PTSD 的病因非常复杂，远不限于直接暴露于创伤应激。这再次说明了应激背后更广泛的环境的重要性。与我在本书中一直倡导的发展视角一致，**发展性风险因素和逆境的累积**会使得个体在暴露于应激源之后对PTSD更易感（Koenen，Moffitt，Poulton，Martin，& Caspi，2007）。此外，这种发展视角不仅适用于暴露于应激之前的过程，也适用于之后的经验。克里斯·布鲁因（Chris Brewin，2003）总结道：“对一个人是否患上PTSD影响最大的是创伤后发生的事情。”最值得注意的是，布鲁因发现PTSD最有效的预测因素是缺乏社会支持，例如他人的冷漠、缺乏关怀和批评，所有这些都让个体独自处于痛苦之中。

布鲁因关于社会支持的发现与我对创伤的理解是一致的：PTSD的易感性与经历应激后对依恋关系的心智化失败有关。此外，PTSD最显著的症状，即闪回（Brewin，2011），是典型的心智化失败，即心理状态（记忆）与外部现实（创伤事件）融合的精神等价模式。对侵入性记忆最基本的化解方式就是心智化，它将现在与过去分隔开来。这种化解方式适用于当前的依恋关系，当前关系中相对平常的破裂，必须与过去深具创伤性的背叛区分开来。我们注意到应激敏感化的现象（Post，Weiss，& Smith，1995），因而援用“90－10”隐喻作为心智化的提示：邀请患者将适合于当前情况的10%的情绪与源自过去的90%区分开来（Lewis，Kelly，& Allen，2004）。心理治疗关系是一种重要的关系，在这种关系中，“90－10”反应可以被识别出来，这些反应通常是由当前的心智化失败（即10%）引发的。

解离性障碍

如前所述，解离性障碍可能是“依恋创伤是继发精神疾病的非特异性危险因素”这一规则的一个例外。婴儿在陌生情境中的解离行为具有某种发展的连续性（即与紊乱依恋一致），从学龄期儿童到年轻成人身上都可以观察到解离症状（E. A. Carlson，Yates，& Sroufe，2009；Dutra，Bianchi，Siegel，& Lyons-Ruth，2009）。重复一下，我发现区分脱离（detachment）和分割（compartmentalization）是有帮助的。在诊断方面，脱离在人格解体和现实解体方面表现突出，而分割在健忘症和解离性身份识别障碍中表现突出。

解离性脱离明显表现为非现实感（如梦幻般的体验）以及感到“呆滞”甚

至“消失”，好像在虚空中。在某种程度上，解离性脱离是高度恐惧的重要组成部分，在僵住反应中表现得很明显。创伤中常见的解离性脱离，是后续出现PTSD的重要危险因素（Ozer，Best，Lipsey，& Weiss，2003）。虽然它是恐惧反应中反射性的部分，但解离性脱离也可以被用作对各种痛苦情绪的防御策略。患者可以学习脱离，例如，学习缩小他们的注意范围（例如集中在墙上的一个点上）或退回到幻想中。脱离是一种伪装模式的非心智化状态，不同于在精神等价模式中心理状态被体验为过于真实，在伪装模式中，心理状态太脱离现实。创伤中和创伤后的解离促成了PTSD的发展，部分原因是它阻碍了心智化，使个体无法将创伤经验同化到正常的意识中。因此，脱离排除了将创伤融入自传体自我的可能性。同样重要的是，脱离会阻碍情绪交流，从而剥夺患者在依恋关系中恢复安全感的机会。

解离性身份识别障碍（DID）是分割的极端例证：自我意识的戏剧化切换与健忘症有关，这些切换往往与被排除在平常的意识之外的创伤经历有关。DID是一个极具争议的诊断，许多专业人士根本不相信它是一个有效的诊断（Cormier & Thelen，1998；Pope，Oliva，Hudson，Bodkin，& Gruber，1999）。对我来说，眼见为实，我经常看到它，而且我相信它，这并不是说我可以给出一个令人信服的理论解释。记住紊乱型婴儿在陌生情境下割裂的、明显矛盾的行为表现或许有所帮助。他们在面对一个可怕的或受惊的照顾者而感到痛苦时，没有有效的策略来减轻这种痛苦；他们在两种截然不同的行为之间摇摆，比如在母亲离开时尖叫着敲门让母亲回来，然后在母亲回来时却跑向游戏室远处的角落。

在这种分裂的意识的基础上，后续的创伤（如性虐待）很容易被分割开来。例如，儿童不能同时想一种普通的依恋关系和一种性关系（DePrince & Freyd，2007；Freyd，1996）。面对大量创伤性人际互动，个体会产生越来越多且不断恶化的解离状态，每一种解离状态都与年龄、情绪或创伤性关系种类有关。心智化是一个内在的整合过程，通过这种整合过程，一部连贯的自传得以建构，而分割是心智化的极端失败。分割与健忘是叙事连贯性的对立面。在通常艰苦而漫长的治疗过程中，治疗师必须对患者分裂的心智进行抱持，同时营造一种稳定和安全的氛围，使患者能够逐渐扩大对痛苦情绪、经历和关系的觉察范围。

抑郁症

PTSD 和解离性障碍与创伤密切相关，而抑郁症可能在多种背景下产生，尽管不同程度的应激始终对抑郁症的发病起着关键作用。在对患者的教育中（Allen，2006a），我使用了一个压力累积模型，根据该模型，童年依恋关系中的逆境很大程度上导致了儿童在面对后来的应激源时对抑郁更易感（Bifulco & Thomas，in press）。抑郁症值得我们注意，因为它是一种比 PTSD 更常见的创伤相关障碍（Bryant，2010）。一般来说，患者来我们医院往往是因为他们情绪低落，而且常常伴有自杀尝试，这样的患者远远多于因 PTSD 或解离性障碍而求助的患者。此外，PTSD 或解离性障碍常常和与创伤有关的抑郁症混杂在一起。

鲍尔比（1980）主张将抑郁易感性直接放在依恋的范畴考虑："失去所爱的人是任何一个人所遭受的最痛苦的经历之一"（p.7）。与本书的观点一致，研究表明在经历丧失后，依恋关系的质量对于随后罹患抑郁的风险有重要影响（G. W. Brown，Bifulco，Veiel，& Andrews，1990）。此外，从童年创伤到成年抑郁症的发展路径是复杂的：成年期的不安全依恋会增加罹患抑郁症的风险，而成年期的不安全依恋与成年期的冲突和缺乏亲密关系支持有关。相反，童年、青春期和成年期的安全关系为童年遭遇虐待后抑郁的发展提供了缓冲（Bifulco & Thomas，in press）。

在我看来，抑郁症是心智化的主要敌人之一，每一位与极度抑郁的人一起工作的心理治疗师都能证明这一点。我记得曾和一位重度抑郁症患者在阳光下散步聊天；显然，阳光对他是好的，而我就没那么惬意了。在治疗重度抑郁症患者时，我顶多扮演一个支持性的、鼓励性的教练的角色；以心理治疗性反思的形式进行心智化是不可企及的。但是谢天谢地，在这种情况下，依恋开始发展，多模式联合的住院治疗方式逐渐对他有所帮助。这种治疗方式包括药物治疗和日常活动，以及最重要的，促进参与的社会环境。

不过，心智化不仅会随着抑郁而崩溃，还可能促成一个抑郁发展的恶性循环（Luyten，Fonagy，Lemma，& Target，2012）。认知疗法（Beck，1991）强调，扭曲的自我和他人工作模式在抑郁症的发展中起着重要的作用，以抑郁反刍为例的思维僵化也起着重要作用（Nolen-Hoeksema，2000）。反刍不仅会助长和维持抑郁，还会干扰社会问题的解决并破坏社会支持（Nolen-Hoeksema & Davis，1999）。患者试图认为自己已经摆脱了抑郁，这无疑是徒劳的；很明显，他们需要另一个人的帮助，这个人能对他们的想法进行抱持，帮助他们考虑其他的视角。在这里，正念和心智化取向有所重叠（Segal，Teasdale，& Williams，2004）：第一步是走出精神等价，认识到抑郁思维是一种心理状态的反映，而不是一个绝对的事实。要对**感到**无助和**真正**无助进行区分是需要心智化的最好例证。

物质滥用

我们在教育患者精神障碍和心智化受损之间的关系时，会从物质滥用开始（Allen，O’malley，Freeman，& Bateman，2012），这是一个与童年创伤有关的普遍问题（Felitti & Anda，2010）。没有什么比醉酒更能削弱人的心智化能力了。此外，人际退缩和专注于获取物质也会损害心智化。在关系中，秘密是心智化的明显阻碍。当我们邀请患者去思考这些问题时，这些观点对他们来说再明显不过了。然而，我们也要求患者思考心智化受损是如何影响物质滥用的。毫无疑问，与扭曲的自我工作模式有关的羞耻和自我憎恨在产生压力方面起着关键作用，而物质滥用可以起到很好的压力缓解作用，不过最终却助长了自我意识的退化。

我们最重视的是心智化受损在人际关系中产生的冲突和破坏作用，然后成瘾便取代了安全依恋关系的地位。颇具讽刺意味的是，成瘾的物质被用来缓解痛苦关系所带来的伤害，但与这种成瘾物质的关系也会成为一种折磨，由此加剧恶性循环。考虑到不安全依恋、心智化受损和物质滥用的关系，通过增强心智化来治疗物质滥用的疗效可期（Philips，Kahn，& Bateman，2012）。

进食障碍

和物质滥用一样，进食障碍也有复杂的病因，包括童年创伤和不安全依恋（Fischer，Stojek，& Hartzell，2010；Mallinckrodt，McCreary，& Robertson，1995）。厌食症是目的论模式的非心智化的表现：患者通过控制一些有形的东西，即摄入身体的东西，来努力获得情绪控制。暴饮暴食在某种程度上类似于物质滥用，是一种自我安慰的形式，也促成了解离性脱离；但是，伴随着羞耻、恶心和自我憎恨，暴饮暴食会导致催吐，催吐暂时缓解了这些情绪。显然，暴饮暴食和催吐构成了一个恶性循环，二者相互促进，加剧了情绪痛苦。

作为以行动代替反思的原型，进食障碍是实施心智化治疗方法的沃土。芬恩·斯卡德鲁德（Finn Skarderud & Fonagy，2012）开发了一种心智化干预方式，并恰当地将其命名为“注意身体”（Minding the Body），旨在提高人们对“身体是自我的表征”的觉察，并培养对身体感觉和情绪感受之间关系的觉察。更广泛地说，这种治疗提高了患者直接处理依恋关系中的问题的能力，而不是无效地通过饮食和控制身体来解决这些问题。

非自杀性自伤

对于许多受过创伤的患者来说，和物质滥用、暴饮暴食和催吐类似的非自杀性自伤是一种有效的方法，可以缓解难以忍受的痛苦情绪。非自杀性自伤不包含自杀意图，包括自我割伤、撞击、灼伤、将尖锐物体插入皮肤或咽下、干扰伤口愈合等（Nock，2009）。童年创伤史，包括紊乱型依恋，是非自杀性自伤的诱发因素（Yates，2009），情感忽视是这种行为的常见诱因（Kaplan，1991）。虽然自伤的主要功能是缓解紧张情绪，但它也具有强大的沟通功能（通常被解读为“操纵”或“寻求注意”）。在目的论模式下，行动胜于言语：被治疗师的麻木所激怒的患者，可能会通过展示其手臂最近的伤口来表达痛苦之深。

我会请患者注意，为了控制不安全感所带来的难以忍受的痛苦而进行的自伤行为，可能会导致他们的伴侣产生同样难以忍受的痛苦，有时他们甚至可能是有意为之的。此外，这种行为加剧了伴侣在关系中的不安全感，这不可避免地反过来又增加了患者的不安全感。在最坏的情况下，伴侣也会进行破坏性的努力来调节痛苦，然后恶性循环与恶性循环交织在一起。在这种螺旋式的过程中，患者对于"伴侣已经受够了，关系注定要结束"的信念会因伴侣的行为而得到加强；有时出于对恐惧的抵抗，患者会加速关系的破坏，以控制可怕的结果。与心理治疗师的关系很难不受这种模式影响。将这些过程心智化，而不是实施它们，是中断它们的途径。

自杀状态

卡尔·门宁格（Karl Menninger，1938）将自伤理解为一种反自杀行为，认为自伤只是一种克服情绪痛苦的方式，尽管只是一种暂时的解决方案。相比之下，自杀是最终的（永久的）逃离痛苦的方式。就像我讨论的其他所有权宜之计一样，自杀行为也受到依恋创伤史显著的影响（Bifulco，Moran，Baines，Bunn，& Stanford，2002；Felitti & Anda，2010）。自杀性的绝望似乎是重温过去创伤最有力的例证：在痛苦和绝望中感到孤独。这种体验与导致自杀状态的两个主要因素是一致的：缺乏归属感和感到自己是别人（所依靠的人）的负担（Joiner，2005）。因此，在这种情况下，建立一种共情的、心智化的联结最为紧迫和关键（Allen，2011；Orbach，2011）。

不幸的是，治疗师的焦虑很容易损害心智化，这是心智化原理的体现，该原理既适用于治疗师，也适用于患者：你心智化能力最弱的时候，恰恰是你最需要心智化的时候。可以理解，治疗师可能会通过掌控治疗流程来绕过心智化；当然，这样做（例如强制住院）对挽救患者生命可能是必需的。然而，除非出现最糟糕的情况，否则，采取掌控措施而绕开心智化可能会适得其反。不自杀的医患协议很容易失效（Rudd，Mandrusiak，& Joiner，2006），因为患者可能在一种心理状态下签署这样的协议，而在另一种心理状态下失去承诺的力量（Bateman & Fonagy，2006）。

在经过住院治疗后，许多自杀未遂的患者又有了能力抵抗他们之前的自杀心态（例如，“现在我意识到这会对我的孩子造成多大的伤害，我再也不会这样做了！”）。治疗师不应轻易打消疑虑，自杀状态的持续易感性，总是扎根在依恋关系中，必须对此进行探索和心智化（Allen，2011；J. Holmes，2011）。治疗抑郁症而不解决这些易感源可能不足以实现长期预防。戴维·乔布斯（2006，2011）研发了一种结构化的方法，以协作（和心智化）的方式处理心理和人际易感源。

复杂型创伤后应激障碍

依恋创伤与精神障碍之间存在非特异性的关系，这种创伤不仅导致了刚才所述的一系列临床综合征，还导致了多种人格障碍（J. G. Johnson，Cohen，Brown，Smailes，& Bernstein，1999）。其中，边缘性人格障碍（BPD）在依恋创伤和不安全依恋方面最受关注。BPD 通常与我刚才讨论的各种障碍和问题（PTSD、解离、抑郁、物质滥用、进食障碍、非自杀性自伤和自杀倾向）混杂在一起，我见过许多同时表现出这些问题的患者。由于 BPD 与依恋障碍的联系，正是 BPD 引起了彼得·福纳吉对心智化的兴趣（Fonagy，1989，1991），因此，基于心智化的治疗最初是针对 BPD 开发的（Bateman & Fonagy，2004，2006）。BPD 患者表现得最明显的是心智化具体方面的受损：对内部心理状态显性的、由认知驱动的心智化受到自动、隐性的、由情绪驱动的心智化的妨碍（Fonagy & Luyten，2009）。例如，当感受到威胁时，不会反思的患者不会将治疗师的皱眉视为困惑的表达，而是立即确信治疗师厌恶和厌倦她，因而准备终止治疗。

考虑到与 BPD 诊断相关的病耻感，以朱迪思·赫尔曼（Judith Herman，1992a，1992b）为代表的心理健康专家建议将与创伤相关的混合问题称为“复杂型创伤后应激障碍”，并使用“非特定的极端应激障碍”作为官方诊断

(Herman，1993)。最近，巴塞尔·范德考克(Bessel van der Kolk)和同事(van der Kolk，2005；van der Kolk & d'Andrea，2010)提出了一种与复杂型创伤后应激障碍相对应的儿童障碍，即“发展性创伤障碍”。考虑到PTSD的复杂性及其相关标准的争议，我确实对将很多问题归入单一诊断类别表示怀疑。我倾向于使用朱利安·福特和克里斯蒂娜·库尔图瓦(Julian Ford & Christine Courtois，2009)的术语：复杂心理创伤(指在易感的发展期，依恋关系中长期和严重的创伤)和复杂型创伤应激障碍，即“在经历复杂心理创伤后，心灵、情绪、身体和关系的变化，包括解离、情绪失调、躯体痛苦、关系或精神错乱等严重问题”(p.13)。

尽管诊断词汇和标准在不断发展，但针对特定病症的治疗总会有一席之地。然而，这种针对性的取向并不适用于依恋创伤，我将在本章的下一节继续强调这一点。我们不能依靠一系列诊断来获得对疾病真正的理解，而应该在不忽视精神病学诊断的前提下，采取发展精神病理学的方法，从以疾病为中心转向以人为中心。悉德尼·布拉特及其同事(Blatt，2008；Blatt & Luyten，2010)提倡一种发展性的方法，建立在两极性模型的基础上(即关联和自我界定的交织发展)。这种方法旨在“绘制从儿童早期到儿童后期适应良好或适应不良的发展的无数复杂路径，从而形成疾病预防和治疗的基础”(Luyten，Vliegen，van Houdenhove，& Blatt，2008，p.29)。因此，我们必须利用现有的创伤治疗方法，将其作为通往更成熟、更综合的治疗方法的垫脚石。我们必须在针对性治疗的基础上进一步发展，而不是绕其道而行之。

现有的创伤治疗

我们已经有了一系列专门治疗PTSD的方法，PTSD治疗指南工作组(Foa，Keane，Friedman，& Cohen，2009)对这些方法进行了重复的随机控制对照试验，一些方法获得了“A”的评级。其中表现突出的方法有长期暴露(Foa，Hembree，& Rothbaum，2007)、认知疗法(Ehlers，Clark，Hackmann，McManus，& Fennell，2005；reick，Monson，& Rizvi，2008)，

以及眼动脱敏与再处理（EMDR ；F. Shapiro，1995）。然而，研究人员很难证明其中任何一种疗法比其他任何一种更有效（Powers，Halpern，Ferenschak，Gillihan，& Foa，2010），这也是心理治疗领域普遍存在的情况。重申那句老话，“我们还没有达到可以预测哪些疗法最适合哪些患者的地步”（Friedman，Cohen，Foa，& Keane，2009，p.617）；简而言之，经过半个世纪的心理治疗研究，我们仍在努力回答一个基本问题：什么方法对谁有效（Roth & Fonagy，2005）。

显然，正如福阿（Foa）及其同事（Foa & Kozak，1986，1991）几十年来所主张的，暴露是创伤治疗的核心，不仅包括长期暴露，还包括认知疗法和 EMDR。认知疗法也需要暴露（例如在谈论或写作创伤经历时），尽管剂量较低。反之，暴露疗法也包括认知处理：“实际上，我们在暴露期间进行非正式的认知治疗，帮助来访者检视他们评估威胁的方式，并帮助他们形成推理过程从而得出更现实的结论”（Foa & Kozak，1991，p.45）。EMDR 是暴露和认知处理的混合，尽管暴露时间相对较短：患者被鼓励将创伤的图像带入脑海，然后专注于双边刺激（例如治疗师在患者脸前来回移动的手指）。虽然 EMDR 是一种有效的治疗方法（Wilson，Becker，& Tinker，1995 ；Wilson，Becker，& Tinker，1997），但没有证据表明它优于长期暴露（Powers，Halpern，Ferenschak，Gillihan，& Foa，2010）或其他认知行为方法（Seidler & Wagner，2006）。颇具讽刺意味的是，没有一致的证据表明 EMDR 名字里独特的成分——眼动或其他双边刺激，对其有效性有所贡献（Spates，Koch，Cusack，Pagoto，& Waller，2009）。暴露可能是所有这些治疗的共同特征（Powers，Halpern，Ferenschak，Gillihan，& Foa，2010），但是，正如安东尼·罗斯和彼得·福纳吉（2005）所主张的，“治疗师所具有的专业知识所带来的影响可能……比选择某一种基于暴露的特定治疗更为关键”（p.235）。

很难想象有什么疗法会不涉及思考、谈论痛苦的情感体验和记忆；精神分析为后来的疗法奠定了基础。我认为把暴露疗法视作简单的习惯化是非常误导人的，就好像把治疗比作对重复声音的习惯化一样。暴露疗法发挥作用的机制是复杂的，需要继续研究（Craske et al., 2008）；对痛苦情绪的耐受性增强就是复杂机制带来的效应之一。我认为值得注意的是，福阿（Foa, Huppert, & Cahill, 2006）描述的长期暴露的效果包括三个要素：与创伤记忆的情感接触；修正不切实际的信念，即这个世界极度危险，而自我是无能的；以及对创伤经历进行连贯的叙述。我最大限度地保留了原意，这种描述与对情绪进行心智化（Jurist, 2005）、修正自我和他人的内部工作模式，以及实现叙述连贯（这是在成人依恋访谈中与创伤相关的依恋安全性的关键标准）是一致的。

尽管在治疗手册（Foa, Hembree, & Rothbaum, 2007）中有所提及，但创伤治疗的认知行为理论忽视了咨访关系的核心重要性。戴维·巴洛（David Barlow）和同事（Barlow, Allen, & Choate, 2004）开发的对合并有焦虑和抑郁障碍的患者的统一治疗方案说明了这一点，这两种障碍具有共同的病史和易感性。在这两种障碍中都很重要的，是对焦虑倾向具有生物学易感性，其遗传基础正在得到越来越多的证明。至关重要的是，这种生物学易感性与不良的早期生活经历相互作用："普遍的心理易感性产生于某些童年早期的经历，这些经历以受到不可预测的压力环境和/或依恋理论文献中详细描述的特定养育方式的影响为特征"（Wiliamoska et al., 2010, p.884）。但是，咨访关系在治疗理论中没有一席之地。虽然并非所有认知行为理论都忽视咨访关系（McBride & Atkinson, 2009），但这种对关系因素特有的忽视特别值得注意：正如本章的引言中所说，我们缺乏证据证明各种特定疗法在有效性上具有系统性差异，同时又有大量证据可以表明治疗关系对治疗结果有实质性的贡献。

鉴于依恋创伤根植于关系中，根植于创伤的起源和重复中，不将咨访关系置于治疗理论的中心位置是行不通的。不过，在我看来，心理治疗关系的主要价值在于它能促进患者在**其他**关系中的心智化和安全感，实际上，心理治疗是通向其他关系的**桥梁**。为什么不绕过这座桥梁，直接处理其他关系呢？作为一个专注于个体心理治疗的人，我不断被这样的观察所震动：许多住院患者认为对治疗最有帮助的是他们与其他患者的关系。很大程度上，作为临床人员，我们的工作是培养和维持一个康复性的社区（例如通过促进一种心智化的立场），并帮助患者最好地利用这些关系。与这一观点相一致的是，团体心理治疗一直是创伤治疗的一大主流（Ford，Fallot，& Harris，2009），尽管不同团体在组成和治疗焦点上极为多样化。鉴于团体无处不在，目前对创伤团体治疗的有效性的研究并不充分（Welch & Rothbaum，2007），尽管目前已经有了一些有前景的研究（Shea，McDevitt-Murphy，Ready，& Schnurr，2009）。心智化方法重视培养多维视角，在部分住院和门诊应用中，团体治疗是心智化治疗的核心方法（Bateman & Fonagy，2006；Karterud & Bateman，2012）。

在我看来，最吸引我的是直接干预当前依恋关系（即夫妻、婚姻和家庭治疗）。休·约翰逊（Sue Johnson，2008，2009）将依恋理论和研究应用于开展夫妻和家庭情绪聚焦治疗，反对“撇开对夫妻或家庭进行工作而过度使用个体治疗”（S. M. Johnson & Courtois，2009，p.374）。家庭治疗为在患者生活中最核心的依恋关系内培养心智化提供了最佳机会（Asen & Fonagy，2012；Fearon et al.，2006）。不幸的是，就像团体治疗一样，夫妻和家庭治疗在创伤治疗中的有效性方面的研究也是有限的，这与它的理论原理的引人注目形成了鲜明的对比（Riggs，Monson，Glynn，& Canterino，2009）。鉴于约翰逊对过度使用个体治疗的尖锐批评，让我略感安慰的是，由于医院的治疗设置，我所治疗的患者也能从家庭工作中受益，家庭工作通常在治疗中起着核心作用（团体治疗也有这样的作用）。约翰逊关于更多地关注直接干预依恋关系的倡议，得到了来自新出现的亲子疗法有效性的证据支持（Berlin，Zeanah，& Lieberman，2008），其中一些亲子治疗正聚焦于外显心智化。

回到我的出发点，我已经对团体、夫妻和家庭创伤治疗有效性的有限证据进行了评论。这些证据只集中在最明显的（可能也是最普遍的）创伤相关障碍，即PTSD。福阿及其同事（Foa，Hembree，& Rothbaum，2007）承认，长期暴露是“对PTSD的治疗，而不是对创伤的治疗”（p.21）。此外，福阿还提出一个相关的观点，即诊疗指南对于治疗复杂型创伤后应激障碍的适用性有限："对于有这些创伤史的患者的成功治疗方法，我们知之甚少。越来越广泛的临床共识和一定程度的实证证据表明，部分有这些病史的患者需要多模式干预，以及在较长时间内的持续干预"（Foa，Keane，Friedman，& Cohen，2009，p.2）。

赫尔曼（1992b）的开创性工作，使我们有了丰富的关于治疗复杂型创伤后应激障碍的临床文献，其治疗方法建立在一个阶段模型基础之上，其中安全和稳定性的建立为处理创伤记忆和构建连贯的叙述奠定了基础；在关注创伤之后，治疗转而关注社会和职业功能，重点是发展相互信任和亲密的关系以及有效的育儿方法。很明显，复杂的障碍需要复杂的、通常是长期的治疗。复杂型创伤的干预方法在不断发展（Courtois，Ford，& Cloitre，2009），同时也有越来越多的证据证明认知行为治疗方案的有效性（Jackson，Nissenson，& Cloitre，2009）。

跟随赫尔曼（1992a）的引领（也许还受到她所偏爱的术语的影响），我们可以把BPD及其常见的共病精神障碍视作复杂型创伤后应激障碍的原型。这样，我们就会对经充分研究的BPD治疗方法的多样性备感振奋。基于大量的研究，玛莎·莱恩汉（Marsha Linehan）提出将辩证行为疗法（DBT；Linehan，1993）作为BPD的现行标准疗法（Linehan et al.，2006）。DBT以情绪调节为中心，与创伤治疗密切相关，临床医生对将DBT干预与聚焦于创伤的治疗相结合很感兴趣（Follette，Iverson，& Ford，2009）。尽管DBT作为标准疗法可能有一定的可信度，但没有理由认为它优于其他治疗BPD的方法。例如，约翰·克拉金（John Clarkin）和同事（Clarkin，Levy，Lenzenweger，& Kernberg，2007）将移情焦点治疗（TFP）直接与DBT和针对BPD的手册化支持性疗法进行了比较。值得注意的是，TFP包含对心智化的关注（Kernberg，Diamond，Yeomans，Clarkin，& Levy，2008）。在克拉金和同事的研究中，所有治疗方法在效果上基本相同。不过，让我感到有趣的是，实施治疗之前和一年后分别进行的成人依恋访谈的比较结果显示，接受TFP的患者在依恋安全性、叙述连贯性以及心智化方面有所改善的比例更高，优于DBT和支持性治疗（Levy et al.，2006）。

在一系列对照实验（Bateman & Fonagy，1999，2001）中，与通常的社区治疗相比，针对BPD的部分住院心智化治疗（MBT）被证明是更有效的，最终研究者进行了8年的随访研究（Bateman & Fonagy，2008），这是迄今为止最长的BPD治疗随访研究。MBT减少了自杀企图、急诊室就诊、住院、药物和门诊治疗的频率以及冲动性。与对照组相比，MBT治疗组中继续符合BPD诊断标准的患者要少得多，并且他们的人际和职业功能有了显著改善。这些结果促使肯·利维（Ken Levy，2008）发表评论："研究结果清楚地支持了这样一种观点，即发展对行为的控制不需要以技能为基础，但可以通过发展心理技能来实现。"（p.557）这一令人印象深刻的随访结果促使赫尔曼（2009）提出，"这项研究可能最终为BPD定义新的标准疗法。这让我考虑如何为复杂型创伤后应激障碍开发类似的密集、多模式的模型"（p.16）。然而，对于密集性问题必须保持开放：最近在门诊实施的MBT结合了个人和团体心理治疗，也被证明对于治疗BPD是有效的（Bateman & Fonagy，2009）。

对心理治疗中的依恋的研究

在一段常被引用的文章段落中，鲍尔比（1988）提出心理治疗的本质是一种依恋关系，其目的是：

> 为患者提供一个安全基地，使他能探索过去和现在生活中的各种不幸和痛苦，如果没有一个值得信赖的同伴提供支持、鼓励、关怀和指导，他很难（或许不可能）去思考和重新考虑这些。（p.138）

当我说心灵可能是一个可怕的地方时，创伤教育小组的一位患者说得更简洁，她打趣道："你不会想一个人进去的。"

研究结果与鲍尔比的观点一致，即患者将咨访关系视为安全港和安全基地，他们会担心治疗师是否可及，他们可能会因分离而感到不安（Eagle & Wolitzky，2009）。然而，清晰的边界所赋予咨访关系的专业属性，使它与其他依恋关系有着鲜明的区别。因此，鲍尔比（1988）提出治疗师的角色**类似于**母亲的角色，霍姆斯（J. Holmes，2010）认为治疗师提供了一个**准**安全基地。显然，依恋的强度在不同的咨访之间有很大差异，这取决于双方的依恋倾向。矛盾型的患者可能会很快形成一种情绪上紧张的关系，过分依赖治疗师；回避型的患者可能会将治疗视为与商业合作或顾问关系类似；而恐惧的患者可能很难保持长期关系。同样重要的还有咨询的频率、关系的持续时间和治疗方法（例如对情绪或认知强调的程度）。

关于心理治疗中依恋模式的影响的研究产生了直观的结果（Obegi & Berant，2009；Slade，2008a）。安全依恋的患者的表现符合鲍尔比心目中理想的心理治疗模式：他们更有可能寻求治疗，形成一个积极的治疗联盟，信任治疗师并且认为治疗师是可及的和敏感的；他们愿意自我暴露，能够表达自己的负面情绪，从而修复治疗联盟的裂痕。回避型患者寻求治疗的可能性较小，可能难以形成积极的治疗联盟；他们表现得很挑剔，也会认为治疗师很挑剔；他们不愿意展示自己的脆弱。矛盾型患者虽然可能很快就有情绪上的投入，但也容易感到失望和幻想破灭，因此他们的治疗联盟是不稳定的。此外，他们可能不愿意成长和自主，因为这些预示着对治疗师的依赖的丧失。紊乱型患者会给治疗师带来特别的挑战，不仅因为他们在亲密和距离之间反复剧烈摇摆，还因为他们无法认清关系的现实状况。一些受创伤的患者会陷入一种极度解离的脱离状态，在这种状态下，他们会觉得自己在当下受到了威胁或虐待，或者他们太过脱离现实以至于在心理上无法接近。他们在治疗师的办公室里，就像在陌生情境之下，似乎产生了无解的恐惧体验。

就像亲子依恋关系一样，咨访关系也是一种依恋伙伴关系，双方的依恋模式都对这种关系有所贡献。较回避型的治疗师在情绪亲近和表达上会有困难，而较矛盾型的治疗师在与倾向于拒绝或保持距离的患者相处时会有困难。治疗师的依恋安全性与更积极的治疗联盟（Levy，Ellison，Scott，&

Bernecker，2011）和更好的治疗结果有关（Beutler & Blatt，2006）。具有安全依恋的治疗师更能够温和、灵活地应对不安全型的患者。因此，安全型的治疗师擅长让回避型患者产生更多的情绪投入，同时为矛盾型患者提供更多的结构化和抑制（Mallinckrodt，Daly，& Wang，2009；Slade，2008a）。

与预期一致，安全依恋的患者在进入治疗和终止治疗时可能表现出更高水平的功能（Obegi & Berant，2009），并且他们更可能在治疗过程中有所改善（Levy，Ellison，Scott，& Bernecker，2011）。当然，不安全依恋的患者，尤其是那些有创伤依恋史的患者，比安全型患者更**需要**治疗。虽然心理治疗导致安全性变化的相关研究数量很少，但结果令人振奋。正如本章前面提到的，利维和同事（Levy et al.，2006）发现，经过一年的移情焦点治疗后，相当比例的 BPD 患者表现出依恋安全性的显著提升。需要注意的是，虽然他们发现在治疗结束时进行的成人依恋访谈中未解决的创伤略有减少，但这种差异在统计学上并不显著。不过，蔡斯·斯托瓦尔－麦克劳（Chase Stovall-McClough）和同事（Stovall-McClough，Cloitre，& McClough，2008）发现，在一组被诊断患有 PTSD、有童年虐待史的妇女的治疗过程中，未决状态显著减少。福纳吉和同事（Fonagy et al.，1995）在一项针对住院患者的心理动力学治疗研究中也发现，在治疗开始时没有病人表现出安全依恋，但 40% 的患者在治疗终止时表现出安全依恋。在我看来，心智化是提高依恋安全性的主要手段，但要将心智化确立为心理治疗中的一种改变机制，还需要进行更多的研究。

心智化作为一种独特的心理治疗方式

我无法想象为患者做心理治疗而不进行心智化。即使是最规范性的治疗也需要患者和治疗师进行心智化，例如在形成诊断和评估治疗效果时。我们认为心智化是心理治疗中**最基本**的共同因素（Allen，Fonagy，& Bateman，2008），同时也承认在心理治疗中关注心智化是可能的方法中**最寻常不过的**

(Allen & Fonagy，2006)。治疗师无时无刻不在心智化，除非像约翰·奥尔德姆(John Oldham，2008)尖锐评论的那样：我们压根没有真正进行工作！正如我们经常对患者说的那样，我们都在自然而然地进行心智化，我们也无法不这样做。然而，无论是治疗师还是患者都可以学会更一致、更熟练地运用心智化。心理治疗是一种充满情绪的情境，在这种情境中，熟练的心智化是必要的，也是困难的。

我提出无论治疗师的理论取向为何，心智化及其基础——正念注意，都是心理治疗实施的核心(J. G. Allen，2008a)，这带来了一些困惑。如果心智化是所有心理治疗的特征，那么所谓的心智化治疗(MBT)又是什么呢？所有的心理治疗都是MBT吗？我认为这个困惑出现的部分原因是MBT没有独特的技术或干预手段：没有沙发，没有自由联想，没有思维记录，没有眼动。因此，如果你正在观察一个MBT治疗过程，你不能确定它就是MBT(尽管你可能会察觉到高水平的心智化)，除非你能认出是安东尼·贝特曼(Anthony Bateman)或者彼得·福纳吉在运用它。

尽管MBT缺乏独特性，但我认为MBT是一种**很有特色的**心理治疗方式，这种方式由贝特曼和福纳吉开发，特别适用于治疗BPD患者，他们中的许多人在与矛盾依恋对象的情绪互动中表现出明显的心智化受损。尽管心智化在各种流派的心理治疗中无处不在，但MBT的发展为心智化在临床实践中的运用和完善做出了重要贡献。与其他治疗方法一样，我们在治疗一种疾病中学到的东西可以用于治疗其他疾病，认知疗法的广泛运用就是一个典型的例子。MBT的原理现在正被应用于治疗BPD以外的多种障碍(Bateman & Fonagy，2012b)。

不过，我提倡的是用心智化的方式对有依恋创伤史的患者进行治疗，我不想把采用这种方式等同于实施MBT。MBT需要对刺激心智化和无意中破坏心智化的举动进行细致和持续的关注。这个过程听起来很容易，做起来却很难。与其他任何专业方法一样，学习实施MBT需要特定的培训和持续的督导。

随着人们对心智化的兴趣日趋浓厚，应用心智化的范围不断扩展，这种治疗方式吸引了越来越多的临床医生。对我来说，心智化的方式好比一股清流，这股清流在对初级治疗师的督导中特别适用。他们背负着太多的禁令和规范，常常被超我所监督、所压抑，好似穿着心理紧身衣在执业。我完全同意保罗·瓦赫特尔（Paul Wachtel，2008）的观点："心理治疗没有单一正确的方法"（p.303）。带着一定程度的个人色彩，瓦赫特尔提出，他的方法"不仅反映了我的理论，而且反映了我是一个怎样的人。这是我与人共事的方式"（p.266）。瓦赫特尔承认理论的作用（我们所有人都应承认），但他坦率地指出，他的工作方式"在一定程度上就是我自己"（p.267）。怎能不是这样呢？由于心智化是最能将我们和动物亲属区别开来的技能，我相信治疗技能是建立在"**人类的技能**"的基础上的。因此，在提供督导时，我的忠告是显而易见的：做你自己，顺其自然。此外，我的督导之一——彼得·诺沃特尼（Peter Novotny）曾经打趣说，当你不知道还能做什么时，以善意待人就好。

严格的规则和规范（以及专注于用正确的方式进行治疗）干扰了心智化，心智化需要对患者保持正念专注和灵活性。矛盾的是，在心理治疗中纠结于是否正确地进行心智化反而会阻碍心智化。我还记得在刚和安东尼·贝特曼见面后，我与一位患者的一次会面。这是该患者出院前的最后一次治疗，我只是想知道他未来的计划。此时我脑子里冒出一个念头：我应该刺激他的心智化而不是探索他的计划，可是这个念头刚一冒出来我就开始懊恼了。我记得我对自己说"去你的心智化"，接着继续询问了关于计划的事。我们不能用一件紧身衣代替另一件。

心智化治疗原则在其他作品中也得到了详细的阐述（Allen，Fonagy，& Bateman，2008；Bateman & Fonagy，2006，2012a）。简言之，心智化方式是对话式、协作式、符合常识的和自然的。这种方式有一种平等主义精神：两人中的每一个人都带来了一段依恋史和心智化能力；从这个意义上说，我们正同舟共济。毫无疑问，治疗师拥有丰富的专业知识和专业技能，可以为患者提供服务；但我们的患者是他们的经历和历史方面的专家。MBT 回避了治疗师是患者心灵的专家的观点。在我看来，治疗师和患者角色上的一个不同之处在于：治疗师有义务去心智化，而患者没有义务这样做；但我们鼓励他们朝这个方向努力。我们也不应该想当然地认为比起患者，治疗师心智化的能力更强，并把这作为一条不成文的规定。当我们感到困惑或偏航时，我们必须依靠患者，让他们帮助我们心智化。我发现，当我愿意接受他们的帮助时，他们会慷慨地提供帮助。

在指导关于心智化的教育团体时（Allen，O'Malley，Freeman，& Bateman，2012；Groat & Allen，2011），我们采用了一些旨在刺激心智化的练习，并常常对患者的表现感到自愧不如。例如，我们要求一组患者提供一个象征他们当前治疗体验的视觉意象。他们会想到"爬上滑坡，然后又滑了下去"或"被困在井底，大声呼救，却只能听到自己声音的回声"之类的意象。我们让团体成员把所有这些意象写在黑板上，然后选择出他们觉得有趣的意象，并在意象创作者保持沉默的情况下推测其心理状态。在小组发言之后，意象创作者会思考哪些评论恰当，哪些不恰当，并引申意象的意义。我们这些团体带领者通常会被成员的敏感性和洞察力所打动，他们的敏感性和观察力往往超出了专业人员的心智化能力。有时，创作者会对一些解释感到惊讶，这些解释指出了一些他没有意识到的事情；通常，意象创作者也会被团体成员的洞察力深深打动，尤其是他们对创作者的心理状态表现出的强烈兴趣和关注。

在MBT的所有原则中，我认为最关键的是透明。我把我的想法（即我的心理视角）提供给我的患者，我希望他们也这样做。我不会板着脸，而会表达情绪。我常常评论我的面部表情（当我意识到的时候）："我皱眉是因为我害怕你的病情会复发。"安东尼·贝特曼曾经对我说，MBT最显著的特点是治疗师对"我"的使用："我担心我可能侮辱了你。""我认为你可能不愿意表达你的愤怒。""我不确定我们现在应该做什么。""我想是我抓住细节不放，打断了你的思路。""我之所以沉默，是因为我在思考。""你说你现在感到自己像个'白痴'真让人吃惊，因为我几分钟前在想你是多么的有见地。""你似乎确信医院的员工正有意挑起事端；我认为不太可能，医院里本身就有不少摩擦，我们不该再刻意去制造摩擦。”“ 如果我是你的父母，你离家出走一个星期，我会吓得魂不附体”。“你要勇敢地面对这个事实——我发现你在谈论羞辱他时的微笑是相当无情的。”正如这样的评论所表明的，我不是在对病人发表声明，而是在为患者着想，表达我的想法和感受。

关于透明的主题，我特别喜欢贝特曼和福纳吉（2006）的说法：“患者必须在治疗师的脑海中找到自己，同样，如果两人要共同发展一段心智化的过程，治疗师必须了解患者脑海中的自己。**两者都必须经历一个心灵被另一个心灵改变的过程**。”（p.93）无法影响另一个人的思想是造成极度无助的常见原因，这是创伤性依恋关系的典型特征。相反，这种通过说服和谈判而不是胁迫施加影响的能力，提供了一种基本的力量感，这种力量感位于个人能动性的核心。

我曾经和一位患者进行过一次治疗，他因不满于出院计划，与医院的治疗团队发生了激烈的争执，他很生气，因为他们想进行更多结构化评估，而他不想。他抱怨说，他没有得到“倾听”。我同意他的治疗团队的意见，但我对他的想法和计划表示了兴趣。他表示，他理解治疗团队给出的理由，但也对自己设想的另一种情景充满了期待。此外，他觉得治疗团队“让他没有发言权”，“不尊重他”，这种压抑的感受与我们之前在治疗中讨论过的父母带给他的痛苦感受如出一辙。在这场讨论中，有一刻我静静地听着，他问我在想什么。我告诉他我当时的想法：“虽然他很生气，但他并不是无理取闹。”我还告诉他，不是非得得到别人的认同才表示自己得到了倾听。事实上，我说我仍然对他的计划持怀疑态度，考虑到他之前的行为是多么危险。他能理解我仍不同意他的计划，但通过我的回应，他意识到我已经敞开心扉，在治疗结束时他感到相当平静，感觉得到了倾听，即使并没有被认同。

如果需要，我喜欢使用评估（问卷或结构化访谈）来指导治疗。但总的来说，我不喜欢高度结构化的方法。我只使用一种技术：谈话，并且常常充满感情。不过，我同样反对那些缺乏焦点或方向感的自由治疗进程。为了提供一点基本的结构化，并与患者分享我的想法，我喜欢在最初的几次治疗后提供一个书面的系统阐述，以确保我们在主要问题上的看法是一致的。我在治疗开始时便把系统阐述展示给患者，并请他们通读。然后我询问它是否准确、全面。我很希望根据需要进行纠正和修改，有时在患者的帮助下当场进行。如果这一系统阐述需要做重大修改，我将花更多时间进行写作，并在下一次的治疗中和患者一起审读修改后的版本。下面是一个例子。

> 我想，总结一下我对你的问题的理解以及我们在心理治疗方面需要做的工作可能会对治疗有所帮助。毫无疑问，这项工作并不容易。你事先告诉我，来接受治疗只是因为你感到“绝望”。你说自己从未“陷得更深”，这是你有生以来第一次有自杀的念头。虽然在过去的几年里你一直饱受煎熬，但你“像躲避瘟疫一样逃避治疗”。你以为在治疗中你会被所有的失败“击打”得体无完肤，而且你也不会得到帮助。我希望你可以发现，你不必如此害怕治疗，你可以从中受益。这个希望基于这样一个事实：尽管你把自己描述为“不信任他人到了偏执的地步”，但你一直对我敞开心扉，即使我们见面的时间相对较短。也许你并不认为这种开放是信任的结果，而认为是“被绝望驱使”。
>
> 从你告诉我的你的童年经历来看，你以前有过很多陷入深渊的经历，尤其是在家里。你是五个孩子中最小的一个，在你出生的时候，你的母亲已经精疲力尽，压力重重，情绪低落，经常在傍晚时分“喝得酩酊大醉”。你记得她只在你“病入膏肓”的时候才关心你，这样的情况是非常罕见的。你在家庭中看到的最主要的情绪是愤怒：父亲因母亲的酗酒问题和家里“脏乱不堪”而感到愤怒；他对你哥哥的愤怒，说你哥哥是一个“到处撒野、忘恩负义的家伙”；还有你哥哥对你父亲的愤怒，你哥哥将这种愤怒发泄在你的身上。你很早就知道“挨打”是什么感受。此外，你的母亲也没有掩饰她的怨恨，反复告诉你，她应该在生完第一个孩子后就停止生育。你的大姐是家里最受欢迎的人，她“不会做错事”。在主要观察到愤怒时，你说你主要感到恐惧和绝望。对我来说，你所说的深渊和自杀性的绝望

源自你的成长经历——你在一个“情感荒岛”上长大，你被迫独自生存，常常感到“处于情感饥饿的边缘”。

在留心所有不好的方面的同时，我认为我们需要对所有好的方面给予同等的关注。如果你真的不信任他人到偏执的地步，你就无法向我表达你的情感痛苦的程度或原因。你在“岛”上有一些同伴，也就是和你年龄相仿的哥哥，你们关上房门的一同玩耍给你提供了一些庇护。你也有一个好朋友在附近住了几年，虽然他的搬走对你来说是一个很大的挫折，导致你变得更加孤立。幸运的是，很多时候，学校也是一个避难所。你记得上课时，你感到安全，可以集中精力。正如你所说的，功课使你摆脱了家庭的混乱。学校是情感荒岛的一个例外，一些老师对你的功课很欣赏，他们的认可对你很重要。你的努力和工作能力在学校、大学、研究生院以及商界都得到了回报。不过，在我看来，情感荒岛最大的例外是你的外祖父。正如你所说的，你们两个“合得来”，你和他在一起的时间是宝贵的，即使相处的机会并不多。他似乎对家庭问题了如指掌，尽管他无法改变这种局面，但他鼓励你忍耐并发挥你自己的能力，他的鼓励帮助你继续前进。的确，你听从了他的建议。他两年前的离世和你的抑郁的日益恶化有一定联系。

我可以看到你不信任他人和偏执的一些早期根源，但你已在相当程度上克服了对他人的不信任。不幸的是，你的不信任感在最近几年受到两件重大背叛事件的激化，再加上外祖父的去世，导致你陷入抑郁和酗酒。与上司的关系鼓舞了你的自信，他对你的能力和工作效率的欣赏显而易见。正如你学生时代的老师在学校里所做的那样，他充当了你的导师的角色。你对“你死我活的职场世界”所有幻想的破灭是源于他选择了你的一个同事而非你加入他新的合作团队，把你丢给了一个新的上司，他的选择很明显是迫于老板的压力。这个新上司是你口中描述的“挑剔的傻瓜”。这种工作上的幻灭产生了连锁反应，你变得更加易怒，开始酗酒；你担心自己会变成

> 你父母的“扭曲的综合体”。
>
> 最麻烦的是，这种连锁反应使你和你希望迎娶的塔米之间产生了隔阂。她已经成为你在“岛”上的主要伴侣：正如你所说，她是你生命中第一个真正让你感受到被爱的人，是你生命中的欢乐源泉。你们有类似的家庭背景，而她一直坚定地忍受着你的喜怒无常。然而，工作上进展不顺之后，你对她的疏远让她感到越来越沮丧。你曾告诉过她你对“情感荒岛”的印象，她回应说，你让她被困在这样的荒岛上，尤其是你喝酒的时候，这与她早期的家庭经历产生了共鸣。就像你说的，她在发射信号弹，但是你并没有注意到它们，直到她和一个同事发生了一场“浪漫的艳遇”，导致了你的一场大爆发，然后你走到了自杀的边缘。
>
> 我们将何去何从？如你所见，我喜欢你在描述充满不安全感的童年关系时使用的“安全岛”这个比喻。你有很多安全岛（或岛上的安全关系），它们让你既信任又不信任他人。尽管你有所保留，但你已经表现出对我们最初合作的信任。虽然你完全绝望了，但还是来医院寻求帮助。
>
> 我认为你正在好转，医院为你提供了很多获得帮助的机会。你已经注意到“抑郁症的迷雾开始散去”，你开始在团体中公开你的自杀性抑郁和一些原因。我鼓励你做更多这样的事情，也鼓励你多接触护理人员，他们会在你发现自己陷入自杀性绝望的深渊时让你感到些许安慰。你不知道该如何处理你与塔米之间的关系危机。我建议你和你的社会服务人员讨论一下夫妻关系的可能性。我倾向于将我们的工作重点放在进一步探讨你容易产生自杀倾向的问题上，希望你能利用这次治疗和以后的治疗来探索其他应对绝望的方法。

患者通常非常喜欢这样的系统阐述，这体现了我们在对他们的想法进行抱持。写一段系统阐述也有助于我澄清自己对治疗的想法。因此，有时当患者表达出对治疗的目的感到困惑时，我需要为他们提供一些指导，这就促使我写一段系统阐述。有一次，由于我犯了一个错误，患者感到很绝望——他非常肯定我像无头苍蝇一样，担心自己已经没救了。我在一团乱麻中完成了一段系统阐述，清晰地表达我的理解和治疗方向，让我们的步调再次取得一致。在某些情况下，我在撰写出院总结的同时，还要为患者撰写最后的系统阐述。患者出院后，这一系统阐述为他们提供了一个后续心理治疗的平台。这样做只有一个明显的缺点：编写这些系统阐述需要耗费大量的时间和精力。

心智化创伤体验

如果要说在什么背景下心智化治疗方式是最平平无奇的方法，那么非处理创伤莫属。在我看来，创伤治疗的本质是这样的：一个人发展出与另一个人交流创伤经历的能力，另一个人则共情地倾听。对心灵有意识的父母经常为有过压力经历的孩子提供创伤干预，对于这些孩子，不管是在幼年还是成年，父母一生都是他们值得信赖的知己。我们不应忽视这样一个事实：专业心理治疗是最近才出现的。我们的职业只是利用人类的基本能力，在此基础上叠加不同程度的技术（例如以治疗手册的形式）。

我不否认专业知识的好处，我只是努力把它放在一个从属于人类基本技能的角度来看待。尽管我对精神病学诊断类别的局限性有所抱怨，但我发现精神病理学知识是不可或缺的。我着手开发创伤教育项目（Allen，2005）是源于对解离性障碍的困惑，其中最明显的是解离性身份识别障碍，以及严重的解离性脱离。当我们开始在门宁格诊所开展创伤治疗项目（Allen，Coyne，& Console，2000）时，我们临床医生所知道的并不比那些充满困惑的住院患者多，其中既包括被诊断为也包括未被诊断为解离性身份识别障碍的患者。非自杀性自伤也是一个很需要专业知识的问题。尽管抑郁症在创伤患者中很常见，但对它的认识还需要进一步深化。我原本以为，仅仅因为与抑郁症患者一起工作了几十年，我就对抑郁症有了很多了解。但当我为了更好地教育患者而翻阅大量的文献后，我有了新的发现（Allen，2006a）。例如，我发现了一个简单的原理，这个原理对那些从自责中恢复速度很慢的抑郁症患者非常有帮助，即他们面临这样一个无法摆脱的困境：所有为了恢复而需要做的事（例如活跃起来、睡个好觉、参加愉快的活动、现实地思考）都由于抑郁症状（例如昏睡、失眠、失去兴趣和愉悦感、消极思考和反刍）而变得困难。显而易见的是，对遭受创伤的患者及其家属进行有关创伤相关障碍和治疗的教育，有助于遏制他们在面对困惑时的焦虑和无助感。理解心理障碍是一种心智化的形式，我们临床医生应该感谢数十年的研究对此所做的贡献。

我还认为，暴露疗法和心智化一样，也是最平平无奇的创伤治疗方法。你还记得是谁发明了实体暴露，即回到令人恐惧的情境中（在安全的情况下）吗？你还记得是谁发明了想象暴露法（即思考、感受和谈论可怕的经历）吗？正如本章前面所提到的，我认为福阿对暴露疗法效果的描述是完全合理的：它包含了对创伤经历的情绪投入、改变对自我和他人不现实的看法，以及实现叙述的连贯性。我已经说过，从依恋的角度来看，我发现心理治疗理论甚至实践中对咨访关系的相对忽视是令人不安的。所有涉及处理创伤经历的标准治疗都包含依恋关系背景下的心智化（尽管与治疗中的依恋一样，心智化强度各不相同）。

暴露通常与患者想要摆脱痛苦和令人困惑的侵入性创伤记忆的愿望背道而驰。我认识到逃避是徒劳的，同时也关怀他们的愿望，因而劝告 PTSD 患者，他们无法回避创伤性记忆和情绪，因为他们无时无刻不在受到提醒。你甚至不需要通过电影、电视或报纸这些载体就可以得到提醒，只需要在陷入情绪痛苦时感到无助、失去控制，或者你依赖的人对你视而不见。因此，创伤治疗的目标——暴露或心智化，是能够在头脑中抱持创伤记忆和情绪，并感受到在这种体验中你并不是完全孤独的。这种心理联结的体验使得创伤记忆变得可以承受和控制，从而减少焦虑，降低侵入性体验的强度和频率。

虽然我不喜欢高度结构化的程序，但我认为 PTSD 的循证治疗（如长期暴露、认知加工治疗和 EMDR）有一个显著的优势：这些治疗可以防止治疗师和患者回避可怕的创伤经历，这种回避在非结构化方法中很容易出现。这种回避可能会被无数紧迫的问题淹没而不被治疗师和患者注意，那些紧迫的问题更容易被优先考虑。此外，对创伤性体验的回避可能会受到以下信念的煽动：患者的功能或心理能力太不稳定，不允许暴露。这些担心是完全合理的：如果没有足够的支持，直接处理创伤性记忆可能导致功能恶化并破坏治疗（Allen，2001；Chu，1992）。然而，正如我们不应该高估患者的能力一样，我们也不应该低估患者的能力而采取回避的态度。举一个特别值得注意的例子，克里斯·弗吕（Chris Frueh）和同事（Frueh et al.，2009）表明，暴露疗法可以有效地用于PTSD患者的治疗，前提是在暴露疗法之前和过程中给予患者高度的支持。

我已经提到了一个很奇怪的现象：安全依恋的患者从治疗中获益更多，而不安全依恋的患者更需要治疗。同样，创伤的处理需要支持性依恋关系和自我调节能力带来的涵容能力。我希望在本书中充分阐明，这种涵容能力正是依恋创伤所破坏的。因此，有理由断言涵容是创伤治疗的最佳**结果**，因为它是创伤治疗的**前提**。对于治疗BPD患者的治疗联盟，我们也有类似的看法（Horwitz et al.，1996）：一个稳定的联盟是有效治疗的**结果**，按我现在的理解，可能是依恋安全性和心智化能力提升的结果。显然，精心设计的创伤治疗方法证明（Courtois，Ford，& Cloitre，2009；Herman，1992b），我们可以设想一个逐步上升的过程，即对创伤体验的心智化需要一点点涵容，而心智化又进一步加强了涵容。事实上，我相信处理创伤的主要目的是通过依恋、心智化和自我调节来加强涵容。我是公认的“莫要叫醒睡狗——自找麻烦”原则的拥护者。但如果“狗不醒也不叫”，患者就不会来到我们的诊室。

在住院环境中执业的经验让我相信以下矛盾双方都是正确的：如果患者有医院的支持，那么住院处理创伤会有最佳效果；相反，如果患者的功能已经受损到需要住院治疗的程度，那么这是处理创伤的最糟时机。在决定治疗方案时必须考虑患者个人的情况，并且要和患者一起做决定。再多的经验、专业知识和明智的计划也无法避免创伤治疗可能给患者带来痛苦这一事实。

四十多岁的时候，萨布丽娜觉得自己简直“快要疯了”，她在心烦意乱中买了一支枪，不确定自己会自杀还是会杀了别人。她说，几个月来，她一直在“走下坡路”，但当她的室友娜塔莉离家照顾年迈的母亲时，她“跌入了悬崖”。娜塔莉的母亲中风了。在萨布丽娜看来，完全是运气使然，在她得到那把枪后不久，娜塔莉就突然回来了。萨布丽娜衣冠不整的状态让娜塔莉感到震惊，娜塔莉在得知那支枪时更是吓得要命，于是她联系了警察，警察帮助她为萨布丽娜紧急办理了住院手续。病情稳定后，萨布丽娜被转去接受长期住院治疗。

萨布丽娜虽然一直感到心烦意乱，但从治疗开始就高度合作。她说，买枪完全不符合她的性格，与她“热爱和平的天性”相反。一想到为了“自卫”而在大街上射杀陌生人，尤其是“中年妇女”，她吓坏了。她说，她有很多“令人不安”的想法，并觉得自己需要谈谈这些想法。然而，仅仅是触及她攻击性的思想和感受，就会让她变得激动不已，坐立不安。我问她和我在一起是否感到安全，她向我保证她感到安全。她说，与之前的一位治疗师相比，我“很冷静”，这很有帮助。在她谈论自己的想法时，那位前治疗师似乎“大吃一惊”。尽管如此，我还是告诉萨布丽娜，她可以随时离开诊室。我在第一次治疗中就指出，我们是在“走钢丝”，虽然她觉得有必要谈谈自己令人不安的想法（我也同意），但这么做显然会带来更多的痛苦。我告诉她我最喜欢的格言之一：“你走得越慢，就能越快到达目的地。”（Kluft，1993，p.42）她喜欢这句格言。

慢下来是一个不容易实现的愿望。萨布丽娜饱受残忍殴打的侵入性画面困扰，对于其中一些画面她描述得很详细。有时是她在殴打别人，有时是她在挨打。比如，她说自己“失去了理智”，因为她想象自己被一名护士袭击了，这名护士曾在她与一名病友发生小冲突时，温柔地开导了变得焦躁不安的她。她描述的被殴打经历让人感觉如此真实，就像“在清醒的时候做梦”。她告诉我，她一直试图通过绘画血腥的场景和记日记的方式把这些画面从脑海中抹去。虽然我对她的意图表示理解，但我认为她是在无意中“火上浇油”，并建议她尽可能立足于当下。萨布丽娜对瑜伽和正念有一定的了解，所以当她感到自己开始“失去理智”时，她能够在一定程度上将注意力转向当前的外部现实。

在接受治疗的过程中，萨布丽娜一点一点地讲述了自己受到攻击和暴力对待的经历，这些经历让她那些原本令人费解的侵入性画面变得可以理解了。她说，她的母亲是一个反复住院的“躁狂抑郁症患者”，但“住院时间总是不够长”。她还将母亲描述成一个“不可救药的暴怒狂”，直到母亲在她青春期的时候选择开枪自杀。萨布丽娜对她那“热爱和平”的父亲感到同情，因为对于母亲的“喋喋不休”和偶尔的身体攻击，父亲总是首当其冲。她记得有一次，母亲拿着刀恐吓父亲，结果被他们家的德国牧羊犬刺耳的叫声分散了注意力，她厌恶地踢了牧羊犬几脚。萨布丽娜对希望母亲去世的想法感到内疚，尤其让她感到恐惧的是，当她和母亲在厨房里的时候，她脑海中闪过用刀捅母亲后背的画面。

萨布丽娜住院前的几个月里，她的身体机能恶化了，她的外表也出现了问题。在与母亲自杀的年龄相仿时，她被自己和母亲在外表上的一些相似之处震惊了，尤其是她那“古怪、凌乱、肮脏的金发”。因此，在她日益暴力的内心世界的推动下，萨布丽娜看到自己“最可怕的噩梦”变成了现实：她越来越像自己的母亲。在心理治疗过程中回想起这种可怕的转变，萨布丽娜意识到，买枪不仅是在追随母亲的脚步，也是想要杀死自己身体中母亲的那一部分。

萨布丽娜说得对，她需要把脑子里想的事情都说出来。我很平静地听着，这确实让她受益，尽管我条件反射地表达了我对她童年经历的震惊和恐惧。但我也对萨布丽娜天生的善心产生了共鸣，这在她在医院的人际关系以及她的友谊中体现得很明显。我想，我对她的善意既不畏惧，也不赞赏，这使她安心，这与她对待自己脑海中暴力幻想的方式大相径庭。我在某些方面使她想起了她的父亲，这并没有什么坏处。

然而，治疗过程并不顺利。在这个过程中，当我们对交织在一起的暴力侵入性图像（现在的）和可怕记忆（过去的）进行工作时，萨布丽娜变得更加偏执。她说，她有时觉得在医院里不太安全，还表达了一些担心，担心自己可能会攻击一位护士，因为她觉得受到了那位护士的训斥，认为她“很严厉”。我建议医院的治疗团队不要再谈论萨布丽娜的创伤史，她也同意。我们大致了解了导致她走向自杀边缘的暴力画面出现的一些原因。

除了创伤，我们还有很多其他的话题。我们讨论了她与仍在世的父亲的关系。她说，父亲是她成长的“命脉”，但他时不时的酗酒和日益恶化的健康状况让她感到非常不安。我们还讨论了她在家庭之外的关系，包括她的友谊，以及让她感到被爱和被珍视的长期恋爱关系。不幸的是，这段恋爱关系随着她的伴侣因癌症早逝而结束，这一丧失在她的抑郁症中也起到了一定的作用，导致她的功能恶化。她受到了强烈的宗教信仰的鼓舞，包括她的伴侣在她生活中持续存在的感觉，以及与上帝的联系感。我告诉萨布丽娜我喜欢“安全岛”的想法，她承认她拥有安全岛。不过，我同意她的观点，当她变得抑郁和孤独时，最终在娜塔莉离开时，她“坠入了大海”。

在治疗中禁止谈论创伤似乎太过苛刻，这不是一个可取的普遍性策略。这个治疗过程之所以是有效的，部分原因是我们以一种包容的方式处理了创伤，至少在治疗过程中是这样。鼓励萨布丽娜关注当前的现实之所以是可行的，部分是因为她身处住院的环境下，她不仅全身心地投入到活动中，还与病友和工作人员建立起相互支持的关系。侵入性的暴力画面在她脑海中绝不会戛然而止，不过她对这些画面的体验会更短暂的，且明显与她变得更强的善意相矛盾。她不再失去心智化——体验过去，仿佛它就在当下。她常常（但绝不总是）能辨认出一些唤起暴力画面的事件。此外，在我们同意中断治疗一段时间并且她拥有了越来越强的稳定感之后，我们能够重温我们之前曾试图讨论过的一些关键点，特别关注过去经历中似乎无法解释的（即“疯狂的”）暴力图像的基础。萨布丽娜得出的结论是，随着病情的发展，她“把一个噩梦变成了另一个噩梦”。她渐渐觉得自己开始“在阳光下生活”，出院后她遵循了一个计划，在医院外的一个支持性社区生活项目中继续接受治疗。

我认为我描述的萨布丽娜的心理治疗过程是可以想象到的最平平无奇的创伤治疗方法。也许这个案例也反映了“人类的技能”的力量，萨布丽娜显然具备这一技能。

总结性思考

我可以想象（心智化）读者心里的那种恼怒：好不容易读到一本书的结尾处，结果却发现看到的是最平平无奇的创伤治疗方法。

从参加和举办过的许多工作坊中我了解到，很多临床人员致力于寻求更新和更有效的方法来指导他们的实践。我一直很关注有效性，但我更注重稳健性而不是新颖性：相比于技术，我对理解患者更感兴趣。尽管我有几十年的临床经验，还研究创伤并撰写了大量关于创伤的文章，但我很熟悉那种不知道自己在做什么的感受。不过，我始终坚持努力在安全的氛围中促进心智化，尽管这一愿望可能并非我独有的。要每时每刻都弄清楚如何实现这个愿望常常充满了挑战，我缺乏具体的处方。

毫无疑问，我正在逆流而上，努力淡化专门化的循证治疗方法。我很乐意在需要的时候寻求专家的帮助。我很高兴能在一家提供团体和家庭治疗以及社区治疗的多领域综合医院工作。我也注意到，创伤患者从整个诊所开办的 DBT 技能小组所教授的实际应对技巧中受益匪浅。我们的病人常常需要借助“工具”来应对问题。我将心智化视为使用其他更具体工具（例如认知行为疗法中的想法记录，或辩证行为疗法中的情绪调节策略）的基础工具。但我对什么可以算“证据基础”有一个广泛的看法。在很大程度上，我努力将治疗建立在证据的基础上，主要依靠依恋研究。再加上几十年来关于不同疗法有效性的研究，以及关于咨访关系对治疗结果的重要贡献的大量证据，我相信我回顾的发展性研究给了我们这些通才治疗师一个坚实的实证基础。

从依恋理论和研究中，我们得知理解能给治疗带来益处，我对这种益处抱以极大的热情；然而与依恋创伤有关的疾病严重并长期存在，我们当前治疗方法的有效性是有限的，对此我也有谦卑的认识。随机对照试验非常一致地表明，各种治疗方法都比对照组更有效，但治疗在改善疾病症状方面通常比在改善患者生活质量方面更有效（Levy，2008）。尽管 MBT 在改善 BPD 症状以及改善社会和职业功能方面有着巨大的长期益处，但仍有略超过一半的患者表现出至少中度的功能损伤（Bateman & Fonagy，2008）。同样值得关注的是，患者获得最有效治疗的机会受到治疗可及性的限制，以及经济方面的限制。

我开始相信，我们听到“创伤”这个词的频率太高，以至于已经对它变得麻木，不再重视它的严重性。在我看来，渴望“克服”创伤，就好像它从未发生过一样，是毫无意义的。创伤不仅会导致精神障碍，而且会产生持久的存在性的影响（Allen，2007，2013）——深刻地影响你的意义感和目的感。患者不得不在生理、心理和存在 - 精神层面不同程度地忍受创伤的持久影响。我们现在有充分的证据表明，我们的治疗努力会对患者有所帮助，我们将继续提高这些努力的有效性。我相信，在我们一生中不断从创伤中恢复并尽可能地利用其遗产的过程中，没有比依恋关系更好的支持了，依恋关系是让我们在世界上感到安全和稳定的最佳资源。我们这些心理治疗师在提供这种资源方面扮演着重要的角色，但我们还是这方面的新手。值得庆幸的是，我们并非孤军奋战。

参考文献

Adolphs, R. (2003). Cognitive neuroscience of human social behavior. *Nature Reviews Neuroscience, 4*: 165–178.

Aggleton, J. P. & Young, A. W. (2000). The enigma of the amygdala: On its contribution to human emotion. In: R. D. Lane & L. Nadel (Eds.), *Cognitive Neuroscience of Emotion* (pp. 106–128). New York: Oxford University Press.

Ainsworth, M. D. (1963). The development of infant-mother interaction among the Ganda. In: M. B. Foss (Ed.), *Determinants of Infant Behaviour II* (pp. 67–104). New York: Wiley.

Ainsworth, M. D. (1989). Attachments beyond infancy. *American Psychologist, 44*: 709–716.

Ainsworth, M. D., Blehar, M. C., Waters, E. & Wall, S. (1978). *Patterns of Attachment: A Psychological Study of the Strange Situation*. Hillsdale, NJ: Erlbaum.

Allen, J. G. (2001). *Traumatic Relationships and Serious Mental Disorders*. Chichester, UK: Wiley.

Allen, J. G. (2003). Mentalizing. *Bulletin of the Menninger Clinic, 67*: 87–108.

Allen, J. G. (2005). *Coping with Trauma: Hope through Understanding* (2nd edn). Washington, DC: American Psychiatric Publishing.

Allen, J. G. (2006a). *Coping with Depression: From Catch-22 to Hope*. Washington, DC: American Psychiatric Publishing.

Allen, J. G. (2006b). Mentalizing in practice. In J. G. Allen & P. Fonagy (Eds.), *Handbook of Mentalization-Based Treatment* (pp. 3–30). Chichester, UK: Wiley.

Allen, J. G. (2007). Evil, mindblindness, and trauma: Challenges to hope. *Smith College Studies in Social Work, 77*: 9–31.

Allen, J. G. (2008a). Mentalizing as a conceptual bridge from psychodynamic to cognitive-behavioral therapy. *European Psychotherapy, 8*: 103–121.

Allen, J. G. (2008b). Psychotherapy: The artful use of science. *Smith College Studies in Social Work, 78*: 159–187.

Allen, J. G. (2011). Mentalizing suicidal states. In K. Michel & D. A. Jobes (Eds.), *Building a Therapeutic Alliance with the Suicidal Patient* (pp. 81–91). Washington, DC: American Psychological Association.

Allen, J. G. (2013). *Restoring Mentalizing in Attachment Relationships: Treating Trauma with Plain Old Therapy*. Washington, DC: American Psychiatric Publishing.

Allen, J. G., Coyne, L. & Console, D. A. (2000). Course of illness following specialized inpatient treatment for women with trauma-related psychopathology. *Bulletin of the Menninger Clinic, 64*: 235–256.

Allen, J. G. & Fonagy, P. (2006). Preface. In J. G. Allen & P. Fonagy (Eds.), *Handbook of Mentalization-Based Treatment* (pp. ix–xxi). Chichester, UK: Wiley.

Allen, J. G., Fonagy, P. & Bateman, A. (2008). *Mentalizing in Clinical Practice*. Washington, DC: American Psychiatric Publishing.

Allen, J. G., O'Malley, F., Freeman, C. & Bateman, A. W. (2012). Brief treatment. In P. Fonagy & A. W. Bateman (Eds.), *Handbook of Mentalizing in Mental Health Practice* (pp. 159–196). Washington, DC: American Psychiatric Publishing.

Allen, J. P. (2008). The attachment system in adolescence. In J. Cassidy & P. R. Shaver (Eds.), *Handbook of Attachment: Theory, Research, and Clinical Applications* (2nd edn, pp. 419–435). New York: The Guilford Press.

Alter, M. D. & Hen, R. (2009). Serotonin, sensitive periods, and anxiety. In G. Andrews, D. S. Charney, P. J. Sirovatka & D. A. Reiger (Eds.), *Stress-Induced and Fear Circuitry Disorders: Refining the Research Agenda for DSM-V* (pp. 159–173). Arlington, VA: American Psychiatric Publishing.

Amodio, D. M. & Frith, C. D. (2006). Meeting of minds: The medial frontal cortex and social cognition. *Nature Reviews Neuroscience, 7*: 268–277.

APA. (2000). *Diagnostic and Statistical Manual of Mental Disorders, Fourth Edition, Text Revision (DSM-IV-TR)*. Washington, DC: American Psychiatric Association.

Armstrong, K. (2010). *Twelves Steps to a Compassionate Life*. New York: Knopf.

Arnott, B. & Meins, E. (2007). Links between antenatal attachment representations, postnatal mind-mindedness, and infant attachment security: A preliminary study of mothers and fathers. *Bulletin of the Menninger Clinic, 71*: 132–149.

Arnsten, A. F. T. (1998). The biology of being frazzled. *Science, 280*: 1711–1712.

Aronson, H. (2004). *Buddhist Practice on Western ground: Reconciling Eastern Ideals and Western Psychology*. Boston, MA: Shambhala.

Asen, E. & Fonagy, P. (2012). Mentalization-Based Family Therapy. In A. Bateman & P. Fonagy (Eds.), *Handbook of Mentalizing in Mental Health Practice* (pp. 107–128). Washington, DC: American Psychiatric Publishing.

Barlow, D. H., Allen, L. B. & Choate, M. L. (2004). Toward a unified treatment for emotional disorders. *Behavior Therapy, 35*: 205–230.

Barnett, D., Manly, J. T. & Cicchetti, D. (1993). Defining child maltreatment: The interface between policy and research. In D. Cicchetti & S. L. Toth (Eds.), *Child Abuse, Child Development, and Social Policy. Advances in Applied Developmental Psychology* (Vol. 8, pp. 7–73). Norwood, NJ: Ablex Publishing Corporation.

Baron-Cohen, S. (1995). *Mindblindness: An Essay on Autism and Theory of Mind*. Cambridge, MA: MIT Press.

Baron-Cohen, S., Wheelwright, S., Hill, J., Raste, Y. & Plumb, I. (2001). The "Reading the Mind in the Eyes" test revised version: A study with normal adults, and adults with Asperger Syndrome or high-functioning autism. *Journal of Child Psychology and Psychiatry, 42*: 241–251.

Bartles, A. & Zeki, S. (2000). The neural basis of romantic love. *NeuroReport, 11*: 3829–3834.

Bartles, A. & Zeki, S. (2004). The neural correlates of romantic love. *NeuroImage, 21*: 1155–1166.

Bartlett, R. C. & Collins, S. D. (2011). *Aristotle's Nicomachean Ethics*. Chicago: University of Chicago Press.

Bartz, J. A., Simeon, D., Hamilton, H., Kim, S., Crystal, S., Braun, A. & Vicens, V. (2011). Oxytocin can hinder trust and cooperation in borderline personality disorder. *Social Cognitive and Affective Neuroscience, 6*: 556–563.

Bartz, J. A., Zaki, J., Ochsner, K. N., Bolger, N., Kolevzon, A. & Ludwig, N. (2010). Effects of oxytocin on recollections of maternal care and closeness. *PNAS, 107*: 21371–21375.

Bateman, A. & Fonagy, P. (1999). Effectiveness of partial hospitalization in the treatment of borderline personality disorder: A randomized controlled trial. *American Journal of Psychiatry, 156*: 1563–1569.

Bateman, A. & Fonagy, P. (2001). Treatment of borderline personality disorder with psychoanalytically oriented partial hospitalizaiton: An 18-month follow-up. *American Journal of Psychiatry, 158*: 36–42.

Bateman, A. & Fonagy, P. (2004). *Psychotherapy for Borderline Personality Disorder: Mentalization-Based Treatment*. New York: Oxford University Press.

Bateman, A. & Fonagy, P. (2006). *Mentalization-Based Treatment for Borderline Personality Disorder: A Practical Guide*. New York: Oxford University Press.

Bateman, A. & Fonagy, P. (2008). 8-year follow-up of patients treated for borderline personality disorder: Mentalization-based treatment versus treatment as usual. *American Journal of Psychiatry, 165*: 631–638.

Bateman, A. & Fonagy, P. (2009). Randomized controlled trial of outpatient Mentalization-Based Treatment versus structured clinical management for borderline personality disorder. *American Journal of Psychiatry, 166*: 1355–1364.

Bateman, A. & Fonagy, P. (2012a). Individual techniques of the basic model. In A. Bateman & P. Fonagy (Eds.), *Handbook of Mentalizing in Mental Health Practice* (pp. 67–80). Washington, DC: American Psychiatric Publishing.

Bateman, A. & Fonagy, P. (Eds.) (2012b). *Handbook of Mentalizing in Mental Health Practice*. Washington, DC: American Psychiatric Publishing.

Baumeister, R. F. (1990). Suicide as escape from self. *Psychological Review, 97*: 90–113.

Baumeister, R. F. & Masicampo, E. J. (2010). Conscious thought is for facilitating social and cultural interactions: How mental simulations serve the animal-culture interface. *Psychological Review, 117*: 945–971.

Baumeister, R. F., Masicampo, E. J. & Vohs, K. D. (2011). Do conscious thoughts cause behavior? *Annual Review of Psychology, 62*: 331–361.

Baumeister, R. F., Vohs, K. D., DeWall, C. N. & Zhang, L. (2007). How emotion shapes behavior: Feedback, anticipation, and reflection, rather than direct causation. *Personality and Social Psychology Review, 11*: 167–203.

Beck, A. T. (1991). Cognitive therapy: A 30-year retrospective. *American Psychologist, 46*: 368–375.

Beck, A. T., Rush, A. J., Shaw, B. F. & Emery, G. (1979). *Cognitive Therapy of Depression*. New York: The Guilford Press.

Beebe, B., Jaffe, J., Markese, S., Buck, K., Chen, H., Cohen, P., Bahrick, L., Andrews, H. & Feldstein, S. (2010). The origins of 12-month attachment: A microanalysis of 4-month mother-infant interaction. *Attachment and Human Development, 12*: 3–141.

Belsky, J. (2005). Attachment theory and research in ecological perspective: Insights from the Pennsylvania Infant and Familly Development Project and the NICHD Study of Early Child Care. In K. E. Grossman, K. Grossman & E. Waters (Eds.), *Attachment from Infancy to Adulthood: The Major Longitudinal Studies* (pp. 71–97). New York: The Guilford Press.

Belsky, J. & Fearon, R. M. P. (2008). Precursors of attachment security. In J. Cassidy & P. R. Shaver (Eds.), *Handbook of Attachment: Theory, Research, and Clinical Applications* (2nd edn, pp. 295–316). New York: The Guilford Press.

Berlin, L. J., Cassidy, J. & Appleyard, K. (2008). The influence of early attachments on other relationships. In J. Cassidy & P. R. Shaver (Eds.), *Handbook of Attachment: Theory, Research, and Clinical Applications (Second Edition)* (pp. 333–347). New York: The Guilford Press.

Berlin, L. J., Zeanah, C. H. & Lieberman, A. F. (2008). Prevention and intervention programs for supporting early attachment security. In J. Cassidy & P. R. Shaver (Eds.), *Handbook of Attachment: Theory, Research, and Clinical Applications (Second Edition)* (pp. 745–761). New York: The Guilford Press.

Beutler, L. E. & Blatt, S. J. (2006). Participant factors in treating dysphoric disorders. In L. G. Castonguay & L. E. Beutler (Eds.), *Principles of Therapeutic Change that Work* (pp. 13–63). New York: Oxford University Press.

Bifulco, A., Brown, G. W. & Harris, T. O. (1994). Childhood Experience of Care and Abuse (CECA): A retrospective interview measure. *Journal of Child Psychology and Psychiatry, 35*: 1419–1435.

Bifulco, A., Brown, G. W., Neubauer, A., Moran, P. M. & Harris, T. O. (1994). *Childhood Experience of Care and Abuse (CECA) Training Manual*. London: Royal Holloway, University of London.

Bifulco, A., Jacobs, C., Bunn, A., Thomas, G. & Irving, K. (2008). The Adult Attachment Style Interview (ASI): A support-based adult assessment tool for adoption and fostering practice. *Adoption and Fostering, 32*: 33–45.

Bifulco, A. & Moran, P. (1998). *Wednesday's Child: Research into Women's Experience of Neglect and Abuse in Childhood, and Adult Depression*. London: Routledge.

Bifulco, A., Moran, P., Jacobs, C. & Bunn, A. (2009). Problem partnersw and parenting: Exploring linkages with maternal insecure attachment style and adolescent offspring internalizing disorder. *Attachment and Human Development, 11*: 69–85.

Bifulco, A., Moran, P. M., Baines, R., Bunn, A. & Stanford, K. (2002). Exploring psychological abuse in childhood II: Association with other abuse and adult clinical depression. *Bulletin of the Menninger Clinic, 66*: 241–258.

Bifulco, A., Moran, P. M., Ball, C. & Bernazzani, O. (2002). Adult attachment style. I: Its relaitonship to clinical depression. *Social Psychiatry and Psychiatric Epidemiology, 37*: 50–59.

Bifulco, A. & Thomas, G. (in press). *Understanding Adult Attachment in Family Relationships: Assessment and Intervention*. London: Routledge.

Bishop, S. R., Lau, M. A., Shapiro, S. L., Carlson, L., Anderson, N. D., Carmody, J., Segal, Z. V., Abbey, S., Speca, M., Velting, D. & Devins, G. (2004). Mindfulness: A proposed operational definition. *Clinical Psychology: Science and Practice, 11*: 230–241.

Blatt, S. J. (2008). *Polarities of Experience: Relatedness and Self-Definition in Personality Development, Psychopathology, and the Therapeutic Process*. Washington, DC: American Psychological Association.

Blatt, S. J. & Luyten, P. (2010). Reactivating the psychodynamic approach to the classification of psychopathology. In T. Millon, R. F. Krueger & E. Simonson (Eds.), *Contemporary Directions in Psychopathology: Scientific Foundations of the DSM-V and ICD-11* (pp. 483–514). New York: The Guilford Press.

Block-Lerner, J., Wulfert, E. & Moses, E. (2009). ACT in context: An exploration of experiential acceptance. *Cognitive and Behavioral Practice, 16*: 443–456.

Bogdan, R. J. (1997). *Interpreting Minds: The Evolution of a Practice*. Cambridge, MA: MIT Press.

Bowlby, J. (1944). Forty-four juvenile thieves: Their characters and home-life. *International Journal of Psycho-Analysis, 25*: 19–53, 107–128.

Bowlby, J. (1951). *Maternal Care and Mental Health*. Geneva: World Health Organization Monograph Series.

Bowlby, J. (1958). The nature of the child's tie to his mother. *International Journal of Psycho-Analysis, 39*: 350–373.

Bowlby, J. (1973). *Attachment and Loss, Volume II: Separation*. New York: Basic Books.

Bowlby, J. (1980). *Attachment and Loss, Volume III: Loss, Sadness and Depression*. New York: Basic Books.

Bowlby, J. (1982). *Attachment and Loss, Volume I: Attachment* (2nd edn). New York: Basic Books.

Bowlby, J. (1988). *A Secure Base: Parent-Child Attachment and Healthy Human Development*. New York: Basic Books.

Brennan, K. A., Clark, C. L. & Shaver, P. R. (1998). Self-report measurement of adult attachment: An integrative overview. In J. A. Simpson & W. S. Rholes (Eds.), *Attachment Theory and Close Relationships* (pp. 46–75). New York: The Guilford Press.

Bretherton, I. (2005). In pursuit of the internal working model construct and its relevance to attachment relationships. In K. E. Grossman, K. Grossman & E. Waters (Eds.), *Attachment from Infancy to Adulthood: The Major Longitudinal Studies* (pp. 13–47). New York: The Guilford Press.

Bretherton, I. & Munholland, K. A. (2008). Internal working models in attachment relationships: Elaborating a central construct in attachment theory. In J. Cassidy & P. R. Shaver (Eds.), *Handbook of Attachment: Theory, Research, and Clinical Applications* (2nd edn, pp. 102–127). New York: The Guilford Press.

Brewin, C. R. (2003). *Posttraumatic Stress Disorder: Malady or Myth?* New Haven, CT: Yale University Press.

Brewin, C. R. (2011). The nature and significance of memory disturbance in posttraumatic stress disorder. *Annual Review of Clinical Psychology, 7*: 203–227.

Brewin, C. R., Reynolds, M. & Tata, P. (1999). Autobiographical memory processes and the course of depression. *Journal of Abnormal Psychology, 108*: 511–517.

Brothers, L. (1997). *Friday's Footprint: How Society Shapes the Human Mind*. New York: Oxford University Press.

Brown, G. W., Bifulco, A., Veiel, H. O. F. & Andrews, B. (1990). Self-esteem and depression. II. Social correlates of self-esteem. *Social Psychiatry and Psychiatric Epidemiology, 25*: 225–234.

Brown, G. W. & Harris, T. O. (1978). *Social Origins of Depression: A Study of Psychiatric Disorder in Women*. New York: Free Press.

Brown, K. W., Ryan, R. M. & Creswell, J. D. (2007). Mindfulness: Theoretical foundations and evidence for its salutary effects. *Psychological Inquiry, 18*: 211–237.

Bryant, R. A. (2010). Treating the full range of posttraumatic reactions. In G. M. Rosen & B. C. Frueh (Eds.), *Clinician's Guide to Posttraumatic Stress Disorder* (pp. 205–234). New York: Wiley.

Burgess, P. W., Gonen-Yaacovi, G. & Volle, E. (2012). Rostral prefronatl cortex: What neuroimaging can learn from human neuropsychology. In B. Levine & F. I. M. Craik (Eds.), *Mind and the Frontal Lobes: Cognition, Behavior, and Brain Imaging* (pp. 47–92). New York: Oxford University Press.

Burgess, P. W., Simons, J. S., Dumontheil, I. & Gilbert, S. J. (2005). The gateway hypothesis of rostral prefrontal cortex (area 10) function. In J. Duncan, L. Phillips & P. McLeod (Eds.), *Measuring the Mind: Speed, Control and Age* (pp. 217–248). New York: Oxford University Press.

Buss, A. H. (1992). Personality: Primate heritage and human distinctiveness. In R. A. Zucker, A. I. Rabin & J. Aronoff (Eds.), *Personality Structure in the Life Course: Essays on Personology in the Murray Tradition* (pp. 57–100). New York: Springer.

Carlson, E. A. (1998). A prospective longitudinal study of attachment disorganization/disorientation. *Child Development, 69*: 1107–1128.

Carlson, E. A., Egeland, B. & Sroufe, L. A. (2009). A prospective investigation of the development of borderline personality symptoms. *Development and Psychopathology, 21*: 1311–1334.

Carlson, E. A., Yates, T. M. & Sroufe, L. A. (2009). Dissociation and the development of the self. In P. F. Dell & J. A. O'Neil (Eds.), *Dissociation and the Dissociative Disorders: DSM-V and Beyond* (pp. 39–52). New York: Routledge.

Carlson, E. B. & Putnam, F. W. (1993). An update on the Dissociative Experiences Scale. *Dissociation, 6*: 16–27.

Carson, J. W., Carson, K. M., Gil, K. M. & Baucom, D. H. (2004). Mindfulness-based relationship enhancement. *Behavior Therapy, 35*: 471–494.

Carter, C. S. (1998). Neuroendocrine perspectives on social attachment and love. *Psychoneuroendocrinology, 23*: 779–818.

Carter, C. S., DeVries, A. C., Taymans, S. E., Roberts, R. L., Williams, J. R. & Getz, L. L. (1999). Peptides, steroids, and pair bonding. In C. S. Carter, I. I. Lederhendler & B. Kirkpatrick (Eds.), *The Integrative Neurobiology of Affiliation* (pp. 169–181). Cambridge, MA: MIT Press.

Cassidy, J. (2008). The nature of the child's ties. In J. Cassidy & P. R. Shaver (Eds.), *Handbook of Attachment: Theory, Research, and Clinical Applications* (2nd edn, pp. 3–22). New York: The Guilford Press.

Cassidy, J. & Shaver, P. R. (Eds.) (2008). *Handbook of Attachment: Theory, Research, and Clinical Applications* (2nd edn). New York: The Guilford Press.

Cassidy, J., Shaver, P. R., Mikulincer, M. & Lavy, S. (2009). Experimentally induced security influences responses to psychological pain. *Journal of Social and Clinical Psychology, 28*: 463–478.

Castonguay, L. G. & Beutler, L. E. (Eds.) (2006). *Principles of Therapeutic Change that Work*. New York: Oxford University Press.

Choi-Kain, L. W. & Gunderson, J. G. (2008). Mentalization: Ontongeny, assessment, and application in the treatment of borderline personality disorder. *American Journal of Psychiatry, 165*: 1127–1135.

Christian, C. W., Scribano, P., Seidl, T. & Pinto-Martin, J. A. (1997). Pediatric injury resulting from family violence. *Pediatrics, 99*: 1–4.

Chu, J. A. (1992). The therapeutic roller coaster: Dilemmas in the treatment of childhood abuse survivors. *Journal of Psychotherapy: Practice and Research, 1*: 351–370.

Churchland, P. S. (2011). *Braintrust: What Neuroscience Tells us about Morality*. Princeton, NJ: Princeton University Press.

Clarkin, J. F., Levy, K. N., Lenzenweger, M. F. & Kernberg, O. F. (2007). Evaluating three treatments for borderline personality disorder: A multiwave study. *American Journal of Psychiatry, 164*: 922–928.

Coan, J. A. (2008). Toward a neuroscience of attachment. In J. Cassidy & P. R. Shaver (Eds.), *Handbook of Attachment: Theory, Research, and Clinical Applications* (2nd edn, pp. 241–265). New York: The Guilford Press.

Coan, J. A., Schaefer, H. S. & Davidson, R. J. (2006). Lending a hand: Social regulation of the neural response to threat. *Psychological Science, 17*: 1032–1039.

Cormier, J. F. & Thelen, M. H. (1998). Professional skepticism of multiple personality disorder. *Professional Psychology: Research and Practice, 29*: 163–167.

Courtois, C. A., Ford, J. D. & Cloitre, M. (2009). Best practices in psychotherapy for adults. In C. A. Courtois & J. D. Ford (Eds.), *Treating Complex Traumatic Stress Disorders: An Evidence-Based Guide* (pp. 82–103). New York: The Guilford Press.

Cozolino, L. (2010). *The Neuroscience of Psychotherapy: Healing the Social Brain*. New York: Norton.

Craig, A. D. (2009). How do you feel—now? The anterior insula and human awareness. *Nature Reviews Neuroscience, 10*: 59–70.

Craske, M. G. & Barlow, D. H. (2008). Panic disorder and agoraphobia. In D. H. Barlow (Ed.), *Clinical Handbook of Psychological Disorders: A Step-by-Step Treatment Manual* (pp. 1–64). New York: The Guilford Press.

Craske, M. G., Kircanski, K., Zelikowsky, M., Mystkowski, J., Chowdhury, N. & Baker, A. (2008). Optimizing inhibitory learning during exposure therapy. *Behaviour Research and Therapy, 46*: 5–27.

Crowell, J. A., Fraley, R. C. & Shaver, P. R. (2008). Measurement of individual differences in adolescent and adult attachment. In J. Cassidy & P. R. Shaver (Eds.), *Handbook of Attachment: Theory, Research, and Clinical Applications* (2nd edn, pp. 599–634). New York: The Guilford Press.

Crowell, J. A. & Hauser, S. T. (2008). AAIs in a high-risk sample: Stability and relation to functioning from adolescence to 39 years. In H. Steele & M. Steele (Eds.), *Clinical Applications of the Adult Attachment Interview* (pp. 341–370). New York: The Guilford Press.

Crowell, J. A. & Waters, E. (2005). Attachment representations, secure-base behavior, and the evolution of adult relationships: The Stony Brook Adult Relationship Project. In K. E. Grossman, K. Grossman & E. Waters (Eds.), *Attachment from Infancy to Adulthood: The Major Longitudinal Studies* (pp. 223–244). New York: The Guilford Press.

Csibra, G. & Gergely, G. (1998). The teleological origins of mentalistic action explanations: A developmental hypothesis. *Developmental Science, 1*: 255–259.

Damasio, A. (2010). *Self comes to Mind: Constructing the Conscious Brain*. New York: Pantheon.

Davidson, R. J., Kabat-Zinn, J., Schumacher, J., Rosenkranz, M., Muller, D., Santorelli, S. F., Urbanowski, F., Harrington, A., Bonus, K. & Sheridan, J. F. (2003). Alterations in brain and immune function produced by mindfulness meditation. *Psychosomatic Medicine, 65*: 564–570.

Davis, D. M. & Hayes, J. A. (2011). What are the benefits of mindfulness? A practice review of psychotherapy-related research. *Psychotherapy, 48*: 198–208.

De Bellis, M. D., Hooper, S. & Sapia, J. L. (2005). Early trauma exposure and the brain. In J. J. Vasterling & C. R. Brewin (Eds.), *Neuropsychology of PTSD: Biological, Cognitive, and Clinical Perspectives* (pp. 153–177). New York: The Guilford Press.

Dehaene, S., Changeux, J. -P., Naccache, L., Sackur, J. & Sergent, C. (2006). Conscious, preconscious, and subliminal processing: A testable taxonomy. *Trends in Cognitive Sciences, 10*: 204–211.

Dehaene, S. & Naccache, L. (2001). Towards a cognitive neuroscience of consciousness: Basic evidence and a workspace framework. In S. Dehaene (Ed.), *The Cognitive Neuroscience of Consciousness* (pp. 1–37). Cambridge, MA: MIT Press.

Deklyen, M. & Greenberg, M. T. (2008). Attachment and psychopathology in childhood. In J. Cassidy & P. R. Shaver (Eds.), *Handbook of Attachment: Theory, Research, and Clinical Applications* (2nd edn, pp. 637–665). New York: The Guilford Press.

DePrince, A. P. & Freyd, J. J. (2007). Trauma-induced dissociation. In M. J. Friedman, T. M. Keane & P. A. Resick (Eds.), *Handbook of PTSD: Science and Practice* (pp. 135–150). New York: The Guilford Press.

Diamond, D., Stovall-McClough, C., Clarkin, J. F. & Levy, K. N. (2003). Patient-therapist attachment in the treatment of borderline personality disorder. *Bulletin of the Menninger Clinic, 67*: 227–259.

Diamond, L. (2003). What does sexual orientation orient? A biobehavioral model distingishing romantic love and sexual desire. *Psychological Review, 110*: 173–192.

Domes, G., Heinrichs, M., Glascher, J., Buchel, C., Braus, D. F. & Herpertz, S. C. (2007). Oxytocin attenuates amygdala responses to emotional faces regardless of valence. *Biological Psychiatry, 62*: 1187–1190.

Domes, G., Heinrichs, M. & Michel, A. (2007). Oxytocin improves "mind-reading" in humans. *Biological Psychiatry, 61*: 731–733.

Dorahy, M., van der Hart, O. & Middleton, W. (2010). The history of early life trauma and abuse from the 1850s to the current time: How the past influences the present. In R. A. Lanius, E. Vermetten & C. Pain (Eds.), *The Impact of Early Life Trauma on Health and Disease: The Hidden Epidemic* (pp. 3–12). New York: Cambridge University Press.

Dozier, M., Stovall-McClough, K. C. & Albus, K. E. (2008). Attachment and psychopathology in adulthood. In J. Cassidy & P. R. Shaver (Eds.), *Handbook of Attachment: Theory, Research, and Clinical Applications* (2nd edn, pp. 718–744). New York: The Guilford Press.

Dutra, L., Bianchi, I., Siegel, D. J. & Lyons-Ruth, K. (2009). The relational context of dissociative phenomena. In P. F. Dell & J. A. O'Neil (Eds.), *Dissociation and the Dissociative Disorders: DSM-V and Beyond* (pp. 83–92). New York: Routledge.

Dutton, D. & Painter, S. L. (1981). Traumatic bonding: The development of emotional attachments in battered women and other relationships of intermittent abuse. *Victimology, 6*: 139–155.

Eagle, M. N. & Wolitzky, D. L. (2009). Adult psychotherapy from the perspectives of attachment theory and psychoanalysis. In J. H. Obegi & E. Berant (Eds.), *Attachment Theory and Research in Clinical Work with Adults* (pp. 351–378). New York: The Guilford Press.

Egeland, B. (1997). Mediators of the effects of child maltreatment on developmental adaptation in adolescence. In D. Cicchetti & S. L. Toth (Eds.), *Developmental Perspectives on Trauma: Theory, Research, and Intervention* (Vol. 8, pp. 403–434). Rochester, NY: University of Rochester Press.

Ehlers, A., Clark, D. M., Hackmann, A., McManus, F. & Fennell, M. (2005). Cognitive therapy for post-traumatic stress disorder: Development and evaluation. *Behaviour Research and Therapy, 43*: 413–431.

Erickson, M. F. & Egeland, B. (1996). Child neglect. In J. Briere, L. Berliner, J. A. Bulkley, C. Jenny & T. Reid (Eds.), *The APSAC Handbook on Child Maltreatment* (pp. 4–20). Thousand Oaks, CA: Sage.

Erickson, M. T. (1993). Rethinking Oedipus: An evolutionary perspective of incest avoidance. *American Journal of Psychiatry, 150*: 411–416.

Farb, N., Anderson, A. K., Mayberg, H. S., Bean, J., McKeon, D. & Segal, Z. V. (2010). Minding one's emotions: Mindfulness training alters the neural expression of sadness. *Emotion, 10*: 25–33.

Farb, N., Segal, Z. V., Mayberg, H. S., Bean, J., McKeon, D., Fatima, Z. & Anderson, A. K. (2007). Attending to the present: Mindfulness meditation reveals distinct neural modes of self-reference. *Social Cognitive and Affective Neuroscience, 2*: 313–322.

Fearon, P., Target, M., Sargent, J., Williams, L., McGregor, J., Bleiberg, E. & Fonagy, P. (2006). Short-Term Mentalization and Relational Therapy (SMART): An integrative family therapy for children and adolescents. In J. G. Allen & P. Fonagy (Eds.), *Handbook of Mentalization-Based Treatment* (pp. 201–222). Chichester, UK: Wiley.

Feeney, J. A. (2008). Adult romantic attachment: Developments in the study of couple relationships. In J. Cassidy & P. R. Shaver (Eds.), *Handbook of Attachment: Theory, Research, and Clinical Applications* (2nd edn, pp. 456–481). New York: The Guilford Press.

Feldman, R., Gordon, I., Schneiderman, I., Weisman, O. & Zagoory-Sharon, O. (2010). Natural variations in maternal and paternal care are associated with systematic changes in oxytocin following parent-infant contact. *Psychoneuroendocrinology, 35*: 1133–1141.

Feldman, R., Gordon, I. & Zagoory-Sharon, O. (2011). Maternal and paternal plasma, salivary, and urinary oxytocin and parent-infant synchrony: Considering stress and affiliation components of human bonding. *Developmental Science, 14*: 752–761.

Feldman, R., Weller, A., Zagoory-Sharon, O. & Levine, A. (2007). Evidence for a neuroendocrinological foundation of human affiliation: Plasma oxytocin levels across pregnancy and the postpartum period predict mother-infant bonding. *Psychological Science, 18*: 965–970.

Felitti, V. J. & Anda, R. F. (2010). The relationship of aderse childhood experiences to adult medical disease, psychiatric disorders and sexual behavior: Implications for healthcare. In R. A. Lanius, E. Vermetten & C. Pain (Eds.), *The Impact of Early Life Trauma on Health and Disease: The Hidden Epidemic* (pp. 77–87). New York: Cambridge University Press.

Finkelhor, D. (1984). *Child Sexual Abuse: New Theory and Research*. New York: Free Press.

Firestone, L. (2006). Suicide and the inner voice. In T. E. Ellis (Ed.), *Cognition and Suicide: Theory, Research, and Therapy* (pp. 119–147). Washington, DC: American Psychological Association.

Fischer, S., Stojek, M. & Hartzell, E. (2010). Effects of multiple forms of child abuse and sexual assault on current eating disorder symptoms. *Eating Behaviors, 11*: 190–192.

Flint, J., Greenspan, R. J. & Kendler, K. S. (2010). *How Genes Influence Behavior*. New York: Oxford University Press.

Foa, E. B., Hembree, E. A. & Rothbaum, B. O. (2007). *Prolonged Exposure Therapy for PTSD: Emotional Processing of Traumatic Experiences*. New York: Oxford University Press.

Foa, E. B., Huppert, J. D. & Cahill, S. P. (2006). Emotional processing theory: An update. In B. O. Rothbaum (Ed.), *Pathological Anxiety: Emotional Processing in Etiology and Treatment*. New York: The Guilford Press.

Foa, E. B., Keane, T. M., Friedman, M. J. & Cohen, J. A. (2009). Introduction. In E. B. Foa, T. M. Keane, M. J. Friedman & J. A. Cohen (Eds.), *Effective Treatments for PTSD: Practice Guidelines from the International Society for Traumatic Stress Studies* (2nd edn, pp. 1–20). New York: The Guilford Press.

Foa, E. B. & Kozak, M. J. (1986). Emotional processing of fear: Exposure to corrective information. *Psychological Bulletin, 99*: 20–35.

Foa, E. B. & Kozak, M. J. (1991). Emotional processing: Theory, research, and clinical implications for anxiety disorders. In J. D. Safran & L. S. Greenberg (Eds.), *Emotion, Psychotherapy, and Change* (pp. 21–49). New York: The Guilford Press.

Foa, E. B., Zinbarg, R. & Rothbaum, B. O. (1992). Uncontrollability and unpredictability in post-traumatic stress disorder: An animal model. *Psychological Bulletin, 112*: 218–238.

Follan, M. & Minnis, H. (2010). Forty-four juvenile thieves revisited: From Bowlby to reactive attachment disorder. *Child: Care, Health and Development, 36*: 639–645.

Follette, V. M., Iverson, K. M. & Ford, J. D. (2009). Contextual behavior trauma therapy. In C. A. Courtois & J. D. Ford (Eds.), *Treating Complex Traumatic Stress Disorders: An Evidence-Based Guide* (pp. 264–285). New York: The Guilford Press.

Fonagy, P. (1989). A child's understanding of others. *Bulletin of the Anna Freud Centre, 12*: 91–115.

Fonagy, P. (1991). Thinking about thinking: Some clinical and theoretical considerations in the treatment of a borderline patient. *International Journal of Psycho-Analysis, 72*: 639–656.

Fonagy, P. (2001). *Attachment Theory and Psychoanalysis*. New York: Other Press.

Fonagy, P. (2006). The mentalization-focused approach to social development. In J. G. Allen & P. Fonagy (Eds.), *Handbook of Mentalization-Based Treatment* (pp. 53–99). Chichester, UK: Wiley.

Fonagy, P., Bateman, A. & Luyten, P. (2012). Introduction and overview. In P. Fonagy & A. Bateman (Eds.), *Handbook of Mentalizing in Mental Health Practice* (pp. 3–42). Washington, DC: American Psychiatric Publishing.

Fonagy, P., Gergely, G., Jurist, E. L. & Target, M. (2002). *Affect Regulation, Mentalization, and the Development of the Self*. New York: Other Press.

Fonagy, P., Gergely, G. & Target, M. (2007). The parent-infant dyad and the construction of the subjective self. *Journal of Child Psychology and Psychiatry, 48*: 288–328.

Fonagy, P., Gergely, G. & Target, M. (2008). Psychoanalytic constructs and attachment theory and research. In J. Cassidy & P. R. Shaver (Eds.), *Handbook of Attachment: Theory, Research, and Clinical Applications* (2nd edn, pp. 783–810). New York: The Guilford Press.

Fonagy, P. & Luyten, P. (2009). A developmental, mentalization-based approach to the understanding and treatment of borderline personality disorder. *Development and Psychopathology, 21*: 1355–1381.

Fonagy, P., Steele, H. & Steele, M. (1991). Maternal representations of attachment during pregnancy predict the organization of infant-mother attachment at one year of age. *Child Development, 62*: 891–905.

Fonagy, P., Steele, M., Steele, H., Leigh, T., Kennedy, R., Mattoon, G. & Target, M. (1995). Attachment, the reflective self, and borderline states: The predictive specificity of the Adult Attachment Interview and pathological emotional development. In S. Goldberg, R. Muir & J. Kerr (Eds.), *Attachment Theory: Social, Developmental, and Clinical Perspectives* (pp. 233–278). New York: Analytic Press.

Fonagy, P., Steele, M., Steele, H., Moran, G. S. & Higgitt, A. C. (1991). The capacity for understanding mental states: The reflective self in parent and child and its significance for security of attachment. *Infant Mental Health Journal, 12*: 201–218.

Fonagy, P. & Target, M. (1997). Attachment and reflective function: Their role in self-organization. *Development and Psychopathology, 9*: 679–700.

Fonagy, P. & Target, M. (2005). Bridging the transmission gap: An end to an important mystery of attachment research? *Attachment and Human Development, 7*: 333–343.

Fonagy, P., Target, M., Steele, H. & Steele, M. (1998). *Reflective-Functioning Manual, Version 5, for Application to Adult Attachment Interviews*. University College London, London.

Ford, J. D. (2009). Neurobiological and developmental research: Clinical implications. In C. A. Courtois & J. D. Ford (Eds.), *Treating Complex Traumatic Stress Disorders: An Evidence-Based Guide* (pp. 31–58). New York: The Guilford Press.

Ford, J. D. & Courtois, C. A. (2009). Defining and understanding complex trauma and complex traumatic stress disorders. In C. A. Courtois & J. D. Ford (Eds.), *Treating Complex Traumatic Stress Disorders: An Evidence-Based Guide* (pp. 13–30). New York: The Guilford Press.

Ford, J. D., Fallot, R. D. & Harris, M. (2009). Group therapy. In C. A. Courtois & J. D. Ford (Eds.), *Treating Complex Traumatic Stress Disorders: An Evidence-Based Guide* (pp. 415–440). New York: The Guilford Presss.

Fraiberg, S., Adelson, E. & Shapiro, V. (1975). Ghosts in the nursery: A psychoanalytic approach ot the problems of impaired infant-mother relationships. *Journal of the American Academy of Child Psychiatry, 14*: 387–421.

Frank, J. D. (1961). *Persuasion and Healing*. New York: Schocken Books.

Freud, S. (1896/1962). The aetiology of hysteria (J. Strachey, Trans.). In J. Strachey (Ed.), *The Standard Edition of the Complete Psychological Works of Sigmund Freud* (Vol. 3, pp. 187–221). London: Hogarth Press.

Freud, S. (1929/1961). *Civilization and its Discontents* (J. Strachey, Trans.). New York: Norton.

Freud, S. (1936). *The Problem of Anxiety*. New York: Norton.

Freud, S. (1954). *The Origins of Psycho-Analysis: Letters to Wilhelm Fliess, Drafts and Notes: 1887–1902*. New York: Basic Books.

Freud, S. (1964). New introductory lectures on psycho-analysis (1933). In J. Strachey (Ed.), *The Standard Edition of the Complete Psychological Works of Sigmund Freud,* (Vol. 22, pp. 1–182). London: Hogarth Press.

Freyd, J. J. (1996). *Betrayal Trauma: The Logic of Forgetting Childhood Abuse.* Cambridge, MA: Harvard University Press.

Friedman, M. J., Cohen, J. A., Foa, E. B. & Keane, T. M. (2009). Integration and summary. In E. B. Foa, T. M. Keane, M. J. Friedman & J. A. Cohen (Eds.), *Effective Treatments for PTSD: Practice Guidelines from the International Society for Traumatic Stress Studies* (2nd edn, pp. 617–642). New York: The Guilford Press.

Frith, C. D. & Frith, U. (1999). Interacting minds: A biological basis. *Science, 286*: 1692–1695.

Frith, C. D. & Frith, U. (2006). The neural basis of mentalizing. *Neuron, 50*: 531–534.

Frith, U. & Frith, C. D. (2003). Development and neurophysiology of mentalizing. *Philosophical Transactions of the Royal Society of London, Series B, Biological Sciences, 358*: 459–473.

Frueh, B. C., Grubaugh, A. L., Cusack, K. J., Kimble, M. O., Elhai, J. D. & Knapp, R. G. (2009). Exposure-based cognitive-behavioral treatment of PTSD in adults with schizophrenia or schizoaffective disorder: A pilot study. *Journal of Anxiety Disorders, 23*: 665–675.

Gallagher, H. L., Jack, A. I., Roepstorff, A. & Frith, C. D. (2002). Imaging the intentional stance in a competitive game. *NeuroImage, 16*: 814–821.

Gallese, V. (2001). The "shared manifold" hypothesis: From mirror neurons to empathy. *Journal of Consciousness Studies, 8*: 33–50.

Garland, E. L., Gaylord, S. A. & Fredrickson, B. L. (2011). Positive reappraisal mediates stress-reductive effects of mindfulness: An upward spiral process. *Mindfulness, 2*: 59–67.

George, C. & Solomon, J. (2008). The caregiving system: A behavioral systems approach to parenting. In J. Cassidy & P. R. Shaver (Eds.), *Handbook of Attachment: Theory, Research, and Clinical Applications* (2nd edn, pp. 833–856). New York: The Guilford Press.

George, C. & Solomon, J. (2011). Caregiving helplessness: The development of a screening measure for disorganized maternal caregiving. In J. Solomon & C. George (Eds.), *Disorganized Attachment and Caregiving* (pp. 133–166). New York: The Guilford Press.

Gergely, G. (2007). The social construction of the subjective self: The role of affect mirroring, markedness, and ostensive communication in self development. In L. C. Mayes, P. Fonagy & M. Target (Eds.), *Developmental Science and Psychoanalysis*. London: Karnac.

Gergely, G., Egyed, K. & Kiraly, I. (2007). On pedagogy. *Developmental Science, 10*: 139–146.

Gergely, G., Nadasdy, Z., Csibra, G. & Biro, S. (1995). Taking the intentional stance at 12 months of age. *Cognition, 56*: 165–193.

Gergely, G. & Unoka, Z. (2008). Attachment and mentalization in humans: The development of the affective self. In E. L. Jurist, A. Slade & S. Bergner (Eds.), *Mind to Mind: Infant Research, Neuroscience, and Psychoanalysis* (pp. 50–87). New York: Other Press.

Gergely, G. & Watson, J. S. (1996). The social biofeedback theory of parental affect-mirroring: The development of emotional self-awareness and self-control in infancy. *International Journal of Psycho-Analysis, 77*: 1181–1212.

Giedd, J. N. (2003). The anatomy of mentalization: A view from neuroimaging. *Bulletin of the Menninger Clinic, 67*: 132–142.

Gilbert, P. (2010). *Compassion Focused Therapy*. New York: Routledge.

Gilbert, S. J., Williamson, I. D. M., Dumontheil, I., Simons, J. S., Frith, C. D. & Burgess, P. W. (2007). Distinct regions of medial rostral prefrontal cortex supporting social and nonsocial functions. *Social Cognitive and Affective Neuroscience*, 2: 217–226.

Goldman, A. I. (2006). *Simulating Minds: The Philosophy, Psychology, and Neuroscience of Mindreading*. New York: Oxford University Press.

Goldstein, J. & Kornfield, J. (1987). *Seeking the Heart of Wisdom: The Path of Insight Meditation*. Boston: Shambhala.

Goodwin, J. M. (1993). Sadistic abuse: Definition, recognition, and treatment. *Dissociation, 6*: 181–187.

Green, E. E. & Green, A. M. (1986). Biofeedback and states of consciousness. In B. B. Wolman & M. Ullman (Eds.), *Handbook of States of Consciousness* (pp. 553–589). New York: Van Nostrand Reinhold.

Greicius, M. D., Supekar, K., Menon, V. & Dougherty, R. F. (2009). Resting-state functional connectivity reflects structural connectivity in the default mode network. *Cerebral Cortex, 19*: 72–78.

Grey, N. & Holmes, E. A. (2008). "Hotspots" in trauma memories in the treatment of post-traumatic stress disorder: A replication. *Memory, 16*: 788–796.

Grienenberger, J., Kelly, K. & Slade, A. (2005). Maternal reflective functioning, mother-infant affective communication, and infant attachment: Exploring the link between mental states and observed caregiving behaviour in the intergenerational transmission of attachment. *Attachment and Human Development, 7*: 299–311.

Groat, M. & Allen, J. G. (2011). Promoting mentalizing in experiential psychoeducational groups: From agency and authority to authorship. *Bulletin of the Menninger Clinic, 75*: 315–343.

Grossman, K., Grossman, K. E., Kindler, H. & Zimmerman, P. (2008). A wider view of attachment and exploration: The influence of mothers and fathers on the development of psychological security from infancy to young adulthood. In J. Cassidy & P. R. Shaver (Eds.), *Handbook of Attachment: Theory, Research, and Clinical Applications* (2nd edn, pp. 857–879). New York: The Guilford Press.

Grossman, K. E., Grossman, K. & Waters, E. (Eds.) (2005). *Attachment from Infancy to Adulthood: The Major Longitudinal Studies*. New York: The Guilford Press.

Guastella, A. J. & Mitchell, P. B. (2008). Oxytocin enhances the encoding of positive social memories in humans. *Biological Psychiatry, 64*: 256–258.

Guastella, A. J., Mitchell, P. B. & Dadds, M. R. (2008). Oxytocin increases gaze to the eye region of human faces. *Biological Psychiatry, 63*: 3–5.

Gusnard, D. A. (2005). Being a self: Considerations from functional imaging. *Consciousness and Cognition, 14*: 679–697.

Gusnard, D. A., Akbudak, E., Shulman, G. L. & Raichle, M. E. (2001). Medial prefrontal cortex and self-referential mental activity: Relation to a default mode of brain function. *PNAS, 98*: 4259–4264.

Gusnard, D. A. & Raichle, M. E. (2001). Searching for a baseline: Functional imaging and the resting human brain. *Nature Reviews Neuroscience, 2*: 685–694.

Hahn, T. N. (1991). *Peace is Every Step: The Path of Mindfulness in Everyday Life*. New York: Bantam Books.

Hatfield, E., Cacioppo, J. T. & Rapson, R. L. (1994). *Emotional Contagion*. Paris: Cambridge University Press.

Hayes, S. C. (2004). Acceptance and Commitment Therapy and the new behavior therapies. In S. C. Hayes, V. M. Follette & M. M. Linehan (Eds.), *Mindfulness and Acceptance: Expanding the Cognitive-Behavioral Tradition* (pp. 1–29). New York: The Guilford Press.

Hayes, S. C. (2008). Climbing our hills: A beginning conversation on the comparison and Acceptance and Commitment Therapy and traditional cognitive behavioral therapy. *Clinical Psychology: Science and Practice, 15*: 286–295.

Hayes, S. C. & Strosahl, K. D. (Eds.) (2004). *A Practical Guide to Acceptance and Commitment Therapy*. New York: Springer.

Hayes, S. C., Strosahl, K. D., Bunting, K., Twohig, M. & Wilson, K. G. (2004). What is Acceptance and Commitment Therapy? In S. C. Hayes & K. D. Strosahl (Eds.), *A Practical Guide to Acceptance and Commitment Therapy* (pp. 3–29). New York: Springer.

Hayes, S. C., Strosahl, K. D. & Wilson, K. G. (1999). *Acceptance and Commitment Therapy: An Experiential Approach to Behavior Change*. New York: The Guilford Press.

Hazan, C. & Shaver, P. (1987). Romantic love conceptualized as an attachment processes. *Journal of Personality and Social Psychology, 52*: 511–524.

Hazan, C. & Shaver, P. R. (1994). Attachment as an organizational framework for research on close relationships. *Psychological Inquiry, 5*: 1–22.

Heinrichs, M., Baumgartner, T., Kirschbaum, C. & Ehlert, U. (2003). Social support and oxytocin interact to suppress cortisol and subjective responses to psychosocial stress. *Biological Psychiatry, 54*: 1389–1398.

Herman, J. L. (1981). *Father-Daughter Incest*. Cambridge, MA: Harvard University Press.

Herman, J. L. (1992a). Complex PTSD: A syndrome in survivors of prolonged and repeated trauma. *Journal of Traumatic Stress, 5*: 377–391.

Herman, J. L. (1992b). *Trauma and Recovery*. New York: BasicBooks.

Herman, J. L. (1993). Sequelae of prolonged and repeated trauma: Evidence for a complex posttraumatic syndrome (DESNOS). In J. R. T. Davidson & E. B. Foa (Eds.), *Posttraumatic Stress Disorder: DSM-IV and Beyond* (pp. 213–228). Washington, DC: American Psychiatric Press.

Herman, J. L. (2009). Foreword. In C. A. Courtois & J. D. Ford (Eds.), *Treating Complex Traumatic Stress Disorders* (pp. xiii-xvii). New York: The Guilford Press.

Hesse, E. (2008). The Adult Attachment Interview: Protocol, method of analysis, and empirical studies. In J. Cassidy & P. R. Shaver (Eds.), *Handbook of Attachment: Theory, Research, and Clinical Applications (Second Edition)* (pp. 552–598). New York: The Guilford Press.

Hobson, P. (2002). *The Cradle of Thought: Exploring the Origins of Thinking*. New York: Oxford University Press.

Hoffmann, S. G., Sawyer, A. T., Witt, A. A. & Oh, D. (2010). The effect of mindfulness-based therapy on anxiety and depression: A meta-analytic review. *Journal of Consulting and Clinical Psychology, 78*: 169–183.

Holmes, E. A., Brown, R. J., Mansell, W., Fearon, R. P., Hunter, E. C. M., Frasquilho, F. & Oakley, D. A. (2005). Are there two qualitatively distinct forms of dissociation? A review and some clinical implications. *Clinical Psychology Review, 25*: 1–23.

Holmes, E. A., Grey, N. & Young, K. A. D. (2005). Intrusive images and "hotspots" of trauma memories in posttraumatic stress disorder: An exploratory investigation of emotions and cognitive themes. *Journal of Behavior Therapy and Experimental Psychiatry, 36*: 3–17.

Holmes, J. (1999). Defensive and creative uses of narrative in psychotherapy: An attachment perspective. In G. Roberts & J. Holmes (Eds.), *Healing Stories: Narrative in Psychiatry and Psychotherapy* (pp. 49–66). London: Oxford University Press.

Holmes, J. (2001). *The Search for the Secure Base: Attachment Theory and Psychotherapy*. London: Routledge.

Holmes, J. (2010). *Exploring in Security: Towards an Attachment-Informed Psychoanalytic Psychotherapy*. New York: Routledge.

Holmes, J. (2011). Attachment theory and the suicidal patient. In K. Michel & D. A. Jobes (Eds.), *Building a Therapeutic Alliance with the Suicidal Patient* (pp. 149–167). Washington, DC: American Psychological Association.

Holzel, B. K., Carmody, J., Vangel, M., Congelton, C., Yerramsetti, S. M., Gard, T. & Lazar, S. W. (2011). Mindfulness practice leads to increases in regional brain gray matter density. *Psychiatry Research: Neuroimaging, 191*: 36–43.

Horwitz, L., Gabbard, G. O., Allen, J. G., Frieswyk, S. H., Colson, D. B., Newsom, G. E. & Coyne, L. (1996). *Borderline Personality Disorder: Tailoring the Therapy to the Patient*. Washington, DC: American Psychiatric Press.

Hrdy, S. B. (2009). *Mothers and others: The Evolutionary Origins of Mutual Understanding*. Cambridge, MA: Harvard University Press.

Humphrey, N. K. (1988). The social function of intellect. In R. W. Byrne & A. Whiten (Eds.), *Machiavellian Intelligence: Social Expertise and the Evolution of Intellect in Monkeys, Apes, and Humans* (pp. 13–26). New York: Oxford University Press.

Iacoboni, M. (2008). *Mirroring People: The New Science of How we Connect with Others*. New York: Farrar, Straus and Giroux.

Insel, T. R. (2003). Is social attachment an addictive disorder? *Physiology and Behavior, 79*: 351–357.

Insel, T. R. & Young, L. J. (2001). The neurobiology of attachment. *Nature Reviews Neuroscience, 2*: 129–136.

Jackson, C., Nissenson, K. & Cloitre, M. (2009). Cognitive-behavioral therapy. In C. A. Courtois & J. D. Ford (Eds.), *Treating Complex Traumatic Stress Disorders: An Evidence-Based Guide* (pp. 243–263). New York: The Guilford Press.

Jacobvitz, D. (2008). Afterword: Reflections on clinical applications of the Adult Attachment Interview. In H. Steele & M. Steele (Eds.), *Clinical Applications of the Adult Attachment Interview* (pp. 471–486). New York: The Guilford Press.

Jaffe, P. G., Sudermann, M. & Reitzel, D. (1992). Child witnesses of marital violence. In R. T. Ammerman & M. Hersen (Eds.), *Assessment of Family Violence: A Clinical and Legal Sourcebook* (pp. 313–331). New York: Wiley.

Jobes, D. A. (2006). *Managing Suicidal Risk: A Collaborative Approach*. New York: The Guilford Press.

Jobes, D. A. (2011). Suicidal patients, the therapeutic alliance, and the Collaborative Assessment and Management of Suicidality. In K. Michel & D. A. Jobes (Eds.), *Building a Therapeutic Alliance with the Suicidal Patient* (pp. 205–229). Washington, DC: American Psychological Association.

Johnson, J. G., Cohen, P., Brown, J., Smailes, E. M. & Bernstein, D. P. (1999). Childhood maltreatment increases risk for personality disorders during early adulthood. *Archives of General Psychiatry, 56*: 600–606.

Johnson, S. M. (2008). Couple and family therapy: An attachment perspective. In J. Cassidy & P. R. Shaver (Eds.), *Handbook of Attachment: Theory, Research, and Clinical Applications* (2nd edn, pp. 811–829). New York: The Guilford Press.

Johnson, S. M. (2009). Attachment theory and emotionally focused therapy for individuals and couples. In J. H. Obegi & E. Berant (Eds.), *Attachment Theory and Research in Clinical Work with Adults* (pp. 410–433). New York: The Guilford Press.

Johnson, S. M. & Courtois, C. A. (2009). Couple therapy. In C. A. Courtois & J. D. Ford (Eds.), *Treating Complex Traumatic Stress Disorders: An Evidence-Based Guide* (pp. 371–390). New York: The Guilford Press.

Johnson, S. M., Dweck, C. S. & Chen, F. S. (2007). Evidence for infants' internal working models of attachment. *Psychological Science, 18*: 501–502.

Joiner, T. E. (2005). *Why People Die by Suicide*. Cambridge, MA: Harvard University Press.

Jones, A. (2008). The AAI as a clinical tool. In H. Steele & M. Steele (Eds.), *Clinical Applications of the Adult Attachment Interview* (pp. 175–194). New York: The Guilford Press.

Jurist, E. L. (2005). Mentalized affectivity. *Psychoanalytic Psychology, 22*: 426–444.

Kabat-Zinn, J. (1990). *Full Catastrophe Living: Using the Wisdom of your Body and Mind to Face Stress, Pain, and Illness*. New York: Delta.

Kabat-Zinn, J. (1994). *Wherever You Go, There You Are: Mindfulness Meditation in Everyday Life*. New York: Hyperion.

Kabat-Zinn, J. (2003). Mindfulness-based interventions in context: Past, present, and future. *Clinical Psychology: Science and Practice, 10*: 144–156.

Kabat-Zinn, J., Massion, A. O., Kristeller, J., Peterson, L. G., Fletcher, K. E., Pbert, L., Lenderking, W. R. & Santorelli, S. F. (1992). Effectiveness of a meditation-based stress reduction program in the treatment of anxiety disorders. *American Journal of Psychiatry, 149*: 936–943.

Kagan, J. (2003). Behavioral inhibition as a temperamental category. In R. J. Davidson, K. R. Scherer & H. H. Goldsmith (Eds.), *Handbook of Affective Sciences* (pp. 320–331). New York: Oxford University Press.

Kandel, E. R. (2005). *Psychiatry, Psychoanalysis, and the New Biology of Mind*. Washington, DC: American Psychiatric Publishing.

Kandel, E. R. (2006). *In Search of Memory: The Emergence of a Science of Mind*. New York: Norton.

Kaplan, L. J. (1991). *Female Perversions: The Temptations of Emma Bovary*. New York: Doubleday.

Karen, R. (1998). *Becoming Attached: First Relationships and How they Shape our Capacity to Love*. New York: Oxford University Press.

Karterud, S. & Bateman, A. (2012). Group therapy techniques. In A. Bateman & P. Fonagy (Eds.), *Handbook of Mentalizing in Mental Health Practice* (pp. 81–105). Washington, DC: American Psychiatric Publishing.

Kempe, C. H., Silverman, F. N., Steele, B. F., Droegemueller, W. & Silver, H. K. (1962). The battered-child syndrome. *Journal of the American Medical Association, 181*: 105–112.

Kernberg, O. F., Diamond, D., Yeomans, F. E., Clarkin, J. F. & Levy, K. N. (2008). Mentalization and attachment in borderline patients in Transference Focused Psychotherapy. In E. L. Jurist, A. Slade & S. Bergner (Eds.), *Mind to Mind: Infant Research, Neuroscience, and Psychoanalysis* (pp. 167–201). New York: Other Press.

Keysers, C., Wicker, B., Gazzola, V., Anton, J. -L., Fogassi, L. & Gallese, V. (2004). A touching sight: SII/PV activation during the observation and experience of touch. *Neuron, 42*: 335–346.

Kim, P., Leckman, J. F., Mayes, L. C., Newman, M. -A., Feldman, R. & Swain, J. E. (2010). Perceived quality of maternal care in childhood and structure and function of mothers' brain. *Developmental Science, 13*: 662–673.

Kirsch, P., Esslinger, C., Chen, Q., Mier, D., Lis, S., Siddhanti, S., Gruppe, H., Mattay, V. S., Gallhofer, B. & Meyer-Lindenberg, A. (2005). Oxytocin modulates neural circuitry for social cognition and fear in humans. *Journal of Neuroscience, 25*: 11489–11493.

Kluft, R. P. (1992). Discussion: A specialist's perspective on multiple personality disorder. *Psychoanalytic Inquiry, 12*: 139–171.

Kluft, R. P. (1993). Basic principles in conducting the psychotherapy of multiple personality disorder. In R. P. Kluft & C. G. Fine (Eds.), *Current Perspectives on Multiple Personality Disorder* (pp. 19–50). Washington, DC: American Psychiatric Press.

Koenen, K. C., Fu, Q. J., Ertel, K., Lyons, M., True, W. R., Goldberg, J. & Tsuang, M. T. (2008). Common genetic liability to major depression and posttraumatic stress disorder in men. *Journal of Affective Disorders, 105*: 109–115.

Koenen, K. C., Moffitt, T. E., Poulton, R., Martin, J. & Caspi, A. (2007). Early childhood factors associated with the development of post-traumatic stress disorder: Results from a longitudinal birth cohort. *Psychological Medicine, 37*: 181–192.

Koos, O. & Gergely, G. (2001). A contingency-based approach to the etiology of "disorganized" attachment: The "flickering switch" hypothesis. *Bulletin of the Menninger Clinic, 65*: 397–410.

Kornfield, J. (2009). *The Wise Heart: A Guide to the Universal Teachings of Buddhist Psychology*. New York: Random House.

Kosfeld, M., Heinrichs, M., Zak, P. J., Fischbacher, U. & Fehr, E. (2005). Oxytocin increases trust in humans. *Nature, 435*: 673–676.

Kuyken, W., Watkins, E., Holden, E., White, K., Taylor, R. S., Byford, S., Evans, A., Radford, S., Teasdale, J. D. & Dalgleish, T. (2010). How does mindfulness-based cognitive therapy work? *Behaviour Research and Therapy, 48*: 1105–1112.

Labuschagne, I., Phan, K. L., Wood, A., Angstadt, M., Chua, P., Heinrichs, M., Stout, J. C. & Nathan, P. (2010). Oxytocin attenuates amygdala reactivity to fear in generalized social anxiety disorder. *Neuropsychopharmacology, 35*: 2403–2413.

Lanius, R. A., Vermetten, E. & Pain, C. (Eds.) (2010). *The Impact of Early Life Trauma on Health and Disease: The Hidden Epidemic*. New York: Cambridge University Press.

Lazar, S. W., Kerr, C. E., Wasserman, R. H., Gray, J. R., Greve, D. N., Treadway, M. T., McGarvey, M., Quinn, B. T., Dusek, J. A., Benson, H., Rauch, S. L., Moore, C. I. & Fischl, B. (2005). Meditation experience is associated with increased cortical thickness. *NeuroReport, 16*: 1893–1897.

Lecours, S. & Bouchard, M. -A. (1997). Dimensions of mentalisation: Outlining levels of psychic transformation. *International Journal of Psycho-Analysis, 78*: 855–875.

Lenzi, D., Trentini, C., Pantano, P., Macaluso, E., Iacoboni, M., Lenzi, G. L. & Ammaniti, M. (2009). Neural basis of maternal communication and emotional expression processing during infant preverbal stage. *Cerebral Cortex, 19*: 1124–1133.

Levy, K. N. (2008). Psychotherapies and lasting change. *American Journal of Psychiatry, 165*: 556–559.

Levy, K. N., Ellison, W. D., Scott, L. N. & Bernecker, S. L. (2011). Attachment style. In J. C. Norcross (Ed.), *Psychotherapy Relationships that Work: Evidence-Based Responsiveness* (2nd edn, pp. 377–401). New York: Oxford University Press.

Levy, K. N., Meehan, K. B., Kelly, K. M., Reynoso, J. S., Weber, M., Clarkin, J. F. & Kernberg, O. F. (2006). Change in attachment patterns and reflective function in a randomized control trial of Transference-Focused Psychotherapy for borderline personality disorder. *Journal of Consulting and Clinical Psychology, 74*: 1027–1040.

Lewis, L., Kelly, K. A. & Allen, J. G. (2004). *Restoring Hope and Trust: An Illustrated Guide to Mastering Trauma*. Baltimore, MD: Sidran Press.

Lieberman, A. F., Padron, E., Van Horn, P. & Harris, W. W. (2005). Angels in the nursery: The intergenerational transmission of benevolent parental influences. *Infant Mental Health Journal, 26*: 504–520.

Lieberman, A. F. & Zeanah, C. H. (1999). Contributions of attachment theory to infant-parent psychotherapy and other interventions with infants and young children. In J. Cassidy & P. R. Shaver (Eds.), *Handbook of Attachment: Theory, Research, and Clinical Applications* (pp. 555–574). New York: The Guilford Press.

Linehan, M. M. (1993). *Cognitive-Behavioral Treatment of Borderline Personality Disorder*. New York: The Guilford Press.

Linehan, M. M., Comtois, K. A., Murray, A. M., Brown, M. Z., Gallop, R. J., Heard, H. L., Korslund, K. E., Tutek, D. A., Reynolds, S. K. & Lindenboim, N. (2006). Two-year randomized controlled trail and follow-up of dialectical behavior therapy vs therapy by experts for suicidal behaviors and borderline personality disorder. *Archives of General Psychiatry, 63*: 757–766.

Liotti, G. (1999). Disorganization of attachment as a model for understanding dissociative psychopathology. In J. Solomon & C. George (Eds.), *Attachment Disorganization* (pp. 291–317). New York: The Guilford Press.

Lombardo, M. V., Chakrabarti, B., Bullmore, E. T., Wheelwright, S. J., Sadek, S. A., Suckling, J. & Baron-Cohen, S. (2010). Shared neural circuits for mentalizing about the self and others. *Journal of Cognitive Neuroscience, 22*: 1623–1635.

Long, M. E., Elhai, J. D., Schweinle, A., Gray, M. J., Grubaugh, A. L. & Frueh, B. C. (2008). Differences in posttraumatic stress disorder diagnostic rates and symptom severity between Criterion A1 and non-Criterion A1 stressors. *Journal of Anxiety Disorders, 22*: 1255–1263.

Luborsky, L., Singer, B. & Luborsky, L. (1975). Comparative studies of psychotherapies: Is it true that "Everyone Has Won and All Must Have Prizes"? *Archives of General Psychiatry, 32*: 995–1008.

Luyten, P., Fonagy, P., Lemma, A. & Target, M. (2012). Depression. In P. Fonagy & A. Bateman (Eds.), *Handbook of Mentalizing in Mental Health Practice* (pp. 385–417). Washington, DC: American Psychiatric Publishing.

Luyten, P., Mayes, L. C., Fonagy, P. & Van Houdenhove, B. (submitted). Attachment and the interpersonal nature of stress regulation: A developmental framework.

Luyten, P., Vliegen, N., van Houdenhove, B. & Blatt, S. J. (2008). Equifinality, multifinality, and the rediscovery of the importance of early experiences: Pathways from early adversity to psychiatric and (functional) somatic disorders. *Psychoanalytic Study of the Child, 63*: 27–60.

Lyons-Ruth, K., Bronfman, E. & Atwood, G. (1999). A relational diathesis model of hostile-helpless states of mind: Expressions in mother-infant interaction. In J. Solomon & C. George (Eds.), *Attachment Disorganization* (pp. 33–70). New York: Guilford.

Lyons-Ruth, K. & Jacobvitz, D. (2008). Attachment disorganization: Genetic factors, parenting contexts, and developmental transformation from infancy to adulthood. In J. Cassidy & P. R. Shaver (Eds.), *Handbook of Attachment: Theory, Research, and Clinical Applications* (2nd edn, pp. 666–697). New York: The Guilford Press.

MacDonald, H. Z., Beeghly, M., Grant-Knight, W., Augustyn, M., Woods, R. W., Cabral, H., Rose-Jacobs, R., Saxe, G. N. & Frank, D. A. (2008). Longitudinal association between infant disorganized attachment and childhood posttraumatic stress symptoms. *Development and Psychopathology, 20*: 493–508.

Mace, C. (2008). *Mindfulness and Mental Health: Therapy, Theory and Science.* London: Routledge.

MacLean, P. D. (1985). Brain evolution relating to family, play, and the separation call. *Archives of General Psychiatry, 42*: 405–417.

MacLean, P. D. (1990). *The Triune Brain in Evolution: Role in Paleocerebral Functions.* New York: Plenum.

Magai, C. (2008). Attachment in middle and later life. In J. Cassidy & P. R. Shaver (Eds.), *Handbook of Attachment: Theory, Research, and Clinical Applications* (2nd edn, pp. 532–551). New York: The Guilford Press.

Main, M. (1991). Metacognitive knowledge, metacognitive monitoring, and singular (coherent) vs. multiple (incoherent) model of attachment. In C. M. Parkes, J. Stevenson-Hinde & P. Marris (Eds.), *Attachment Across the Life Cycle* (pp. 127–159). London: Routledge.

Main, M. & Goldwyn, R. (1994). *Adult Attachment Scoring and Classification Systems (Unpublished Scoring Manual).* Berkeley, CA: Department of Psychology, University of California, Berkeley.

Main, M. & Hesse, E. (1990). Parents' unresolved traumatic experiences are related to infant disorganized attachment status: Is frightened and/or frightening parental behavior the linking mechanism? In M. T. Greenberg, D. Cicchetti & E. M. Cummings (Eds.), *Attachment in the Preschool Years: Theory, Research, and Intervention* (pp. 161–182). Chicago: University of Chicago Press.

Main, M., Hesse, E. & Goldwyn, R. (2008). Studying differences in language usage in recounting attachment history: An introduction to the AAI. In H. Steele & M. Steele (Eds.), *Clinical Applications of the Adult Attachment Interview* (pp. 31–68). New York: The Guilford Press.

Main, M., Hesse, E. & Kaplan, N. (2005). Predictability of attachment behavior and representational processes at 1, 6, and 19 years of age. In K. E. Grossman, K. Grossman & E. Waters (Eds.), *Attachment from Infancy to Adulthood: The Major Longitudinal Studies* (pp. 245–304). New York: The Guilford Press.

Main, M., Kaplan, N. & Cassidy, J. (1985). Security in infancy, chldhood, and adulthood: A move to the level of representation. In I. Bretherton & E. Waters (Eds.), *Growing Points of Attachment Theory and Research (Monographs of the Society for Research in Child Development)* (Vol. 50, 1–2, Serial No. 209, pp. 66–104). Chicago: University of Chicago Press.

Main, M. & Solomon, J. (1990). Procedures for identifying infants as disorganized/disoriented during the Ainsworth Strange Situation. In M. T. Greenberg, D. Cicchetti & E. M. Cummings (Eds.), *Attachment in the Preschool Years: Theory, Research, and Intervention* (pp. 121–160). Chicago: University of Chicago Press.

Maker, A. H., Kemmelmeier, M. & Peterson, C. (1998). Long-term psychological consequences in women of witnessing parental physical conflict and experiencing abuse in childhood. *Journal of Interpersonal Violence, 13*: 574–589.

Mallinckrodt, B., Daly, K. & Wang, C. -C. D. C. (2009). An attachment approach to adult psychotherapy. In J. H. Obegi & E. Berant (Eds.), *Attachment Theory and Research in Clinical Work with Adults* (pp. 234–268). New York: The Guilford Press.

Mallinckrodt, B., McCreary, B. A. & Robertson, A. K. (1995). Co-occurrence of eating disorders and incest: The role of attachment, family environment, and social competencies. *Journal of Counseling Psychology, 42*: 178–186.

March, J. S. (1993). What constitutes a stressor? The "Criterion A" issue. In J. R. T. Davidson & E. B. Foa (Eds.), *Posttraumatic Stress Disorder: DSM-IV and Beyond* (pp. 37–54). Washington, DC: American Psychiatric Press.

Martin, J. R. (1997). Mindfulness: A proposed common factor. *Journal of Psychotherapy Integration, 7*: 291–312.

Marvin, R. S. & Britner, P. A. (2008). Normative development: The ontogeny of attachment. In J. Cassidy & P. R. Shaver (Eds.), *Handbook of Attachment: Theory, Research, and Clinical Applications* (2nd edn, pp. 269–294). New York: The Guilford Press.

Marvin, R. S., Cooper, G., Hoffman, K. & Powell, B. (2002). The Circle of Security project: Attachment-based intervention with caregiver-pre-school child dyads. *Attachment and Human Development, 4*: 107–124.

Mayes, L. C. (2000). A developmental perspective on the regulation of arousal states. *Seminars in Perinatology, 24*: 267–279.

McBride, C. & Atkinson, L. (2009). Attachment theory and cognitive-behavioral therapy. In J. H. Obegi & E. Berant (Eds.), *Attachment Theory and Research in Clinical Work with Adults* (pp. 434–458). New York: The Guilford Press.

McIntosh, W. D. (1997). East meets west: Parallels between Zen Buddhism and social psychology. *The International Journal for the Psychology of Religion, 7*: 37–52.

Meins, E. (1997). *Security of Attachment and the Social Development of Cognition*. East Sussex, UK: Psychology Press.

Meins, E., Fernyhough, C., Fradley, E. & Tuckey, M. (2001). Rethinking maternal sensitivity: Mothers' commments on infants' mental processes predict security of attachment at 12 months. *Journal of Child Psychology and Psychiatry, 42*: 637–648.

Meins, E., Fernyhough, C., Russell, J. & Clark-Carter, D. (1998). Security of attachment as a predictor of symbolic and mentalising abilities: A longitudinal study. *Social Development, 7*: 1–24.

Melnick, S., Finger, B., Hans, S., Patrick, M. & Lyons-Ruth, K. (2008). Hostile-helpless states of mind in the AAI: A proposed additional AAI category with implications for identifying disorganized infant attachment in high-risk samples. In H. Steele & M. Steele (Eds.), *Clinical Applications of the Adult Attachment Interview* (pp. 399–423). New York: The Guilford Press.

Menninger, K. A. (1938). *Man Against Himself*. New York: Harcourt, Brace and Company.

Menninger, K. A. (1983). The suicidal intention of nuclear armament. *Bulletin of the Menninger Clinic, 47*: 325–353.

Mikulas, W. L. (2011). Mindfulness: Significant common confusions. *Mindfulness, 2*: 1–7.

Mikulincer, M. & Shaver, P. R. (2004). Security-based self-representations in adulthood: Contents and processes. In W. S. Rholes & J. A. Simpson (Eds.), *Adult Attachment: Theory, Research, and Clinical Implications* (pp. 159–195). New York: The Guilford Press.

Mikulincer, M. & Shaver, P. R. (2007a). *Attachment in Adulthood: Structure, Dynamics, and Change*. New York: The Guilford Press.

Mikulincer, M. & Shaver, P. R. (2007b). Reflections on security dynamics: Core constructs, psychological mechanisms, relational contexts, and the need for an integrative theory. *Psychological Inquiry, 18*: 197–209.

Mikulincer, M. & Shaver, P. R. (2008). Adult attachment and affect regulation. In J. Cassidy & P. R. Shaver (Eds.), *Handbook of Attachment: Theory, Research, and Clinical Applications* (2nd edn, pp. 503–531). New York: The Guilford Press.

Mohr, J. J. (2008). Same-sex romantic attachment. In J. Cassidy & P. R. Shaver (Eds.), *Handbook of Attachment: Theory, Research, and Clinical Applications* (2nd edn, pp. 482–502). New York: The Guilford Press.

Moran, P. M., Bifulco, A., Ball, C., Jacobs, C. & Benaim, K. (2002). Exploring psychological abuse in childhood: I. Developing a new interview scale. *Bulletin of the Menninger Clinic, 66*: 213–240.

Morton, J. (1989). The origins of autism. *New Scientist, 1694*: 44–47.

Moss, E., Bureau, J. -F., St-Laurent, D. & Tarabulsy, G. M. (2011). Understanding disorganized attachment at preschool and school age: Examining divergent pathways of disorgnaized and controlling children. In J. Solomon & C. George (Eds.), *Disorganized Attachment and Caregiving* (pp. 52–79). New York: The Guilford Press.

Munafo, M. R., Brown, S. M. & Hariri, A. R. (2008). Serotonin transporter (5-HTTLPR) genotype and amygdala activation: A meta-analysis. *Biological Psychiatry, 63*: 852–857.

Murdoch, I. (1971). *The Sovereignty of Good*. London: Routledge.

Murdoch, I. (1992). *Metaphysics as a Guide to Morals*. London: Penguin.

Naber, F., van Ijzendoorn, M. H., Deschamps, P., van Engeland, H. & Bakermans-Kranenburg, M. J. (2010). Intranasal oxytocin increases fathers' observed responsiveness during play with their children: A double-blind within-subject experiement. *Psychoneuroendocrinology, 35*: 1583–1586.

Neff, K. D. (2009). The role of self-compassion in development: A healthier way to relate to oneself. *Human Development, 52*: 211–214.

Neff, K. D. (2011). *Self-Compassion*. New York: HarperCollins.

Nemeroff, C. B., Bremner, J. D., Foa, E. B., Mayberg, H. S., North, C. S. & Stein, M. B. (2006). Posttraumatic stress disorder: A state-of-the-science review. *Journal of Psychiatric Research, 40*: 1–21.

Neumann, I. D. (2008). Brain oxytocin: A key regulator of emotional and social behaviors in both females and males. *NeuroImage, 20*: 858–865.

Nock, M. K. (Ed.) (2009). *Understanding Nonsuicidal Self-Injury*. Washington, DC: American Psychological Association.

Nolen-Hoeksema, S. (2000). The role of rumination in depressive disorders and mixed anxiety/depressive symptoms. *Journal of Abnormal Psychology, 109*: 504–511.

Nolen-Hoeksema, S. & Davis, C. G. (1999). "Thanks for sharing that": Ruminators and their social support networks. *Journal of Personality and Social Psychology, 77*: 801–814.

Norcross, J. C. (Ed.). (2011). *Psychotherapy Relationships that Work: Evidence-Based Responsiveness* (2nd edn). New York: Oxford University Press.

Nussbaum, M. C. (2001). *Upheavals of Thought: The Intelligence of the Emotions*. Cambridge: Cambridge University Press.

Obegi, J. H. & Berant, E. (Eds.) (2009). *Attachment Theory and Research in Clinical Work*. New York: The Guilford Press.

Oldham, J. M. (2008). Epilogue. In J. G. Allen & P. Fonagy (Eds.), *Mentalizing in Clinical Practice* (pp. 341–346). Washington, DC: American Psychiatric Publishing.

Oliver, J. E. (1993). Intergenerational transmission of child abuse: Rates, research, and clinical implications. *American Journal of Psychiatry, 150*: 1315–1324.

Onishi, K. H. & Baillargeon, R. (2005). Do 15-month-old infants understand false beliefs? *Science, 308*: 255–258.

Orbach, I. (2011). Taking an inside view: Stories of pain. In K. Michel & D. A. Jobes (Eds.), *Building a Therapeutic Alliance with the Suicidal Patient* (pp. 111–128). Washington, DC: American Psychological Association.

Osofsky, J. D. (1995). Children who witness domestic violence: The invisible victims. *Social Policy Report, Society for Research in Child Development, 9*: 1–16.

Ozer, E. J., Best, S. R., Lipsey, T. L. & Weiss, D. S. (2003). Predictors of posttraumatic stress disorder and symptoms in adults: A meta-analysis. *Psychological Bulletin, 129*: 52–73.

Panksepp, J. (1998). *Affective Neuroscience: The Foundations of Human and Animal Emotions*. New York: Oxford University Press.

Panksepp, J. (2009). Brain emotional systems and qualities of mental life: From animal models of affect to implications for psychotherapeutics. In D. Fosha, D. J. Siegal & M. F. Solomon (Eds.), *The Healing Power of Emotion: Affective Neuroscience, Development and Clinical Practice* (pp. 1–26). New York: Norton.

Panksepp, J., Nelson, E. & Bekkedal, M. (1999). Brain systems for the mediation of social separation-distress and social-reward: Evolutionary antecedents and neuropeptide intermediaries. In C. S. Carter, I. I. Lederhendler & B. Kirkpatrick (Eds.), *The Integrative Neurobiology of Affiliation* (pp. 221–243). Cambridge, MA: MIT Press.

Perner, J. (1991). *Understanding the Representational Mind*. Cambridge, MA: MIT Press.

Philips, B., Kahn, U. & Bateman, A. (2012). Drug addiction. In P. Fonagy & A. Bateman (Eds.), *Handbook of Mentalizing in Mental Health Practice* (pp. 445–461). Washington, DC: American Psychiatric Publishing.

Pincus, D., Kose, S., Arana, A., Johnson, K., Morgan, P. S., Borckardt, J., Herbsman, T., Hardaway, F., George, M. S., Panksepp, J. & Nahas, Z. (2010). Inverse effects of oxytocin on attributing mental activity to others in depressed nd healthy subjects: A double-blind placebo controlled fMRI study. *Frontiers in Psychiatry, 1*: 1–10.

Polan, H. J. & Hofer, M. A. (2008). Psychobiological origins of infant attachment and its role in development. In J. Cassidy & P. R. Shaver (Eds.), *Handbook of Attachment: Theory, Research, and Clinical Applications* (2nd edn, pp. 158–172). New York: The Guilford Press.

Pope, H. G., Oliva, P. S., Hudson, J. I., Bodkin, J. A. & Gruber, A. J. (1999). Attitudes toward DSM-IV dissociative disorder diagnoses among board-certified American psychiatrists. *American Journal of Psychiatry, 156*: 321–323.

Post, R. M., Weiss, S. R. B. & Smith, M. A. (1995). Sensitization and kindling: Implications for the evolving neural substrates of post-traumatic stress disorder. In M. J. Friedman, D. S. Charney & A. Y. Deutch (Eds.), *Neurobiological and Clinical Consequences of Stress: From Normal Adaptation to Post-Traumatic Stress Disorder* (pp. 203–224). Philadelphia: Lippincott-Raven.

Powers, M. B., Halpern, J. M., Ferenschak, M. P., Gillihan, S. J. & Foa, E. B. (2010). A meta-analytic review of prolonged exposure for posttraumatic stress disorder. *Clinical Psychology Review, 30*: 635–641.

Raichle, M. E. & Snyder, A. Z. (2007). A default mode of brain function: A brief history of an evolving idea. *NeuroImage, 37*: 1083–1090.

Redclay, E., Dodell-Feder, D., Pearrow, M. J., Mavros, P. L., Kleiner, M., Gabriell, J. D. E., Saxe, R. (2010). Live face-to-face interaction during fMRI: A new tool for social cognitive neuroscience. *NeuroImage, 50*: 1639–1647.

Resick, P. A., Monson, C. M. & Rizvi, S. L. (2008). Posttraumatic stress disorder. In D. H. Barlow (Ed.), *Clinical Handbook of Psychological Disorders: A Step-by-Step Treatment Manual* (pp. 65–122). New York: The Guilford Press.

Richardson, R. (2010). *The Heart of William James*. Cambridge, MA: Harvard University Press.

Riem, M. M. E., Bakermans-Kranenburg, M. J., Pieper, S., Tops, M., Boksem, M. A. S., Vermeiren, R. R. J. M., van Ijzendoorn, M. H. & Rombouts, S. A. R. B. (2011). Oxytocin modulates amygdala, insula, and inferior frontal gyrus responses to infant crying: A randomized controlled trial. *Biological Psychiatry, 70*: 291–297.

Riggs, D. S., Monson, C. M., Glynn, S. M. & Canterino, J. (2009). Couple and family therapy for adults. In E. B. Foa, T. M. Keane, M. J. Friedman & J. A. Cohen (Eds.), *Effective Treatments for PTSD: Practice Guidelines from the International Society for Traumatic Stress Studies* (2nd edn, pp. 458–478). New York: The Guilford Press.

Robins, C. J., Schmidt, H. I. & Linehan, M. M. (2004). Dialectical Behavior Therapy: Synthesizing radical acceptance with skillful means. In S. C. Hayes, V. M. Follette & M. M. Linehan (Eds.), *Mindfulness and Acceptance: Expanding the Cognitive-Behavioral Tradition* (pp. 30–44). New York: The Guilford Press.

Roemer, L. & Orsillo, S. M. (2009). *Mindfulness- and Acceptance-Based Behavioral Therapies in Practice*. New York: The Guilford Press.

Rolls, E. T. (1999). *The Brain and Emotion*. New York: Oxford University Press.

Rosen, G. M. & Lilienfeld, S. O. (2008). Posttraumatic stress disorder: An empirical evaluation of core assumptions. *Clinical Psychology Review, 28*: 837–868.

Ross, S. M. (1996). Risk of physical abuse to children of spouse abusing parents. *Child Abuse and Neglect, 20*: 589–598.

Roth, A. & Fonagy, P. (2005). *What Works for Whom? A Critical Review of Psychotherapy Research* (2nd edn). New York: The Guilford Press.

Rudd, M. D., Mandrusiak, M. & Joiner, T. E. (2006). The case against no-suicide contracts: The commitment to treatment statement as a practice alternative. *Journal of Clinical Psychology, 62*: 243–251.

Sadler, L. S., Slade, A. & Mayes, L. C. (2006). Minding the Baby: A mentalization-based parenting program. In J. G. Allen & P. Fonagy (Eds.), *Handbook of Mentalization-Based Treatment* (pp. 271–288). Chichester, UK: Wiley.

Sahdra, B. K., Shaver, P. R. & Brown, K. W. (2010). A scale to measure nonattachment: A Buddhist complement to western research on attachment and adaptive functioning. *Journal of Personality Assessment, 92*: 116–127.

Saxe, R. & Powell, L. J. (2006). It's the thought that counts: Specific brain regions for one component of theory of mind. *Psychological Science, 17*: 692–699.

Saxe, R. & Wexler, A. (2005). Making sense of another mind: The role of the right temporo-parietal junction. *Neuropsychologia, 43*: 1391–1399.

Schafer, J., Caetano, R. & Clark, C. L. (1998). Rates of intimate partner violence in the United States. *American Journal of Public Health, 88*: 1702–1704.

Schardt, D. M., Erk, S., Nusser, C., Nothen, M. M., Cichon, S., Rietschel, M., Treutlein, J., Goschke, T. & Walter, H. (2010). Volition dimishes genetically mediated amygdala hyperreactivity. *NeuroImage, 53*: 943–951.

Schore, A. N. (2001). Effects of a secure attachment relationship on right brain development, affect regulation, and infant mental health. *Infant Mental Health Journal*, 22: 7–66.

Schuengel, C., Bakermans-Kranenburg, M. J. & van IJzendoorn, M. H. (1999). Frightening maternal behavior linking unresolved loss and disorganized infant attachment. *Journal of Consulting and Clinical Psychology, 67*: 54–63.

Segal, Z. V., Bieling, P., Young, T., MacQueen, G., Cooke, R., Martin, L., Bloch, R. & Levitan, R. D. (2010). Antidepressant monotherapy vs sequential pharmacotherapy and mindfulness-based cognitive therapy, or placebo, for relapse prophylaxis in recurrent depression. *Archives of General Psychiatry, 67*: 1256–1264.

Segal, Z. V., Ma, S. H., Teasdale, J. D. & Williams, J. M. G. (2007). Initial psychometric properties of the Experiences Questionnaire; Validation of a self-report measure of decentering. *Behavior Therapy, 38*: 234–246.

Segal, Z. V., Teasdale, J. D. & Williams, J. M. G. (2004). Mindfulness-Based Cognitive Therapy: Theoretical rationale and empirical status. In S. C. Hayes, V. M. Follette & M. M. Linehan (Eds.), *Mindfulness and Acceptance: Expanding the Cognitive-Behavioral Tradition* (pp. 45–65). New York: The Guilford Press.

Segal, Z. V., Williams, J. M. G. & Teasdale, J. D. (2002). *Mindfulness-Based Cognitive Therapy for Depression: A New Approach to Preventing Relapse*. New York: The Guilford Press.

Seidler, G. H. & Wagner, F. E. (2006). Comparing the efficacy of EMDR and trauma-focused cognitive-behavioral therapy in the treatment of PTSD: A meta-analytic study. *Psychological Medicine, 36*: 1515–1522.

Shallice, T. & Cooper, R. P. (2011). *The Organisation of Mind*. New York: Oxford University Press.

Shapiro, F. (1995). *Eye Movement Desensitization and Reprocessing: Basic Principles, Protocols, and Procedures*. New York: The Guilford Press.

Shapiro, S. L., Carlson, L. E., Astin, J. A. & Freedman, B. (2006). Mechanisms of mindfulness. *Journal of Clinical Psychology, 62*: 373–386.

Shaver, P. R., Lavy, S., Saron, C. D. & Mikulincer, M. (2007). Social foundations of the capacity for mindfulness: An attachment perspective. *Psychological Inquiry, 18*: 264–271.

Shaver, P. R. & Mikulincer, M. (2011). Clinical implications of attachment theory, *Creating Connections: International Conference on Attachment, Neuroscience, Mentalization-Based Treatment, and Emotionally Focused Therapy*. Kaatsheuvel, The Netherlands.

Shea, M. T., McDevitt-Murphy, M., Ready, D. J. & Schnurr, P. P. (2009). Group therapy. In E. B. Foa, T. M. Keane, M. J. Friedman & J. A. Cohen (Eds.), *Effective Treatments for PTSD: Practice Guidelines from the International Society for Traumatic Stress Studies* (2nd edn, pp. 306–326). New York: The Guilford Press.

Shohat-Ophir, G., Kaun, K. R., Azanchi, R. & Heberlein, U. (2012). Sexual deprivation increases ethanol intake in drosophila. *Science, 335*: 1351–1355.

Siegel, D. J. (1999). *The Developing Mind: Toward a Neurobiology of Interpersonal Experience*. New York: The Guilford Press.

Siegal, D. J. (2007). *The Mindful Brain: Reflection and Attunement in the Cultivation of Well-Being*. New York: Norton.

Siegal, D. J. (2010). *The Mindful Therapist: A Clinician's Guide to Mindsight and Neural Integration*. New York: Norton.

Simpson, J. A. & Belsky, J. (2008). Attachment theory within a modern evolutionary framework. In J. Cassidy & P. R. Shaver (Eds.), *Handbook of Attachment: Theory, Research, and Clinical Applications* (2nd edn, pp. 131–157). New York: The Guilford Press.

Singer, T., Seymour, B., O'Doherty, J., Kaube, H., Dolan, R. J. & Frith, C. D. (2004). Empathy for pain involves the affective but not sensory components of pain. *Science, 303*: 1157–1162.

Skärderud, F. & Fonagy, P. (2012). Eating disorders. In P. Fonagy & A. Bateman (Eds.), *Mentalizing in Mental Health Practice* (pp. 347–383). Washington, DC: American Psychiatric Publishing.

Slade, A. (2005). Parental reflective functioning: An introduction. *Attachment and Human Development, 7*: 269–281.

Slade, A. (2006). Reflective parenting program: Theory and development. *Psychoanalytic Inquiry, 26*: 640–657.

Slade, A. (2008a). The implications of attachment theory and research for adult psychotherapy: Research and clinical perspectives. In J. Cassidy & P. R. Shaver (Eds.), *Handbook of Attachment: Theory, Research, and Clinical Applications* (2nd edn, pp. 762–782). New York: The Guilford Press.

Slade, A. (2008b). Mentalization as a frame for working with parents in child psychotherapy. In E. L. Jurist, A. Slade & S. Bergner (Eds.), *Mind to Mind: Infant Research, Neuroscience, and Psychoanalysis* (pp. 307–334). New York: Other Press.

Slade, A., Grienenberger, J., Bernbach, E., Levy, D. & Locker, A. (2005). Maternal reflective functioning, attachment, and the transmission gap: A preliminary study. *Attachment and Human Development, 7*: 283–298.

Slade, A., Sadler, L. S., Currier, J., Webb, D., Dedios-Kenn, C. & Mayes, L. C. (2004). *Minding the Baby: A Manual*. New Haven, CT: Yale Child Study Center.

Smith, J. D., Shields, W. E. & Washburn, D. A. (2003). The comparative psychology of uncertainty monitoring and metacognition. *Behavior and Brain Sciences, 26*: 317–373.

Solomon, J. & George, C. (2008). The measurement of attachment security and related constructs in infancy and early childhood. In J. Cassidy & P. R. Shaver (Eds.), *Handbook of Attachment: Theory, Research, and Clinical Applications* (2nd edn, pp. 383–416). New York: The Guilford Press.

Solomon, J. & George, C. (2011). Disorganization of maternal caregiving across two generations: The origins of caregiving helplessness. In J. Solomon & C. George (Eds.), *Disorganized Attachment and Caregiving* (pp. 25–51). New York: The Guilford Press.

Sonuga-Barke, E. J. S. & Castellanos, F. X. (2007). Spontaneous fluctuations in impaired states and pathological conditions: A neurobiological hypothesis. *Neuroscience and Biobehavioral Reviews, 31*: 977–986.

Spates, C. R., Koch, E., Cusack, K. J., Pagoto, S. & Waller, S. (2009). Eye Movement Desensitization and Reprocessing. In E. B. Foa, T. M. Keane, M. J. Friedman & J. A. Cohen (Eds.), *Effective Treatments for PTSD: Practice Guidelines from the International Society for Traumatic Stress Studies* (2nd edn, pp. 279–305). New York: The Guilford Press.

Spitzer, R. L., First, M. B. & Wakefield, J. C. (2007). Saving PTSD from itself in DSM-V. *Journal of Anxiety Disorders, 21*: 233–241.

Sroufe, L. A., Egeland, B., Carlson, E. A. & Collins, W. A. (2005). *The Development of the Person: The Minnesota Study of Risk and Adaptation from Birth to Adulthood*. New York: The Guilford Press.

Sroufe, L. A. & Waters, E. (1977). Attachment as an organizational construct. *Child Development, 48*: 1184–1199.

Steele, H. & Steele, M. (2008). Ten clinical uses of the Adult Attachment Interview. In H. Steele & M. Steele (Eds.), *Clinical Applications of the Adult Attachment Interview* (pp. 3–30). New York: The Guilford Press.

Steele, H., Steele, M. & Fonagy, P. (1996). Associations among attachment classificaitons of mothers, fathers, and their infants. *Child Development, 67*: 541–555.

Stern, D. N. (1985). *The Interpersonal World of the Infant: A View from Psychoanalysis and Developmental Psychology*. New York: Basic Books.

Stevenson-Hinde, J. (2005). The interplay between attachment, temperament, and maternal style: A Madingley perspective. In K. E. Grossman, K. Grossman & E. Waters (Eds.), *Attachment from Infancy to Adulthood: The Major Longitudinal Studies* (pp. 198–222). New York: The Guilford Press.

Stovall-McClough, K. C., Cloitre, M. & McClough, J. F. (2008). Adult attachment and posttraumatic stress disorder in women with histories of childhood abuse. In H. Steele & M. Steele (Eds.), *Clinical Applications of the Adult Attachment Interview* (pp. 320–340). New York: The Guilford Press.

Strathearn, L. (2011). Maternal neglect: Oxytocin, dopamine and the neurobiology of attachment. *Journal of Neuroendocrinology, 23*: 1054–1065.

Strathearn, L., Fonagy, P., Amico, J. & Montague, P. R. (2009). Adult attachment predicts maternal brain and oxytocin response to infant cues. *Neuropsychopharmacology*, 34: 2655–2666.

Strathearn, L., Iyengar, U., Fonagy, P. & Kim, S. (2012). Maternal oxytocin response during mother-infant interaction: Associations with adult temperament. *Hormones and Behavior, 61*: 429–435.

Strathearn, L., Li, J., Fonagy, P. & Montague, P. R. (2008). What's in a smile? Maternal brain responses to infant facial cues. *Pediatrics, 122*: 40–51.

Striepens, N., Kendrick, K. M., Maier, W. & Hurlemann, R. (2011). Prosocial effects of oxytocin and clinical evidence for its therapeutic potential. *Frontiers in Neuroendocrinology, 32*: 426–450.

Suomi, S. J. (2008). Attachment in rhesus monkeys. In J. Cassidy & P. R. Shaver (Eds.), *Handbook of Attachment: Theory, Research, and Clinical Applications* (2nd edn, pp. 173–191). New York: The Guilford Press.

Swain, J. E. (2011). The human parental brain: In vivo neuroimaging. *Progress in Neuro-Psychopharmacology and Biological Psychiatry, 35*: 1242–1254.

Swain, J. E., Thomas, P., Leckman, J. F. & Mayes, L. C. (2008a). Parent-infant attachment systems. In E. L. Jurist, A. Slade & S. Bergner (Eds.), *Mind to Mind: Infant Research, Neuroscience, and Psychoanalysis* (pp. 264–303). New York: Other Press.

Swain, J. E., Thomas, P., Leckman, J. F. & Mayes, L. C. (2008b). Parent-infant attachment systems: Neural circuits and early-life programming. In E. L. Jurist, A. Slade & S. Bergner (Eds.), *Mind to Mind: Infant Research, Neuroscience, and Psychoanalysis* (pp. 264–303). New York: Other Press.

Swanton, C. (2003). *Virtue Ethics: A Pluralistic View*. New York: Oxford.

Taylor, S. E., Saphire-Bernstein, S. & Seeman, T. E. (2010). Are plasma oxytocin in women and plasma vasopressin in men biomarkers of distressed pair-bond relationships? *Psychological Science, 21*: 3–7.

Thompson, R. (2008). Early attachment and later relationships: Familiar questions, new answers. In J. Cassidy & P. R. Shaver (Eds.), *Handbook of Attachment: Theory, Research, and Clinical Applications* (2nd edn, pp. 348–365). New York: The Guilford Press.

Trickett, P. K., Reiffman, A., Horowitz, L. A. & Putnam, F. W. (1997). Characteristics of sexual abuse trauma and the prediction of developmental outcomes. In D. Cicchetti & S. L. Toth (Eds.), *Developmental Perspectives on Trauma: Theory, Research, and Intervention* (Vol. 8, pp. 289–311). Rochester, NY: University of Rochester Press.

van der Kolk, B. A. (2005). Developmental trauma disorder. *Psychiatric Annals, 35*: 401–408.

van der Kolk, B. A. (2007). The history of trauma in psychiatry. In M. J. Friedman, T. M. Keane & P. A. Resick (Eds.), *Handbook of PTSD: Science and Practice* (pp. 19–36). New York: The Guilford Press.

van der Kolk, B. A. & d'Andrea, W. (2010). Towards a developmental trauma disorder diagnosis for childhood interpersonal trauma. In R. A. Lanius, E. Vermetten & C. Pain (Eds.), *The Impact of Early Life Trauma on Health and Disease: The Hidden Epidemic* (pp. 57–68). New York: Cambridge University Press.

van IJzendoorn, M. H. (1995). Adult attachment representations, parental responsiveness, and infant attachment: A meta-analysis on the predictive validity of the Adult Attachment Interview. *Psychological Bulletin, 117*: 387–403.

van Ijzendoorn, M. H. & Bakermans-Kranenburg, M. J. (2008). The distribution of adult attachment representations in clinical groups: A meta-analytic search for patterns of attachment in 105 AAI studies. In H. Steele & M. Steele (Eds.), *Clinical Applications of the Adult Attachment Interview* (pp. 69–96). New York: The Guilford Press.

van Ijzendoorn, M. H. & Sagi-Schwartz, A. (2008). Cross-cultural patterns of attachment: Universal and contextual dimensions. In J. Cassidy & P. R. Shaver (Eds.), *Handbook of Attachment: Theory, Research, and Clinical Applications* (2nd edn, pp. 880–905). New York: The Guilford Press.

van IJzendoorn, M. H., Schuengel, C. & Bakermans-Kranenburg, M. J. (1999). Disorganized attachment in early childhood: Meta-analysis of precursors, concomitants, and sequelae. *Development and Psychopathology, 11*: 225–249.

Vanderwal, T., Hunyadi, E., Grupe, D. W., Connors, C. M. & Schulz, R. T. (2008). Self, mother and abstract other: An fMRI study of reflective social processing. *NeuroImage, 41*: 1437–1446.

Vaughn, B. E., Bost, K. K. & van Ijzendoorn, M. H. (2008). Attachment and temperament: Additive and interactive influences on behavior, affect, and cognition during infancy and childhood. In J. Cassidy & P. R. Shaver (Eds.), *Handbook of Attachment: Theory, Research, and Clinical Applications* (2nd edn, pp. 192–216). New York: The Guilford Press.

Vygotsky, L. S. (1978). *Mind in Society: The Development of Higher Psychological Processes*. Cambridge, MA: Harvard University Press.

Wachtel, P. L. (2008). *Relational Theory and the Practice of Psychotherapy*. New York: The Guilford Press.

Walker, L. E. (1979). *The Battered Woman*. New York: Harper & Row.

Walker, L. E. (1999). Psychology and domestic violence around the world. *American Psychologist, 54*: 21–29.

Wallace, B. A. (2009). *Mind in the Balance: Meditation in Science, Buddhism and Christianity*. New York: Columbia University Press.

Wallin, D. J. (2007). *Attachment in Psychotherapy*. New York: The Guilford Press.

Weaver, I. C. G., Cervoni, N., Champagne, F. A., D'Alessio, A. C., Sharma, S., Seckl, J. R., Dymov, S., Szyf, M. & Meaney, M. J. (2004). Epigenetic programming by maternal behavior. *Nature Neuroscience, 7*: 847–854.

Wegner, D. M. (1994). Ironic processes of mental control. *Psychological Review, 101*: 34–52.

Weinfield, N. S., Sroufe, L. A., Egeland, B. & Carlson, E. (2008). Individual differences in infant-caregiver attachment. In J. Cassidy & P. R. Shaver (Eds.), *Handbook of Attachment: Theory, Research, and Clinical Applications* (2nd edn, pp. 78–101). New York: The Guilford Press.

Welch, S. S. & Rothbaum, B. O. (2007). Emerging treatments for PTSD. In M. J. Friedman, T. M. Keane & P. A. Resick (Eds.), *Handbook of PTSD: Science and Practice* (pp. 469–496). New York: The Guilford Press.

Wellman, H. M. & Lagattuta, K. H. (2000). Developing understandings of mind. In S. Baron-Cohen, H. Tager-Flusberg & D. J. Cohen (Eds.), *Understanding other Minds: Perspectives from Developmental Cognitive Neuroscience* (pp. 21–49). New York: Oxford University Press.

Wells, A. (2009). *Metacognitive Therapy for Anxiety and Depression*. New York: The Guilford Press.

Whalen, P. J., Rauch, S. L., Etcoff, N. L., McInerney, S. C., Lee, M. B. & Jenike, M. A. (1998). Masked presentations of emotional facial expressions modulate amygdala activity without explicit knowledge. *Journal of Neuroscience, 18*: 411–418.

Wicker, B., Keysers, C., Plailly, J., Royet, J. -P., Gallese, V. & Rizzolatti, G. (2003). Both of us disgusted in my insula: The common neural basis of seeing and feeling disgust. *Neuron, 40*: 655–664.

Widom, C. S. (1989). The cycle of violence. *Science, 244*: 160–166.

Wiliamoska, Z. A., Thompson-Hollands, J., Fairholme, C. P., Ellard, K. K., Farchione, T. J. & Barlow, D. H. (2010). Conceptual background, development, and preliminary data from the unified protocol for transdiagnostic treatment of emotional disorders. *Depression and Anxiety, 27*: 882–890.

Williams, J. C. & Lynn, S. J. (2010). Acceptance: An historical and conceptual review. *Imagination, Cognition and Personality, 30*: 5–56.

Wilson, S. A., Becker, L. A. & Tinker, R. H. (1995). Eye Movement Desensitization and Reprocessing (EMDR) treatment for psychologically traumatized individuals. *Journal of Consulting and Clinical Psychology, 63*: 928–937.

Wilson, S. A., Becker, L. A. & Tinker, R. H. (1997). Fifteen-month follow-up of Eye Movement Desensitization and Reprocessing (EMDR) treatment for posttraumatic stress disorder and psychological trauma. *Journal of Consulting and Clinical Psychology, 65*: 1047–1056.

Wimmer, H. & Perner, J. (1983). Beliefs about beliefs: Representation and constraining function of wrong beliefs in young children's understanding of deception. *Cognition, 13*: 103–128.

Winnicott, D. W. (1971). *Playing and Reality*. London: Routledge.

Wolock, I. & Horowitz, B. (1984). Child maltreatment as a social problem: The neglect of neglect. *American Journal of Orthopsychiatry, 54*: 530–542.

Yates, T. M. (2009). Developmental pathways from child maltreatment to nonsuicidal self-injury. In M. K. Nock (Ed.), *Nonsuicidal Self-Injury: Origins, Assessment, and Treatment* (pp. 117–137). Washington, DC: American Psychological Association.

Young, L. J. & Wang, Z. (2004). The neurobiology of pair bonding. *Nature Neuroscience, 7*: 1048–1054.

Zahn, R., Moll, J., Krueger, F., Huey, E. D., Garrido, G. & Grafman, J. (2007). Social concepts are represented in the superior anterior temporal cortex. *PNAS, 104*: 6430–6435.

Zanarini, M. C., Williams, A. A., Lewis, R. E., Reich, R. B., Soledad, C. V., Marino, M. F., Levin, A., Yong, L. & Frankenburg, F. R. (1997). Reported pathological childhood experiences associated with the development of borderline personality disorder. *American Journal of Psychiatry, 154*: 1101–1106.

Zanetti, C. A., Powell, B., Cooper, G. & Hoffman, K. (2011). The Circle of Security intervention: Using the therapeutic relationship to amelioratee attachment security in disorganized dyads. In J. Solomon & C. George (Eds.), *Disorganized Attachment and Caregiving* (pp. 318–342). New York: The Guilford Press.

Zeifman, D. & Hazan, C. (2008). Pair bonds as attachments: Reevaluating the evidence. In J. Cassidy & P. R. Shaver (Eds.), *Handbook of Attachment: Theory, Research, and Clinical Applications* (2nd edn, pp. 436–455). New York: The Guilford Press.

Zeki, S. (2009). *Splendors and Miseries of the Brain: Love, Creativity, and the Quest for Human Happiness*. Chichester, UK: Wiley.